Basiswerk AG

J. van Amerongen, Hoogeveen, Nederland   *Serieredacteur*
C.R.C. Huizinga-Arp, Amersfoort, Nederland   *Serieredacteur*
J.M. Birza-Holthof, Groningen, Nederland   *Serieredacteur*

Dit boek *Medische terminologie pathologie* is onderdeel van de reeks Basiswerken AG voor de mbo-opleidingen voor dokters-, apothekers- en tandartsassistenten.

Reeks Basiswerk AG
De boeken in de serie basiswerken AG bieden kennis voor de opleidingen op mbo-niveau voor dokters-, apothekers- en tandartsassistenten. Bij veel uitgaven zijn online aanvullende materialen beschikbaar, zoals video's, protocollen, toetsen etc.

Bestellen
De boeken zijn te bestellen via de boekhandel of rechtstreeks via de webwinkel van uitgeverij Bohn Stafleu van Loghum: ▶ www.bsl.nl

Redactie
De redactie van de serie Basiswerken AG bestaat uit Jan van Amerongen, Carolijn Huizinga-Arp en Jacquelien Birza-Holthof, die ieder de uitgaven van één van de opleidingen coördineren. Zij hebben zelf ook boeken binnen de serie geschreven.

Jan van Amerongen is als arts-docent verbonden aan het Alfa-college te Hoogeveen. Daarnaast is hij actief bij de nascholing van doktersassistenten in Noord-Nederland.

Carolijn Huizinga-Arp is werkzaam als openbaar apotheker, actief in verschillende bestuurlijke functies en vanuit haar eigen schrijfbureau betrokken bij de ontwikkeling van (e-)cursussen voor apothekersassistenten, doktersassistenten, huisartsen en apothekers.

Jacquelien Birza-Holthof is als docent verbonden aan de opleiding voor tandartsassistenten van Het Noorderpoort te Groningen.

G.H. Mellema

Medische terminologie pathologie

Vijfde, herziene druk

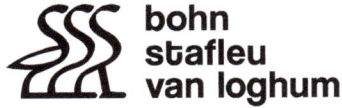

Houten 2021

G.H. Mellema
M3 Advies
Amersfoort, Nederland

ISSN 2468-2381   ISSN 2468-239X   (electronic)
Basiswerk AG
ISBN 978-90-368-2575-7   ISBN 978-90-368-2576-4   (eBook)
https://doi.org/10.1007/978-90-368-2576-4

© Bohn Stafleu van Loghum is een imprint van Springer Media B.V., onderdeel van Springer Nature 1996, 2008, 2016, 2017, 2021

Alle rechten voorbehouden. Niets uit deze uitgave mag worden verveelvoudigd, opgeslagen in een geautomatiseerd gegevensbestand, of openbaar gemaakt, in enige vorm of op enige wijze, hetzij elektronisch, mechanisch, door fotokopieën of opnamen, hetzij op enige andere manier, zonder voorafgaande schriftelijke toestemming van de uitgever.

Voor zover het maken van kopieën uit deze uitgave is toegestaan op grond van artikel 16b Auteurswet j° het Besluit van 20 juni 1974, Stb. 351, zoals gewijzigd bij het Besluit van 23 augustus 1985, Stb. 471 en artikel 17 Auteurswet, dient men de daarvoor wettelijk verschuldigde vergoedingen te voldoen aan de Stichting Reprorecht (Postbus 3060, 2130 KB Hoofddorp). Voor het overnemen van (een) gedeelte(n) uit deze uitgave in bloemlezingen, readers en andere compilatiewerken (artikel 16 Auteurswet) dient men zich tot de uitgever te wenden.

Samensteller(s) en uitgever zijn zich volledig bewust van hun taak een betrouwbare uitgave te verzorgen. Niettemin kunnen zij geen aansprakelijkheid aanvaarden voor drukfouten en andere onjuistheden die eventueel in deze uitgave voorkomen. De uitgever blijft onpartijdig met betrekking tot juridische aanspraken op geografische aanwijzingen en gebiedsbeschrijvingen in de gepubliceerde landkaarten en institutionele adressen.

NUR 180
Basisontwerp omslag: Studio Bassa, Culemborg
Automatische opmaak: Scientific Publishing Services (P) Ltd., Chennai, India

Bohn Stafleu van Loghum
Walmolen 1
Postbus 246
3990 GA Houten

www.bsl.nl

Voorwoord

In de reeks *Medische terminologie* ligt voor u het tweede deel, getiteld *Pathologie*. Dit deel is los te gebruiken, maar er wordt wel voortgebouwd op datgene wat in *Medische terminologie deel I Anatomie en fysiologie* is behandeld.

Dit boek is in twee delen gesplitst: de algemene pathologie en de specifieke pathologie. Tevens is gekozen voor een uniforme opbouw van de hoofdstukken.

De bedoeling van deze reeks is om de geïnteresseerde doelgroep op een gemakkelijke wijze kennis te laten maken met de termen waarin de medicus zich in woord, maar zeker in geschrift, uitdrukt.

Vooral voor diegenen die vaak in contact komen met deze termen en die tijdens hun opleiding deze terminologie niet in hun vakkenpakket hadden, kan deze uitgave verhelderend werken.

Als doelgroepen hiervoor beschouwen we dan ook: doktersassistenten en medisch secretaresses in opleiding, maar ook zij die werkzaam zijn bij zorgverzekeraars, overheid, ggd of Arbodienst, waarbij zij uit hoofde van hun functie veel te maken hebben met medische termen en wellicht soms worstelen met de betekenis ervan.

Hoewel dit boek slechts een (beperkt) aantal afwijkingen en ziekten behandelt, is geprobeerd om zo veel mogelijk de begrippen, zoals deze in de medische terminologie worden gebruikt, op te nemen en de meest recente ontwikkelingen op medisch gebied daarin te verwerken.

Hopelijk zal de gebruiker van dit boek zich met de opgedane kennis (nog) meer betrokken gaan voelen bij de plaats die hij of zij inneemt in het grote geheel van de gezondheidszorg.

Voorwoord bij de tweede herziene druk

De doelstelling van dit boekje is om diegenen die vaak in contact komen met medische termen, maar de betekenis daarvan niet hebben geleerd tijdens hun opleiding, op weg te helpen.

De opzet van het boekje brengt met zich mee dat maar een beperkt aantal afwijkingen en ziekten worden behandeld. Geprobeerd is om de meest gebruikte medische termen op te nemen, te verklaren en zo veel mogelijk met elkaar in verband te brengen.

In deze tweede geheel herziene druk zijn de meest recente ontwikkelingen binnen de medische wetenschap opgenomen.

Opnieuw spreken we de wens uit dat de gebruiker van dit boekje zich door de opgedane kennis (nog) meer betrokken zal gaan voelen bij de plaats die hij of zij in neemt in het grotere geheel van de gezondheidszorg.

Geertjan H. Mellema
Roel G. Sterken
2008

Voorwoord bij de vierde herziene druk

Ook nu is geprobeerd de meest recente ontwikkelingen in de medische wetenschap zo veel mogelijk op te nemen. In de praktijk is gebleken dat het boek op een aantal punten nog verder kon worden verbeterd (met dank aan R. Krook en de collegae dr. R.G. van Kesteren, dr. W.W. Mellema, J.J Mellema MD en J. van Amerongen voor hun waardevolle aanvullingen en suggesties). Zo is er een hoofdstuk Genetica en chromosomale afwijkingen toegevoegd en is het hoofdstuk Psychische aandoeningen herschreven aan de hand van de DSM-5-classificatie. Verder zijn er enige diagnostische begrippen in de diverse hoofdstukken opgenomen.

Er is geprobeerd op een overzichtelijke manier en met de benodigde diepgang in een kort bestek een goed overzicht te geven van de meest voorkomende ziekten, hun ontstaan en hun gevolgen. Ook heeft de uitgever in deze druk mijn lang gekoesterde wens in vervulling doen gaan door uitgebreid aandacht te geven aan hoe een medische term moet worden uitgesproken.

We hopen dat deze vierde druk daardoor nog beter aansluit bij het onderwijs aan assisterenden in de gezondheidszorg.

Geertjan H. Mellema
2017

Voorwoord bij de vijfde herziene druk

In deze vijfde herziene versie zijn de nieuwste wetenschappelijke inzichten zo veel mogelijk verwerkt, met opnieuw dank aan de collegae J. van Amerongen, dr. R.G. van Kesteren, dr. W.W. Mellema en J.J Mellema MD, PhD voor hun waardevolle aanvullingen en suggesties. Verder is er gestreefd naar een betere aansluiting bij de ziektebeelden en de terminologie, zoals die in de NHG-triagewijzer worden vermeld. In deze vijfde druk worden er daarom ook meer ziektebeelden besproken.

We hebben als doel gehad om deze vijfde druk nog beter aan te laten sluiten op de dagelijkse praktijk van assisterenden in de gezondheidszorg en hopen dat we daarin zijn geslaagd.

Geertjan H. Mellema
2020

Inhoud

I Algemene pathologie

1 Inleiding in de medische terminologie 3
1.1 Spelling 4
1.2 Uitspraak 5
1.3 Voor- en achtervoegsels 5
1.4 Veelvoorkomende woorden 8
1.5 Begrippen 9

2 Gezondheid en ziekte 13
2.1 Inleiding 14
2.2 Consult 14
2.3 Ziekteoorzaken 15
2.4 Woordenlijst 16

3 Ontsteking en infectie 19
3.1 Inleiding 20
3.2 Micro-organismen 20
3.3 Macro-organismen 22
3.4 Besmetting 22
3.5 Immuniteit 27
3.6 Ongevoeligheid voor antibiotica (resistentie) 27
3.7 Enkele begrippen 27
3.8 Infectieziekten 28
3.9 Woordenlijst 31

4 Tumoren 35
4.1 Inleiding 36
4.2 Benigne en maligne tumoren 36
4.3 Oorzaken 38
4.4 Classificatie en stadiëring 39
4.5 Vijfjaarsoverleving 39
4.6 Woordenlijst 40

5 Genetica en chromosomale afwijkingen 41
5.1 Inleiding 42
5.2 Autosomale overerving 42
5.3 Erfelijkheid en kanker 45
5.4 Tumor-DNA 45
5.5 X-gebonden recessieve overerving 45
5.6 Chromosomale afwijkingen 46
5.7 Woordenlijst 47

II Specifieke pathologie

6	**Spijsverteringskanaal**	51
6.1	Bouw en functie	52
6.2	Ziekteverschijnselen	52
6.3	Aandoeningen van het spijsverteringskanaal	54
6.4	Woordenlijst	62
7	**Ademhalingsstelsel**	67
7.1	Bouw en functie	68
7.2	Ziekteverschijnselen	68
7.3	Aandoeningen van het ademhalingsstelsel	70
7.4	Woordenlijst	77
8	**Bloedsomloop**	81
8.1	Bouw en functie	82
8.2	Aandoeningen van het hart	83
8.3	Aandoeningen van de slagaders (arteriën)	89
8.4	Aandoeningen van de aders (venen)	94
8.5	Woordenlijst	96
9	**Bloed en bloedvormende organen**	99
9.1	Bouw en functie	100
9.2	Aandoeningen van het bloed en bloedvormende organen	101
9.3	Woordenlijst	105
10	**Nieren, urinewegen en mannelijke geslachtsorganen**	109
10.1	Bouw en functie	111
10.2	Aandoeningen van de nieren en urinewegen	112
10.3	Aandoeningen van de blaas	115
10.4	Aandoeningen van de prostaat	116
10.5	Aandoeningen van het uitwendig mannelijk geslachtsorgaan	119
10.6	Woordenlijst	122
11	**Huid**	125
11.1	Bouw en functie	126
11.2	Aandoeningen van de huid	127
11.3	Woordenlijst	133
12	**Skelet**	137
12.1	Bouw en functie	138
12.2	Aandoeningen van het skelet	138
12.3	Traumatologie	145
12.4	Woordenlijst	151

13	**Spierstelsel**	155
13.1	Bouw en functie	156
13.2	Aandoeningen van de spieren	156
13.3	Woordenlijst	162
14	**Zenuwstelsel**	165
14.1	Bouw en functie	166
14.2	Aandoeningen van het zenuwstelsel	166
14.3	Woordenlijst	179
15	**Hormoonstelsel**	183
15.1	Inleiding	184
15.2	Aandoeningen van de hypofyse	184
15.3	Aandoeningen van de schildklier (glandula thyroidea)	186
15.4	Aandoeningen van de bijschildklieren (glandulae parathyreoideae)	188
15.5	Aandoeningen van de bijnieren (glandulae suprarenales)	188
15.6	Aandoeningen van de alvleesklier (pancreas)	190
15.7	Woordenlijst	194
16	**Zintuigen**	197
16.1	Inleiding	198
16.2	Het oog	198
16.3	Aandoeningen van de ogen	200
16.4	Het oor	204
16.5	Woordenlijst	209
17	**Voortplanting**	213
17.1	Zwangerschap	214
17.2	De geboorte	218
17.3	Aandoeningen van de vrouwelijke geslachtsorganen	222
17.4	Aandoeningen van de borsten	225
17.5	Woordenlijst	226
18	**Psychisch functioneren**	231
18.1	Inleiding	233
18.2	DSM-classificatie	233
18.3	De hoofdcategorieën uit de DSM-5	235
18.4	Woordenlijst	248

Algemene pathologie

Inhoud

Hoofdstuk 1 Inleiding in de medische terminologie – 3

Hoofdstuk 2 Gezondheid en ziekte – 13

Hoofdstuk 3 Ontsteking en infectie – 19

Hoofdstuk 4 Tumoren – 35

Hoofdstuk 5 Genetica en chromosomale afwijkingen – 41

Inleiding in de medische terminologie

1.1 Spelling – 4

1.2 Uitspraak – 5
1.2.1 Klemtoon – 5
1.2.2 Letters – 5

1.3 Voor- en achtervoegsels – 5
1.3.1 Voorvoegsels – 5
1.3.2 Achtervoegsels – 7

1.4 Veelvoorkomende woorden – 8

1.5 Begrippen – 9
1.5.1 Anatomische begrippen – 9
1.5.2 Ligging – 10
1.5.3 Beweging – 11

© Bohn Stafleu van Loghum is een imprint van Springer Media B.V., onderdeel van Springer Nature 2021
G. H. Mellema, *Medische terminologie pathologie*, Basiswerk AG,
https://doi.org/10.1007/978-90-368-2576-4_1

De medische termen die in dit boek worden besproken, zijn vaak opgebouwd uit Latijnse of Griekse woorddelen die anatomische of fysiologische begrippen aanduiden. Dit zijn begrippen die de bouw van het menselijk lichaam, respectievelijk het normale functioneren van het menselijk lichaam omschrijven. Dat lijkt meestal ingewikkelder dan het is, omdat we in ons taalgebruik ook veel woorden kennen die oorspronkelijk uit het Latijn of Grieks komen, zonder dat we ons daar direct bewust van zijn.

1.1 Spelling

Voor een goed gebruik van medische begrippen moet je herkennen wat het enkelvoud en wat het meervoud van deze woorden is.

Latijnse woorden in enkelvoud krijgen vaak de uitgang *-a*, *-us* of *-um*. Denk aan: villa, medicus en museum. De meervoudsvormen eindigen respectievelijk op *-ae*, *-i* en *-a*. In het Nederlands kennen we de twee laatstgenoemde meervoudsvormen ook: het meervoud van 'medicus' is 'medici', 'museum' wordt 'musea'. De meervoudsvorm op -ae wordt in het Nederlands niet vaak gebruikt (collega – collegae).

- **Voorbeelden van medische termen**

vertebra (wervel)	vertebrae (wervels)
nervus (zenuw)	nervi (zenuwen)
atrium (hartboezem)	atria (hartboezems)

Bij het meervoud van Latijnse zelfstandige naamwoorden moet je er rekening mee houden dat ook het bijbehorende bijvoeglijke naamwoord een andere vorm krijgt.

- **Voorbeelden**

vertebra lumbalis (lendenwervel)	vertebrae lumbales (lendenwervels) ('vertebra' is het zelfstandige naamwoord en 'lumbalis' het bijvoeglijke naamwoord)
nervus spinalis (ruggenmergzenuw)	nervi spinales (ruggenmergzenuwen)

Verder komt in het Latijn en het Grieks de tweede naamval (genitivus) voor. De tweede naamval duidt een bezits- of afhankelijkheidsrelatie aan.

- **Voorbeeld tweede naamval**

De medische term voor poortader 'vena portae', waarbij 'vena' ader betekent en 'porta' poort. De uitgang -e geeft de tweede naamval aan. Vena portae betekent daarom letterlijk: 'ader van de poort'.

1.2 Uitspraak

1.2.1 Klemtoon

Bij medische termen ligt de klemtoon vaak op de derde lettergreep van achteren, maar dat geldt niet voor samengestelde woorden. Na de beklemtoonde lettergreep volgen dus nog twee onbeklemtoonde lettergrepen. Bij het woord 'ovarium' bijvoorbeeld ligt de klemtoon op de a: ov<u>a</u>rium. Wanneer er geen drie lettergrepen zijn, ligt de klemtoon op de tweede lettergreep van achteren, bijvoorbeeld bij c<u>o</u>lon. Helaas zijn er nogal wat uitzonderingen op deze algemene regel.

Bij woorden die vernederlandst zijn, komt de klemtoon meestal op de laatste lettergreep bijvoorbeeld: anem<u>ie</u>, de vernederlandsing van an<u>ae</u>mia.

1.2.2 Letters

- De c spreek je uit als [s] als die voor de letters e en i staat, en meestal ook voor de letter y. In het Nederlands zie je dat terug in woorden als: 'cent', 'citroen' en 'cynisch'.
- De c spreek je uit als [k] als die voor de letters a, o en u staat. In het Nederlands zie je dat in woorden als: 'cacao', 'cocon' en 'cultuur'.
- De c spreek je uit als [k] als die voor een medeklinker staat. In het Nederlands zie je dat in woorden als: 'accent', 'crediteur', 'actie' en 'eczeem'.
- e spreek je uit als [ee], zoals in 'teen', of als [è], zoals in 'vet', of als [e] zoals in 'gezicht'.
- u spreek je uit als [u], zoals in 'put', of als [uu], zoals in mutatie [muutaatsie]
- ae spreek je uit als [ee].
- eu spreek je uit als [eu] of als [ui], bijvoorbeeld neurotisch [neurooties] en therapeut [teeraapuit].
- oe spreek je uit als [eu], bijvoorbeeld oedeem [eudeem].
- y spreek je uit als [i] of als [ie], bijvoorbeeld lymfe [limfe] en cyclisch [sieklies].

1.3 Voor- en achtervoegsels

De medische terminologie kent voor- en achtervoegsels die te maken kunnen hebben met anatomische of fysiologische begrippen, maar ook met algemene Latijnse of Griekse woorden. Heel vaak kom je deze delen van woorden ook tegen bij 'normale' Nederlandse woorden.

1.3.1 Voorvoegsels

- **Voorbeelden**
- Asociaal: a = niet, dus: niet sociaal.
- Apneu: a = niet, pneu = adem, dus: geen adem, (tijdelijk) ophouden van de ademhaling.
- Automobiel: auto = zelf, mobiel = bewegend, dus: zelfbewegend.
- Liposuctie: lipo = vet, suctie = zuigen, dus: ingreep waarbij vet wordt weggezogen.

Voorvoegsels

a- of an-	– niet
angio-	– vat
anti-	– tegen
auto-	– zelf
brady-	– traag
brachy-	– kort
chrom-	– kleur
di-	– dubbel
dia-	– door, afzonderlijk, tussen
dys- of dis-	– moeilijk, slecht
endo-	– naar binnen toe
epi-	– op, boven
erytr- of erythr-	– rood
exo-	– naar buiten toe
extra-	– buiten, behalve, bovendien
haem-, hem- of hemato-	– bloed
hemi-	– half
hydro-	– water
hyper-	– veel, hoog
hypo-	– weinig, laag
infra-	– onder
inter-	– tussen
intra-	– in, binnen
leuco- of leuko-	– wit
lipo-	– vet
mal-	– kwaad, ziekte
mono-	– één
myo-	– een spier betreffend
neo-	– nieuw
oligo-	– weinig
path-	– ziekte
per-	– doorheen
peri-	– rondom
pluri-	– veel(soortig)
poly-	– veel

1.3 · Voor- en achtervoegsels

post-	– na
pre-	– voor
re-	– opnieuw
sclero-	– hard
sub-	– onder
supra-	– boven
tachy-	– snel
uni-	– één

1.3.2 Achtervoegsels

- **Voorbeelden**
- Bradycardie: brady = traag, cardie = het hart betreffend, dus: abnormaal vertraagde hartwerking, met een hartslag van minder dan 60 slagen per minuut.
- Dyspneu: dys = slecht/moeilijk, pneu = adem, dus: kortademigheid, moeilijk ademend.
- Myalgie: myo = een spier betreffend, algie = pijn, dus: spierpijn.
- Hemiplegie: hemi = half, plegie = met betrekking tot verlamming, dus: halfzijdige verlamming.

Achtervoegsels	
-algie	– pijn
-ase	– enzym
-cardie	– het hart betreffend
-cide	– dodend
-cyt	– cel
-ectasie	– verwijding
-ectomie	– uitsnijding (geheel)
-ese	– toestand of vermogen
-geen	– veroorzakend, betreffend
-grafie	– afbeelden, schrijven
-itis	– ontsteking
-logie	– leer van een wetenschap
-oom, -oma	– gezwel
-ose	– aandoening
-pexie	– fixatie, aanhechting
-plegie	– verlamming

-resectie	– uitsnijding (gedeeltelijk)
-scopie	– bekijken, inspecteren
-sectie	– openen
-tomie	– snijden
-troop	– met betrekking tot

1.4 Veelvoorkomende woorden

Gangbare medische termen

abces/abcessus	– etterbuil; aanwezigheid van pus in een van tevoren niet-bestaande holte in het lichaam
acuut	– plotseling
angina	– pijn
benigne	– goedaardig
chronisch	– sluipend, zich langzaam ontwikkelend en van lange duur
collaps	– flauwte
coma	– diepe bewusteloosheid
cyste	– met vocht gevulde holte
degeneratie	– ontaarding, teruggang
depressie	– sombere gemoedstoestand, gepaard gaand met remming van allerlei psychische functies
dilatatie	– verwijding
febris	– koorts
fractuur	– botbreuk
fysiek	– lichamelijk
graviditeit	– zwangerschap
hydrops	– abnormale vochtophoping in gewricht of lichaamsholte
immuun	– niet vatbaar voor een ziekte
infarct	– afsterven van weefsel, ontstaan door zuurstofgebrek door onvoldoende bloedvoorziening
infaust	– ongunstig
infectie	– binnendringen van een pathogene ziekteverwekker
koliek	– hevige pijnaanvallen in de buik, vaak gepaard gaande met bewegingsdrang
laesie	– beschadigde huid of beschadiging van lichaamsweefsel
maligne	– kwaadaardig
metabolisme	– stofwisseling

metastase	– uitzaaiing van een maligne (kwaadaardige) tumor
morbus	– ziekte
mors	– dood
partus	– bevalling
pathogeen	– ziekteverwekkend
prognose	– vooruitzicht
psychisch	– geestelijk
pus	– etter
retentie	– ophoping, het niet afvloeien van lichaamsvocht
shock	– lichamelijke toestand die ontstaat door plotseling te weinig bloedtoevoer naar weefsel door het falen van het vaatstelsel
somatisch	– lichamelijk
spasmus	– kramp
stenose	– vernauwing
symptoom	– ziekteverschijnsel
syndroom	– combinatie van ziekteverschijnselen behorend bij een ziektebeeld
tonus	– spanningstoestand van spierweefsel
trauma	– verwonding
trombus	– bloedstolsel in bloedvat
tumor	– gezwel
ulcus	– zweer

1.5 Begrippen

Hierna volgen enige algemene begrippen die in de geneeskunde worden gebruikt.

1.5.1 Anatomische begrippen

abdomen	– buik
cauda	– staart
cranium	– schedel
dorsum	– rug
extremiteiten	– ledematen
os	– bot
thorax	– borstkas

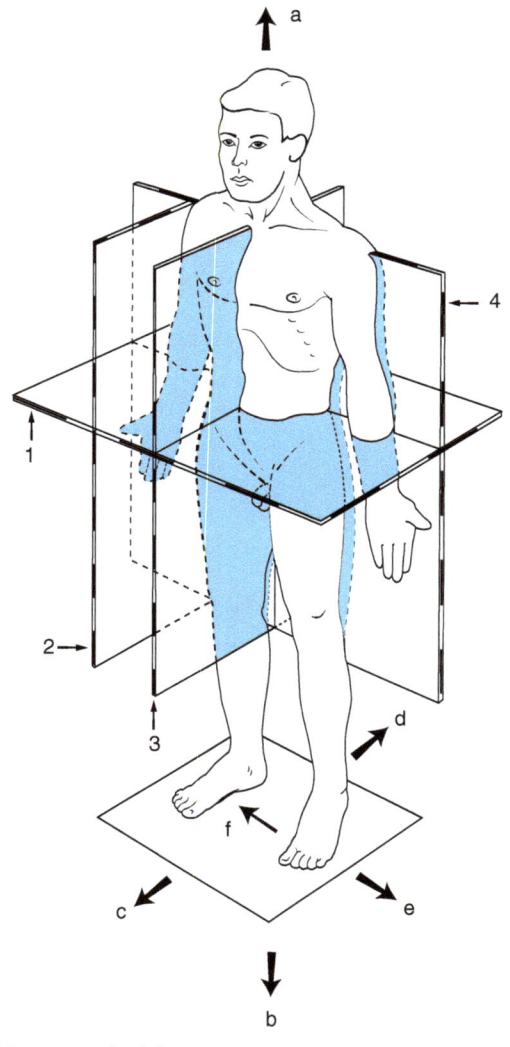

1 transversale vlak   a superior of craniaal   e lateraal
2 paramediane vlak   b inferior of caudaal   f mediaal
3 mediane vlak   c anterior of ventraal
4 frontale vlak   d posterior of dorsaal

Figuur 1.1   Anatomische vlakken

1.5.2 Ligging

Om een plaats in het lichaam te omschrijven worden de volgende begrippen gebruikt (zie fig. 1.1).

1.5 · Begrippen

centraal/mediaal	– het midden
mediaal	– naar het midden toe
distaal	– verst van het middelpunt gelegen
lateraal	– aan de zijkant gelegen
proximaal	– dichtst bij het middelpunt gelegen
superior	– hoger gelegen
craniaal	– in de richting van de schedel gelegen
inferior	– lager gelegen
caudaal	– in de richting van de staart gelegen
posterior	– aan de achterzijde gelegen
dorsaal	– aan de kant van de rug gelegen
anterior	– aan de voorzijde gelegen
ventraal	– aan de kant van de buik gelegen
transversale vlak	– horizontale vlak
mediane vlak	– vlak in de middellijn gelegen
paramediane vlak	– naast het mediane vlak gelegen
frontale vlak	– vlak evenwijdig aan het voorhoofd

1.5.3 Beweging

De medische wetenschap gebruikt ook Latijnse termen om bewegingen te beschrijven (zie fig. 1.2).

flexie	– buiging
extensie	– strekbeweging
rotatie	– draaiing
anteflexie	– naar voren gebogen
retroflexie	– achterovergebogen
adductie	– beweging naar de middellijn toe
abductie	– beweging van de middellijn af
endorotatie	– draaiing naar binnen
exorotatie	– draaiing naar buiten
pronatie	– draaiing van de hand of voet naar binnen; bij een vooruitgestoken hand draait de handpalm naar beneden; bij draaiing van de voet draait de mediale voetrand naar beneden
supinatie	– draaiing van de hand of voet naar buiten; bij een vooruitgestoken hand draait de handpalm naar boven; bij draaiing van de voet draait de mediale voetrand omhoog

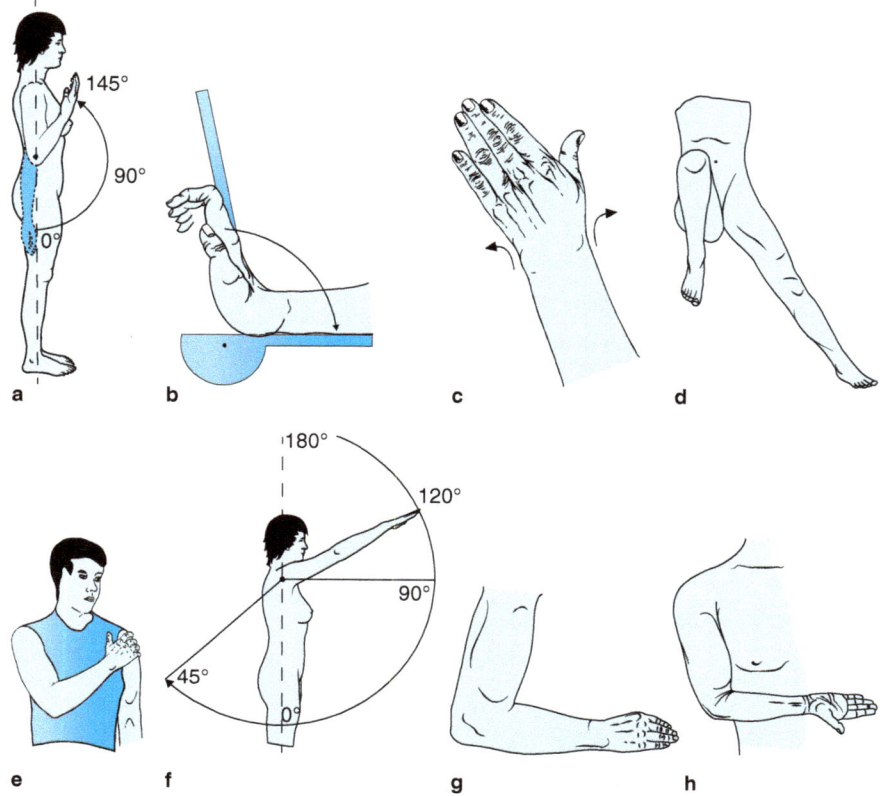

a flexie-extensie van de elleboog
b dorsiflexie van het polsgewricht
c ab- en adductie van het polsgewricht
d abductie van het linkerbeen
e adductie van de rechterarm
f anteflexie van de rechterarm
g endorotatie of pronatie van de rechter onderarm
h exorotatie of supinatie van de rechter onderarm

Figuur 1.2 Enkele voorbeelden van bewegingsaanduidingen

- **Vragen en opdrachten**
1. Bedenk tien woorden met een van de genoemde voorvoegsels.
2. Bedenk tien woorden met een van de genoemde achtervoegsels.

Gezondheid en ziekte

2.1 Inleiding – 14

2.2 Consult – 14

2.3 Ziekteoorzaken – 15
2.3.1 **Endogene oorzaken – 15**
2.3.2 **Exogene oorzaken – 15**

2.4 Woordenlijst – 16

© Bohn Stafleu van Loghum is een imprint van Springer Media B.V., onderdeel van Springer Nature 2021
G. H. Mellema, *Medische terminologie pathologie*, Basiswerk AG,
https://doi.org/10.1007/978-90-368-2576-4_2

2.1 Inleiding

Wat is gezondheid en wat is ziekte? De Wereldgezondheidsorganisatie (WHO) heeft in 1948 gezondheid gedefinieerd als:

» Een toestand van volledig lichamelijk (somatisch), geestelijk (psychisch) en maatschappelijk (sociaal) welbevinden.

Volgens deze opvatting zou praktisch iedereen een patiënt zijn die doorlopend behandeling nodig heeft. Daarom zijn er ook andere definities geformuleerd. De Gezondheidsraad hanteert sinds enige tijd de volgende definitie:

» Gezondheid is het vermogen zich aan te passen en een eigen regie te voeren, in het licht van de fysieke, emotionele en sociale uitdagingen van het leven.

Er zijn natuurlijk ook situaties waarin iemand zich niet lekker voelt en wat moe is. Dit heet *algehele malaise* en kan bijvoorbeeld voorkomen bij koorts, nierbekkenontsteking, keelontsteking, blindedarmontsteking en nog veel meer aandoeningen. Algehele malaise is een overkoepelende term voor algeheel ongemak en 'zich niet lekker voelen'. Iemand kan ook last hebben van algehele malaise wanneer hij even niet lekker in zijn vel zit. Is iemand dan ziek of niet? Hoe dan ook: gezondheid is en blijft een relatief begrip. De een spreekt al van ziekte als hij zich niet fit voelt, terwijl een ander zegt zich volledig gezond te voelen, hoewel hij een aangeboren afwijking heeft.

In dit boek wordt nader ingegaan op de oorzaken en verschijnselen van ziekte. De wetenschap die zich bezighoudt met het ontstaan van (de verschijnselen van) ziekten en de veranderingen in functies van het zieke lichaam is de ziekteleer, de *pathologie*.

2.2 Consult

Als een patiënt een arts raadpleegt, spreken we van een consult. De arts probeert door vragen te stellen (*anamnese*) de aard van de ziekte (*diagnose*) vast te stellen en zo mogelijk een behandeling (*therapie*) in te stellen. Vaak is lichamelijk onderzoek nodig. Dit kan bestaan uit inspecteren (het uiterlijke aspect beoordelen), luisteren met een stethoscoop (*ausculteren*), de oppervlakte van het lichaam bekloppen (*percuteren*) en/of voelen (*palperen*). Palperen is meestal voelen aan de oppervlakte van het lichaam, maar soms vindt ook inwendig onderzoek plaats. Daarbij wordt met de wijsvinger het rectum (*rectaal toucher*) afgetast, of met wijs- en middelvinger de vagina en omgeving (*vaginaal toucher*).

Soms is de diagnose niet duidelijk. De arts werkt dan met een *differentiële diagnose* (ook wel differentiaaldiagnose, vaak afgekort tot DD). Dat betekent dat er meerdere diagnoses mogelijk zijn: de symptomen passen bij verschillende ziekten. Er moet aanvullend onderzoek worden gedaan om de diagnose alsnog vast te kunnen stellen. Bij een diagnose hoort meestal ook een oordeel over het te verwachten beloop: de *prognose*.

2.3 Ziekteoorzaken

2.3.1 Endogene oorzaken

Er wordt gesproken van een ziekte met endogene oorzaken als de ziekte van binnenuit ontstaat. Hierbij zijn de volgende factoren van belang:
- constitutie;
- aanleg;
- erfelijkheid;
- conditie.

Constitutie
De erfelijke aanleg en de invloeden die de omgeving daarop uitoefent, bepalen hoe het lichaam functioneert. Dit wordt de *constitutie* genoemd, de lich gesteldheid. Zo kan de lichaamsbouw de oorzaak zijn van een ziekte of afwijking. Bijvoorbeeld: slappe enkelbanden kunnen de oorzaak zijn van veelvuldige verstuikingen van de enkel.

Aanleg
Door problemen tijdens de zwangerschap kan de natuurlijke aanleg worden verstoord en kan het kind afwijkingen vertonen. Bijvoorbeeld: als de moeder tijdens haar zwangerschap rodehond heeft, kan dat de aanleg van de ogen verstoren en zo oogafwijkingen veroorzaken bij het kind.

Erfelijkheid
Door afwijkingen op de chromosomen kunnen er erfelijke ziekten optreden, zoals bloederziekte (*hemofilie*), taaislijmziekte (*cystische fibrose*) en kleurenblindheid.

Conditie
Conditie geeft de actuele gezondheidstoestand van iemand weer. Bij een slechte conditie (zoals bij iemand met een ernstige vorm van kanker) zal het lichaam snel reageren met vermoeidheid en extra vatbaarheid voor infecties.

2.3.2 Exogene oorzaken

Er wordt gesproken van ziekte met exogene oorzaken als de ziekte afkomstig is van buiten het lichaam, dus door uitwendige prikkels wordt veroorzaakt. Exogene oorzaken worden onderverdeeld in:
- fysische oorzaken;
- chemische oorzaken;
- biologische oorzaken.

Fysische oorzaken
Fysische (natuurkundige) oorzaken van ziekte kunnen zijn:
- mechanisch geweld, zoals een ongeval (*trauma*);
- thermisch geweld, hoge of lage temperatuur (verbranding of bevriezing);

- elektriciteit: door blootstelling aan sterke elektrische stroom kan het lichaam schade oplopen;
- straling: radioactieve of ioniserende straling tast het lichaam aan doordat ze de celdeling verstoort. Ook ultravioletlicht (UV-straling) kan schadelijk zijn: iemand die 's zomers te veel zon heeft gehad, wordt rood. Delen van zijn huid zijn verbrand. Niet door de warmte, maar door de UV-straling ontwikkelen zich de verschijnselen van een ontsteking van de huid.

Chemische oorzaken

Chemische oorzaken van ziekte kunnen zijn:
- vergiften, waardoor chemische reacties in het lichaam kunnen worden verstoord;
- allergie, waarbij het lichaam met een abnormale afweerreactie reageert op bepaalde stoffen (bijvoorbeeld pollen, huisstofmijt).

Biologische oorzaken

Biologische oorzaken kunnen zijn:
- levende ziekteverwekkers, zoals micro-organismen en macro-organismen:
  - micro-organismen zijn niet met het blote oog te zien, zoals bacteriën, virussen en schimmels;
  - macro-organismen zijn wel met het blote oog te zien, zoals mijten, luizen, vlooien, wormen.
- algemeen biologische oorzaken:
  - ondervoeding;
  - oververmoeidheid;
  - psychische factoren (stress);
  - leeftijd.
- gezwelvorming (een gezwel kan drukken op een zenuw en daardoor pijn geven, of kan leiden tot een darmafsluiting, waardoor er klachten ontstaan).

2.4 Woordenlijst

In ▶ H. 1 zijn algemene regels voor de uitspraak van Latijnse woorden gegeven. In deze woordenlijst vind je nog extra aanwijzingen voor een juiste uitspraak:
- Een onderstreping betekent dat de klemtoon op de onderstreepte klinker ligt, bijvoorbeeld: erytrocyt.
- Een 'woord' tussen rechte haken geeft (bij benadering) de letterlijke uitspraak van de medische term, bijvoorbeeld: [eerietroosiet].

algehele malaise	– situatie, waarin iemand zich niet lekker voelt en wat moe is
anamnese	– het verhaal dat de patiënt aan de hand van vragen van de arts vertelt over onder andere het ontstaan van zijn aandoeningen en eventuele voorgaande aandoeningen
ausculteren	– luisteren naar geluiden in het lichaam, meestal met een stethoscoop [auskulteeren]
conditie	– actuele gezondheidstoestand

2.4 · Woordenlijst

constitutie	– gestel; de gesteldheid van een mens
cystische fibrose	– taaislijmziekte
diagnose	– vaststelling van de aard van de aandoening
differentiële diagnose	– meerdere mogelijke diagnoses, omdat de symptomen kenmerkend zijn voor verschillende aandoeningen
endogeen	– van binnenuit ontstaan
erfelijkheid	– wetmatigheid waarmee erfelijke factoren worden overgedragen op het nageslacht
exogeen	– door invloeden van buitenaf ontstaan [èksoogeen]
hemofilie	– bloederziekte
palperen	– voelen [palpeeren]
pathologie	– ziekteleer, de wetenschap van het ontstaan van (de verschijnselen van) aandoeningen en de veranderingen van vormen en functies van het aangedane lichaam
percuteren	– bekloppen van het oppervlak van het lichaam [pèrkuuteeren]
prognose	– een oordeel over het te verwachten beloop van de aandoening
rectaal toucher	– inwendig onderzoek met de wijsvinger van het anale kanaal en het laatste deel van de endeldarm, bijvoorbeeld bij verdenking op afwijkingen van de anus, het rectum of de prostaat [rectaal toesjee]
therapie	– behandeling
trauma	– letsel, verwonding door een uitwendige oorzaak (ook psychisch)
vaginaal toucher	– inwendig onderzoek met wijs- en middelvinger van de vagina, bijvoorbeeld bij verdenking op afwijkingen van de portio, de uterus, de eileiders en de ovaria [vaginaal toesjee]

■ **Vragen en opdrachten**

1. Geef de definitie van gezondheid die de Wereldgezondheidsorganisatie hanteert.
2. Leg uit waarom deze definitie een aantal tekortkomingen heeft.
3. Noem oorzaken waardoor de ene mens sneller ziek zou kunnen worden dan de andere.
4. Noem enkele beroepen die een sterk vergroot gezondheidsrisico met zich meebrengen. Geef hieraan een onderbouwing.

Ontsteking en infectie

3.1 Inleiding – 20

3.2 Micro-organismen – 20
3.2.1 Virussen – 20
3.2.2 Bacteriën – 21
3.2.3 Schimmels en gisten – 22
3.2.4 Protozoa – 22

3.3 Macro-organismen – 22

3.4 Besmetting – 22
3.4.1 Factoren bij besmetting – 23
3.4.2 Afweer – 23
3.4.3 Plaatselijke ontstekingsverschijnselen – 24
3.4.4 Algemene ziekteverschijnselen – 26

3.5 Immuniteit – 27

3.6 Ongevoeligheid voor antibiotica (resistentie) – 27

3.7 Enkele begrippen – 27

3.8 Infectieziekten – 28
3.8.1 Symptomen – 28
3.8.2 Voorbeelden van infectieziekten – 28

3.9 Woordenlijst – 31

© Bohn Stafleu van Loghum is een imprint van Springer Media B.V., onderdeel van Springer Nature 2021
G. H. Mellema, *Medische terminologie pathologie*, Basiswerk AG,
https://doi.org/10.1007/978-90-368-2576-4_3

3.1 Inleiding

In het vorige hoofdstuk werden de exogene ziekteoorzaken genoemd. Als onderdeel hiervan komen in dit hoofdstuk de diverse biologische ziekteverwekkers aan bod, de wijze van besmetting en het begrip immuniteit; tot slot worden enkele infectieziekten beschreven.

3.2 Micro-organismen

Micro-organismen zijn levende deeltjes die met het blote oog niet zichtbaar zijn. Micro-organismen zijn in te delen in:
- virussen;
- bacteriën;
- schimmels;
- protozoa (vooral bij tropische ziekten).

3.2.1 Virussen

Een virus bestaat uit erfelijk materiaal (DNA of RNA, dat veel lijkt op DNA) in een omhulsel van eiwit (◘ fig. 3.1). Een virus is geen organisme en kan niet zelfstandig leven. Een virus heeft levende cellen in een gastheer (bijv. de mens) nodig om te leven en zich te vermenigvuldigen. Een virus is circa 0,0000001 mm groot en alleen zichtbaar met een

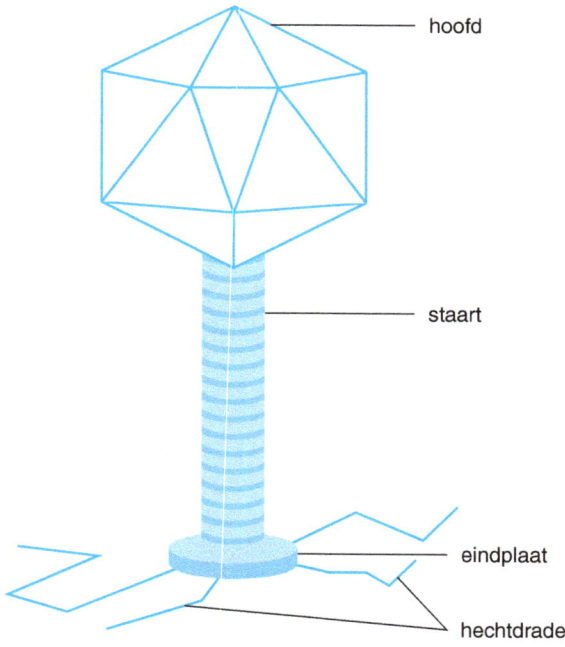

◘ **Figuur 3.1** Onderdelen van een virus

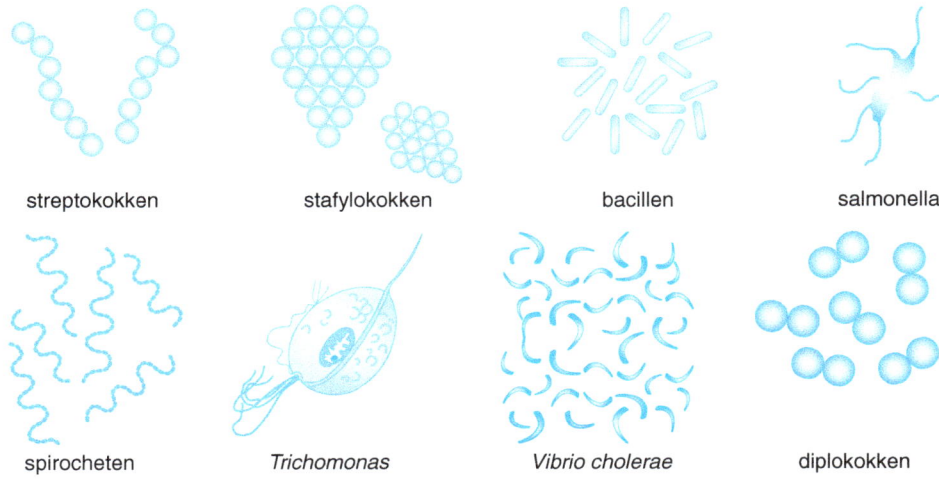

Figuur 3.2 Verschillende micro-organismen

elektronenmicroscoop. Enkele voorbeelden van virussen zijn: het griepvirus (influenzavirus), het verkoudheidsvirus (adenovirus), het herpesvirus, het hepatitisvirus en natuurlijk het coronavirus (COVID-19).

3.2.2 Bacteriën

Een bacterie is een eencellig micro-organisme zonder kern. Het erfelijke materiaal ligt in het cytoplasma. Een bacterie kan wel zelfstandig leven en zich vermenigvuldigen. De meeste bacteriën zijn zo'n 0,001–0,005 mm groot.

In het algemeen zijn alleen de ziekmakende (*pathogene*) bacteriën in de ziekteleer van belang. Commensale bacteriën zijn bacteriën die in of op een ander organisme, bijvoorbeeld de mens, leven zonder schade aan te richten. Vaak zijn ze zelfs nuttig, zoals de bacteriën in onze darmen.

De bekendste bacteriële ziekteverwekkers zijn te verdelen in (fig. 3.2):
- *kokken*, dit zijn bolvormige bacteriën; enkele voorbeelden zijn:
  - *stafylokokken*, veroorzakers van etterige ontstekingen;
  - *pneumokokken*, veroorzakers van longontsteking;
  - *meningokokken*, veroorzakers van hersenvliesontsteking.
- *bacillen*, dit zijn staafvormige bacteriën; enkele voorbeelden zijn:
  - *tetanusbacil*, de veroorzaker van tetanus;
  - *tuberkelbacil*, de veroorzaker van tuberculose (tbc).
- *spirocheten*, dit zijn kurkentrekkervormige bacteriën; enkele voorbeelden zijn:
  - *Spirochaeta pallida*, de veroorzaker van de geslachtsziekte lues of syfilis;
  - *Borrelia burgdorferi*, de veroorzaker van de ziekte van Lyme.

3.2.3 Schimmels en gisten

Schimmels zijn eencellig of meercellig. Ze hebben wel een celkern en planten zich voort door deling (dan heten ze gisten) of door sporen (schimmels). Schimmels kunnen de huid infecteren. Zwemmerseczeem (*tinea pedis*) is bijvoorbeeld een schimmelinfectie van de huid tussen de tenen. Schimmels en gisten kunnen allerlei infecties veroorzaken. *Candida albicans* bijvoorbeeld, is een gistachtige schimmel, die *spruw* (infectie van het mondslijmvlies) kan veroorzaken en bij vrouwen ook witte vloed (*fluor albus*).

3.2.4 Protozoa

Protozoa zijn eencellige parasieten. Ze hebben een afmeting van 0,010 tot 0,052 millimeter en zijn goed zichtbaar onder de microscoop. De meeste protozoa zijn beweeglijk. Ze bewegen zich door middel van zweepachtige draden (flagellen), haarachtige structuren (trilharen) of doordat ze uitstulpingen, 'pootjes' (pseudopodia) vormen. In de tropen zijn protozoa berucht om de ziekten die ze veroorzaken, zoals malaria en amoebendysenterie.

3.3 Macro-organismen

Macro-organismen kan men zonder hulpmiddelen, dus met het blote oog, waarnemen. Onder deze organismen vallen:
- luizen;
- mijten;
- vlooien;
- wormen;
- maden.

Macro-organismen kunnen zich in of op ons lichaam vermenigvuldigen. We kunnen dergelijke organismen opdoen als we besmet voedsel eten (wormen), of als we onder minder hygiënische omstandigheden leven (vlooien, luizen en mijten). Vooral de darmen en de huid kunnen door macro-organismen worden aangetast.

Schurft (*scabiës*) is een huidziekte die wordt veroorzaakt door een mijt en die wordt overgedragen door langdurig of regelmatig, intensief lichamelijk contact met iemand die schurft heeft, zoals bij lichamelijke verzorging, seksueel contact of door gezamenlijk gebruik van bed of kleding.

3.4 Besmetting

De mens kan ziek worden als ziektekiemen het lichaam binnendringen. Dit kan via:
- het *spijsverteringskanaal*; door het eten of drinken van besmet voedsel, bijvoorbeeld voedselvergiftiging als gevolg van een salmonella-infectie; dit heet *enterale besmetting*;
- de *luchtwegen*; door het inademen van lucht waarin zich pathogene (ziekmakende) micro-organismen bevinden: *aerogene besmetting*;

- de *huid en slijmvliezen*; door beschadigde huid of slijmvlies kunnen micro-organismen het lichaam binnendringen (*cutane besmetting*) en seksueel overdraagbare aandoeningen (soa's);
- het *bloed*; door injecties met besmette stoffen of vuile injectienaalden kunnen micro-organismen in het bloed terechtkomen, zo heeft hiv/aids zich onder andere verspreid: *hematogene besmetting*;
- de *urinewegen*; bij een blaasontsteking kunnen bacteriën via de urineweg een nierbekkenontsteking veroorzaken: urogenitale besmetting.

3.4.1 Factoren bij besmetting

Als een micro-organisme het lichaam binnendringt, is er een kans dat de persoon daadwerkelijk ziek wordt. Hoe erg hij dan ziek wordt, is afhankelijk van twee factoren:
- Het ziekmakend vermogen (*virulentie*) van het micro-organisme, dat wordt bepaald door:
  - de ziekteverwekkende kracht;
  - het aantal ziekteverwekkers;
  - de plaats waar de ziekteverwekkers het lichaam binnendringen.

  Zo was de virulentie van het coronavirus COVID-19 onverwacht groot.
- De afweer van het lichaam, die afhankelijk is van:
  - de conditie van de mens: in een gezond lichaam kunnen gezonde cellen en weefsels de micro-organismen tegenhouden;
  - de aanwezigheid van witte bloedcellen (leukocyten) die de binnengedrongen pathogene (ziekmakende) micro-organismen kunnen uitschakelen;
  - de in het bloed aanwezige specifieke afweerstoffen (gammaglobulinen).

Bij de COVID-19-pandemie was er nog geen groepsimmuniteit opgebouwd, omdat het virus nog niet eerder is voorgekomen. De afweer in de vorm van actieve immuniteit (zie ▶ par. 3.5) was daardoor afwezig. Dit in combinatie met de grote virulentie maakt dat mensen erg ziek werden.

Wanneer micro-organismen het lichaam zijn binnengedrongen, noemen we dit een besmetting. Of deze besmetting daadwerkelijk zal leiden tot een infectieziekte, is dus afhankelijk van de virulentie van het micro-organisme en de afweer van het lichaam.

3.4.2 Afweer

Het lichaam kan indringers afweren en vernietigen. Aan de ene kant gebeurt dit doordat het lichaam specifieke antistoffen tegen *antigenen* (lichaamsvreemde organismen zoals virussen en bacteriën) produceert. Aan de andere kant brengt het lichaam leukocyten (witte bloedcellen) in stelling die de micro-organismen kunnen vernietigen (◘ fig. 3.3). De leukocyten worden via de bloedbaan naar de plek geleid waar de bacteriën zijn. Ze wringen zich daar door de wand van de haarvaten (*capillairen*) en vernietigen de bacteriën door *fagocytose*. Bij fagocytose omsluit een leukocyt een bacterie en neemt hem in zich op (◘ fig. 3.4). Vooral bij plaatselijke infecties is fagocytose een belangrijk afweermiddel.

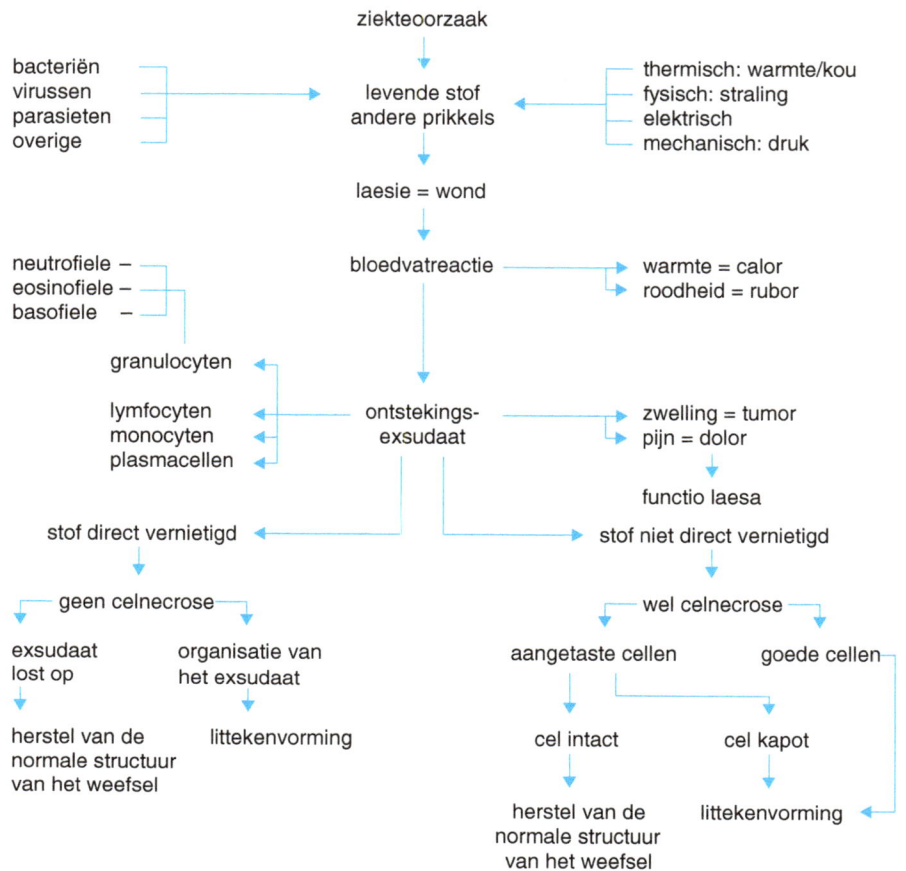

Figuur 3.3 Afweerreacties

3.4.3 Plaatselijke ontstekingsverschijnselen

Het lichaam kan op een binnengedrongen 'vreemd voorwerp' (of een prikkel) reageren met een ontstekingsreactie (fig. 3.3). Zo'n vreemd voorwerp kan een virus of bacterie zijn, maar bijvoorbeeld ook een splinter. De reactie van het lichaam is wel steeds gelijk. Eerst stijgt de doorbloeding van het aangetaste lichaamsdeel om zo veel mogelijk leukocyten en afweerstoffen naar die plek te brengen. Daardoor ontstaat roodheid (*rubor*) op de ontstekingsplaats. Door deze verhoogde doorbloeding wordt het gebied ook warmer dan de omgeving (*calor*). De verhoogde doorbloeding en het uitgetreden vocht, de uitgetreden leukocyten en dode cellen veroorzaken een zwelling (*tumor*). Als gevolg van de hierdoor ontstane druk wordt het aangetaste gebied pijnlijk (*dolor*). Het getroffen lichaamsdeel kan door deze ontstekingsreactie niet goed meer functioneren (*functio laesa*).

De plaatselijke ontstekingsverschijnselen gaan meestal gepaard met algemene verschijnselen van een ontsteking, zoals koorts, transpiratie en algehele malaise.

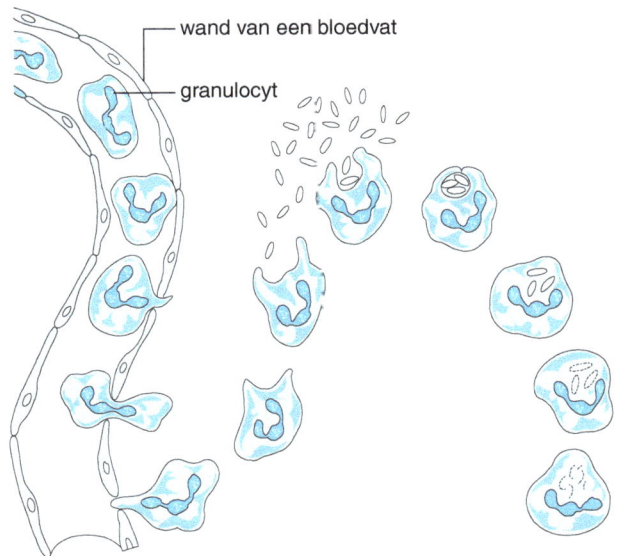

Figuur 3.4 Granulocyten die schijnvoetjes maken en daarmee uit het bloedvat treden en bacteriën fagocyteren

Het gevecht van het lichaam tegen de ontstekingsveroorzaker kent drie mogelijke uitkomsten. Deze worden hierna uitgewerkt aan de hand van de bacterie als ziekteverwekker:
- Het lichaam overwint de ziekteverwekker: de afweer is sterker dan de ziekteverwekkende kracht van de bacteriën.
- Het lichaam verliest de strijd van de ziekteverwekker: de virulentie is groter dan de afweer. De ontsteking breidt zich uit. Dat kan bij een bacteriële ontsteking zo ver gaan, dat bacteriën doordringen tot in de bloedbaan, waar ze zich vermenigvuldigen en door het hele lichaam worden verspreid (*sepsis*).
- Er blijft een plaatselijk gevecht woeden tussen afweer en aanval, met als resultaat veel dode weefselcellen, maar ook veel dode virussen of bacteriën. De dikke gele vloeistof die ontstaat, wordt etter (*pus*) genoemd. Wanneer de pus zich ophoopt in de weefsels, is er sprake van een etterbuil (*abces*; fig. 3.5). Een pusophoping in een bestaande lichaamsholte (borst- of buikholte; galblaas) heet een *empyeem*. Een empyeem of een abces kan zich een weg banen naar buiten. Dit kan naar het lichaamsoppervlak zijn, maar ook naar bijvoorbeeld de buikholte. Deze weg noemt men een pijpzweer (*fistel*).

Een voorbeeld van een huidontsteking met abcesvorming is een steenpuist (*furunkel*). Alle genoemde ontstekingsverschijnselen (rubor, calor, tumor, dolor, functio laesa) zijn bij een steenpuist duidelijk zichtbaar. Een ander voorbeeld van een plaatselijke ontsteking is een zogenoemd negenoog (*karbunkel*).

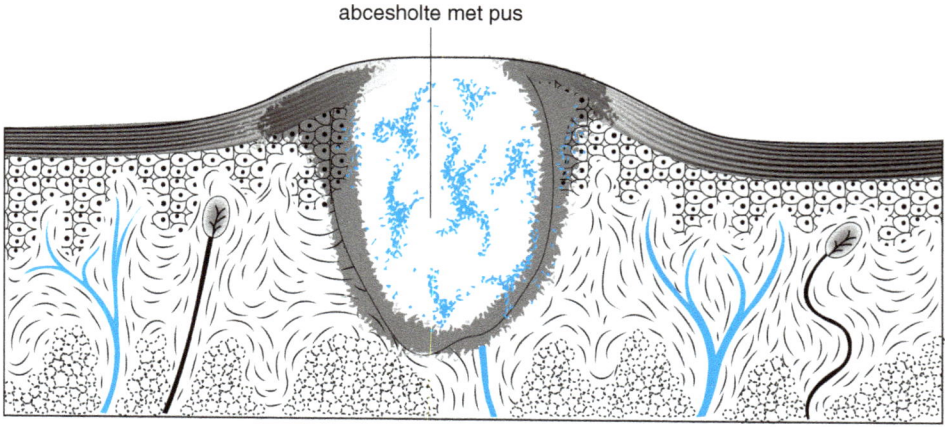

Figuur 3.5 Schematische voorstelling van een abces in de huid

3.4.4 Algemene ziekteverschijnselen

Naast de plaatselijke ontstekingen zijn er ook infectieziekten waarbij het hele lichaam reageert op de binnengedrongen ziekteverwekker. Ook dan bepalen virulentie en afweer of de ziekte daadwerkelijk zal uitbreken, of dat het lichaam de besmetting door zijn natuurlijke of verkregen afweer overwint.

Stadia

In een ziekteproces zijn verschillende stadia te herkennen.

De periode dat de patiënt wel de besmetting heeft ondergaan maar nog geen ziekteverschijnselen vertoont, noemt men de *incubatietijd*. De duur hiervan is voor elke ziekte verschillend. In deze tijd is de ziekte wel al besmettelijk, dat wil zeggen dat de ziekte kan worden overgebracht op een andere persoon.

Aan het eind van de incubatietijd ontstaan er meestal wat vage symptomen, zoals zich niet lekker voelen, hoofdpijn en dergelijke. Algehele *malaise* noemt men dat. Er is sprake van *prodromale verschijnselen*: verschijnselen die zich uiten voordat de echte ziekte zich openbaart met de daarbij behorende, meestal kenmerkende symptomen. Het vooruitzicht (*prognose*) kan gunstig zijn of juist niet: *infaust* (verwachting van dodelijke afloop).

Nadat de infectie is overwonnen, is de patiënt nog zwak en verkeert hij in de zogeheten *reconvalescentieperiode*: de herstelperiode na een ziekte. De patiënt kan in deze periode nog besmettelijk blijven doordat er nog pathogene bacteriën of virussen in het lichaam circuleren.

Om de afweer tegen een infectieziekte te vergroten moet het lichaam in een zo goed mogelijke conditie gehouden worden (rust, voeding). Als de infectieziekte heeft toegeslagen, kan de afweer worden ondersteund door geneesmiddelen die de binnengedrongen ziekteverwekker kunnen uitschakelen (antibiotica of antivirale middelen).

Een infectie kan primair zijn, dat wil zeggen dat de virussen of bacteriën de oorzaak zijn van de ziekte. Bij een secundaire infectie is er een ontsteking die door andere virussen of bacteriën wordt veroorzaakt. Vaak krijgen deze andere ziekteverwekkers een kans doordat de weerstand is verzwakt door de primaire infectie.

3.5 Immuniteit

Er is sprake van immuniteit als het lichaam *immunoglobulinen* (specifieke antistoffen) heeft aangemaakt als reactie op een eerder contact met dat antigeen. Die persoon is dan dus niet (meer) vatbaar voor die specifieke infectie of voor die schadelijke stoffen (toxinen). Immuniteit kan aangeboren zijn of worden verkregen.

Bij *aangeboren* immuniteit is de mens als soort niet vatbaar voor een bepaalde infectieziekte waarvoor bijvoorbeeld landbouwhuisdieren wel vatbaar zijn, zoals mond- en klauwzeer.

Verkregen immuniteit kan passief of actief worden verworven.
- *Passieve* immuniteit is kunstmatig verworven immuniteit. Zo komen de antistoffen die de moeder heeft gemaakt als reactie op een infectieziekte tijdens de zwangerschap, via de moederkoek (*placenta*) in het bloed van het kind. Een andere mogelijkheid is dat antistoffen tegen een ziekte later via een injectie worden toegediend (seruminjectie).
- *Actieve* immuniteit kan worden verworven:
  - doordat iemand de ziekte zelf doormaakt, zodat het lichaam op de *antigenen* (lichaamsvreemde stoffen) reageert met de aanmaak van specifieke eiwitten (*immunoglobulinen*): de *antistoffen* (verworven, actieve, natuurlijke immuniteit).
  - doordat iemand preventief verzwakte of dode ziektekiemen krijgt ingespoten (*vaccinatie*), waarop het lichaam de ziekte (in lichte mate) doormaakt en het reageert met de vorming van specifieke antistoffen. Door vaccinatie heeft het lichaam actieve, kunstmatige immuniteit verkregen.

3.6 Ongevoeligheid voor antibiotica (resistentie)

De ongevoeligheid voor antibiotica (*resistentie*) van het micro-organisme bepaalt of de ingestelde behandeling aanslaat of niet. Sommige bacteriën zijn niet gevoelig voor bepaalde antibiotica. Zij zijn daarvoor resistent geworden. Een voorbeeld hiervan is de MRSA (meticillineresistente *Stafylococcus aureus*). Dit is een bacterie die resistent is voor de meeste, gangbare antibiotica. Daardoor is ze moeilijk te bestrijden.

Geen enkel virus is gevoelig voor een antibioticum (meervoud: antibiotica). Behandeling van een virusinfectie met bijvoorbeeld penicilline heeft dus geen zin.

3.7 Enkele begrippen

Bij de omschrijving van ziekten worden regelmatig de volgende begrippen gebruikt:
- *Druppelinfectie*; een infectie die optreedt wanneer de ziektekiemen door de lucht via druppeltjes (hoesten, niezen) op de volgende patiënt worden overgedragen. Het gaat hierbij dan om *aerosolen*. Aerosolen bestaan uit een wolk van grote (> 0,005–0,0010 mm) en kleine fijne druppels (< 0,005 mm) en druppelkernen. De kleine druppels en druppelkernen kunnen een grotere afstand afleggen omdat ze langer in de lucht blijven hangen en kunnen dus makkelijk andere mensen besmetten als ze ziektekiemen bevatten.
- *Exacerbatie*; een opvlamming van een ziekte die ogenschijnlijk was verdwenen (bijvoorbeeld tuberculose).
- *Recidief*; een ziekte die voor een tweede of derde keer optreedt bij dezelfde patiënt (bijvoorbeeld recidiverende urineweginfectie).

3.8 Infectieziekten

Infectieziekten komen veel voor. Om een infectie als oorzaak van de klachten vast te stellen wordt vaak het C-reactieve proteïne (CRP) gemeten. CRP wordt geproduceerd door de lever en afgegeven in de bloedbaan. Na het ontstaan van een ontsteking neemt de hoeveelheid CRP in het bloed binnen een paar uur toe. Hierdoor is een CRP-meting een goede manier om een ontsteking vast te stellen. Er is vaak al een toename van CRP te zien nog voordat de patiënt zelf iets van de ontsteking merkt. De CRP-waarde is ook goed te gebruiken om te controleren of de behandeling aanslaat.

Met behulp van een CRP-meting is het niet mogelijk om de oorzaak van de ontsteking vast te stellen. Het is een signaalmolecuul dat aangeeft dat er een infectie is. Welke infectie dat is, moet aan de hand van aanvullend medisch onderzoek worden vastgesteld.

De CRP-waarde is vaak het hoogst (meer dan 100 mg/l) bij bacteriële infecties, maar hoge waarden kunnen ook voorkomen bij reuma, een ernstig ongeluk of bij bepaalde vormen van kanker. Matig verhoogde CRP-waarden (minder dan 100 mg/l) passen meer bij virale infecties en chronische ontstekingen. Normaal is de CRP-waarde lager dan 5 mg/l.

3.8.1 Symptomen

Alle infectieziekten vertonen bepaalde *symptomen* (gemeenschappelijke ziekteverschijnselen). De algemene symptomen zijn onder andere:
- malaise;
- koorts;
- misselijkheid en braken.

Elke infectieziekte heeft ook een aantal specifieke uitingen, die per ziekte verschillen, zoals:
- klierzwellingen;
- huidafwijkingen;
- hoesten;
- buikloop (*diarree*)
- vergroting van lever of milt;
- pijn op de ontstoken plaatsen.

3.8.2 Voorbeelden van infectieziekten

Kinderziekten
De voornaamste kinderziekten en hun oorzaak staan in ◘ tab. 3.1.

Luchtweginfecties
De meest voorkomende luchtweginfecties zijn:
- neusverkoudheid (*rinitis*);
- griep (*influenza*);
- ontsteking van de grotere luchtwegen (*bronchitis*);
- longontsteking (*pneumonie*).

Tabel 3.1 Kinderziekten

virus	bacterie
– rodehond (*rubella*) – bof (*parotitis epidemica*) – waterpokken (*varicella*) – mazelen (*morbilli*) – kinderverlamming (*poliomyelitis*) – vijfde ziekte (*erythema infectiosum*) – zesde ziekte (*exanthema subitum*)	– roodvonk (*scarlatina*) – kinkhoest (*pertussis*)

Hepatitis

Er zijn vijf soorten hepatitis (leverontsteking): hepatitis A, B, C, D en E, waarvan hepatitis A, B en C de belangrijkste zijn. Hepatitis wordt veroorzaakt door een virus.

- *Hepatitis A*, ook wel *hepatitis infectiosa*, is de bekendste vorm van leverontsteking en wordt veroorzaakt door het hepatitis A-virus. Het is over het algemeen een minder ernstige vorm van hepatitis die vooral bij kinderen voorkomt. De ziekte geneest meestal volledig, zonder restschade. Ze wordt overgedragen door het eten van besmet voedsel of contact met ontlasting dat het virus bevat.
- *Hepatitis B* of *serum hepatitis* wordt overgebracht door contact met bloed (drugsgebruikers die vuile injectienaalden gebruiken, prikaccidenten) of door seksueel contact. De overdracht kan ook plaatsvinden van moeder op kind bij de geboorte, De symptomen zijn dezelfde als bij hepatitis A, maar hepatitis B kan leiden tot ernstige leverbeschadiging (*cirrose*). Bij een deel van de patiënten blijft de infectie bestaan en wordt het een zogenaamde chronische hepatitis B.
- *Hepatitis C* geeft een ontsteking van de lever die ontstaat door besmetting met het hepatitis C-virus. Mensen kunnen jarenlang besmet zijn, voordat ze klachten krijgen. Het hepatitis C-virus wordt vooral overgedragen via besmet bloed.

Ziekte van Pfeiffer

De ziekte van Pfeiffer, ook wel klierkoorts of *mononucleosis infectiosa* genoemd, is eveneens een virusziekte. Pfeiffer begint vaak met keelpijn en ontsteking van de keelamandelen (waarop witte vlekken of een grijs beslag te zien is), koorts en pijnlijke, opgezette klieren voor en achter in de hals. De ziekte wordt overgedragen via speeksel en heet daarom ook wel *the kissing disease*. Het beloop is in het algemeen gunstig.

Toxoplasmose

De verwekker van toxoplasmose is een parasiet die onder andere in uitwerpselen van katten voorkomt. Vooral bij ongeboren kinderen kunnen, wanneer de moeder besmet raakt, ernstige afwijkingen optreden, zoals beschadiging van de hersenen.

Tetanus

Tetanus, ook wel bekend als kaakklem of wondkramp, wordt veroorzaakt door een bacterie, die bijvoorbeeld in straatvuil voorkomt. Als deze bacterie in een open wond komt, kan iemand een tetanusinfectie oplopen. De tetanusbacterie maakt schadelijke stoffen (*toxinen*) aan, die om te beginnen stijfheid veroorzaken van de spieren in de buurt van de infectie. Als de infectie niet wordt behandeld, kan de spierstijfheid steeds erger worden en kan er verkramping van de spieren optreden als reactie op prikkels zoals harde geluiden, aanrakingen, kou en bewegen. Dit kan leiden tot kaakkramp, slikklachten en ademhalingsproblemen. Soms is de verkramping van de (skelet)spieren zo sterk, dat iemand als een hoepel achterover kromtrekt en daardoor niet meer kan ademen. Dit kan levensbedreigend zijn.

Herpes

Herpes is een virussoort en kent verschillende ziektevormen die zich kenmerken door de vorming van blaasjes (*herpes*), die later overgaan in korstjes. Zo is het kenmerk van gordelroos (*herpes zoster*) dat het blaasjes vormt op een afgebakend huidgedeelte dat overeenkomt met het verzorgingsgebied van een zenuw. Bij een koortslip (*herpes labialis*) verschijnen de blaasjes rond de mond; bij *herpes genitalis* zitten de blaasjes in en op de geslachtsorganen (*genitaliën*).

Soa's

Seksueel overdraagbare aandoeningen (soa's) zijn ziekten die worden overgedragen via seksueel contact. De ziekteverwekker wordt overgedragen via sperma, bloed, vaginaal vocht en/of door direct contact tussen slijmvliezen. We bespreken hierna de bekendste soa's.
- *Chlamydia* wordt veroorzaakt door een bacterie. Vooral vrouwen merken vaak niet dat ze een *Chlamydia*-infectie hebben opgelopen, omdat dit bij hen meestal geen klachten geeft. Toch kan de infectie leiden tot een infectie van de eileiders en de onderbuik. De eileiders kunnen door de ontsteking verkleven en dicht gaan zitten. Hierdoor is er meer kans op een buitenbaarmoederlijke zwangerschap en onvruchtbaarheid. Bij de man lijkt de infectie geen invloed te hebben op de vruchtbaarheid.
- *Herpes genitalis* is een soa die wordt veroorzaakt door een virus: het herpessimplexvirus type 2 (HSV-2). Het virus veroorzaakt een infectie van de huid en de slijmvliezen in en rond de geslachtsdelen. Ongeveer een week na besmetting ontstaan de eerste klachten: jeuk en een geïrriteerd, branderig en/of pijnlijk gevoel. Er ontstaan rode plekjes op de huid of slijmvliezen, die na ongeveer een dag blaasjes of zweertjes worden.
- *Humaan papillomavirus (HPV)*: ongeveer 80 % van alle mensen is besmet of is ooit besmet geweest met HPV. De meeste mensen hebben er geen last van en merken het ook niet, maar kunnen soms nog wel andere mensen besmetten. De humaan papillomavirussen worden ingedeeld in twee soorten: de laag- en de hoogrisicogroep. De hoogrisicogroep is verantwoordelijk voor verschillende vormen van kanker. Zo zijn HPV type 16 en 18 verantwoordelijk voor het ontstaan van *cervixcarcinoom* (baarmoederhalskanker).
- *Gonorroe*, ook wel druiper genoemd, is de oudst bekende soa en wordt veroorzaakt door gonokokken. Gonorroe kan *asymptomatisch* (zonder ziekteverschijnselen) verlopen en toch voor vervelende complicaties zorgen. Daarom blijft vroege opsporing en behandeling van groot belang. Gonokokken dringen epitheelcellen van slijmvliezen binnen en vermenigvuldigen zich vervolgens intracellulair. Na ongeveer twee à drie dagen komen de bacteriën vrij in de submucosale weefsels (de weefsels onder het slijmvlies). Op de plaats van de infectie verzamelen zich leukocyten, waardoor er kleine abcessen in de bindweefsellaag onder het slijmvlies (submucosa) kunnen

ontstaan. In sommige gevallen kan de bacterie zich direct of via de bloedbaan verplaatsen naar andere delen van het lichaam en daar complicaties veroorzaken.
- *Syfilis of lues* wordt veroorzaakt door een bacterie. Twee tot twaalf weken na de besmetting ontstaan op de plaats van besmetting een of meer zweertjes, die ongeveer een centimeter groot worden, hard aanvoelen en meestal geen pijn doen. De lymfeklieren in de buurt van het zweertje zijn opgezet. Ook zonder behandeling verdwijnen de zweertjes vanzelf binnen twee à drie weken. Maar de ziekte is dan niet weg. Enkele weken tot maanden later treedt het tweede stadium van de ziekte in. De bacterie heeft zich dan via de bloedbaan door het hele lichaam verspreid en kan op allerlei plaatsen ontstekingshaarden vormen. Daardoor kunnen later, soms pas na jaren, verschillende organen beschadigd raken: het hart en de aorta (vaatveranderingen), de hersenen (geestelijke achteruitgang), het ruggenmerg (waardoor verlammingsverschijnselen kunnen optreden), en de botten (ontsteking).

Hiv/aids

Aids (*acquired immunodeficiency syndrome*, verworven vermindering van het immuunsysteem) uit zich in allerlei afwijkingen. Het humaan immunodeficiëntievirus (*hiv*) breekt het afweersysteem van het lichaam af, zodat het niet meer kan reageren op binnendringende ziekteverwekkers en ook minder afweer heeft tegen het ontstaan van kwaadaardige gezwellen. Er ontstaan dan ook regelmatig infecties, zoals van de ogen en de longen, maar ook vormen van kanker, zoals het kaposisarcoom. Het virus kan via seksueel contact, bloed, bloedproducten of zwangerschap overgedragen worden. Iemand is seropositief als hij het hiv bij zich draagt zonder dat er op dat ogenblik uitingen van de ziekte bestaan. De persoon is dan wel besmettelijk. Het kan jaren duren voordat iemand echt verschijnselen krijgt. Pas dan spreekt men van aids.

3.9 Woordenlijst

abces	– etterbuil; met etter gevulde holte, ontstaan door verweking van ontstoken weefsel [absès]
aerogene besmetting	– besmetting door of via de lucht [eeroogeene]
aids	– *acquired immunodeficiency syndrome*; door het humaan immunodeficiëntievirus (hiv) veroorzaakt ziektebeeld
antigeen	– lichaamsvreemde stof (of cel) die aanzet tot de vorming van antistoffen
antistof	– eiwitten gericht tegen een antigeen; immunoglobulines
asymptomatisch	– zonder ziekteverschijnselen [aasimptoomaaties]
bacil	– staafvormige bacterie [basil]
bacterie	– micro-organisme, ziekteverwekker [bakteerie]
besmetten	– ziekteverwekkers overbrengen
bronchitis	– ontsteking van de grotere luchtwegen [brongietis]
calor	– warmte [kaalor]
capillair	– haarvat [kapillèr]

catarre	– ontsteking van slijmvliezen met afscheiding van slijm [katarre]
cervixcarcinoom	– baarmoederhalskanker [sèrvikskarsienoom]
cutane besmetting	– besmetting via de huid [kuutaane]
diarree	– buikloop
dolor	– pijn
empyeem	– pusvorming in een al bestaande natuurlijke holte [èmpiejeem]
enterale besmetting	– besmetting via tractus digestivus (spijsverteringsstelsel)
erythema infectiosum	– vijfde (vlekjes)ziekte [eerieteemaa infèksiejoosum]
exanthema subitum	– zesde (vlekjes)ziekte [èksanteemaa suubietum]
fagocytose	– het 'opeten' van bacteriën of andere in het lichaam binnengedrongen micro-organismen door granulocyten [faagoosietoose]
fistel	– pijpzweer
fluor albus	– vaginale afscheiding, ook wel witte vloed of fluor vaginalis [fluuwor albus]
functio laesa	– gestoorde functie [funksiejoo leesaa]
furunkel	– steenpuist [furrunkel]
genitaliën	– in- en uitwendige geslachtsorganen [geenietaaliejen]
gonorroe	– druiper [goonooreu]
hematogeen	– via bloedbaan verlopend
hematogene besmetting	– besmetting via bloed
hepatitis	– leverontsteking
herpes	– viruziekte, die gekenmerkt wordt door de vorming van blaasjes
herpes labialis	– koortslip
herpes zoster	– gordelroos
hiv	– humaan immunodeficiëntievirus
immunoglobuline	– eiwit dat na contact van het organisme met een antigeen wordt geproduceerd als antistof
immuun	– niet vatbaar voor infectie
incubatietijd	– tijd die verloopt tussen besmetting en het uitbreken van de ziekte [inkuubaatsie]
infaust	– ongunstige prognose
infectie	– binnendringing en vermenigvuldiging van ziekteverwekkers in het lichaam [infèksie]
inflammatio	– ontsteking [inflammaatsiejoo]
influenza	– griep [influuwènzaa]
karbunkel	– negenoog; opeenhoping van steenpuisten
kokken	– bolvormige bacteriën

3.9 · Woordenlijst

malaise	– gevoel van onwelzijn; zich niet lekker voelen; algehele staat van ongemak en vermoeidheid [malèse]
mononucleosis infectiosa	– ziekte van Pfeiffer, klierkoorts [moonoonuukleejoosis infèksiejoosaa]
morbilli	– mazelen
necrose	– afsterven van weefsel [neekroose]
parotitis epidemica	– bof [parootietıs eepiedeemiekaa]
pathogeen	– ziekmakend
pertussis	– kinkhoest
pneumonie	– longontsteking
poliomyelitis	– kinderverlamming [pooliejoo-miejelietis]
prodromale verschijnselen	– voortekenen van een ziekte
prognose	– vooruitzicht
protozoön (meervoud: protozoa)	– eencellige parasiet [prootoozoo-on]
pus	– etter
pyemie	– door een sepsis elders in het lichaam gevormde abcessen [pie-jemie]
reconvalescentieperiode	– herstelperiode na een ziekte [reekonvaalèsèntsie]
resistentie	– weerstand van een organisme tegen infectie; ongevoeligheid van een micro-organisme voor antibiotica
rinitis	– neusverkoudheid [rienietis]
rubella	– rodehond
rubor	– roodheid
scabiës	– schurft [skaabie-jès]
scarlatina	– roodvonk [skarlaatienaa]
secundaire infectie	– ontsteking als vervolg op een primaire infectie, die door andere virussen of bacteriën wordt veroorzaakt [sekundère infèksie]
sepsis	– uitzaaiing via de bloedbaan van binnengedrongen bacteriën
spirocheet	– spiraalvormige bacterie
spruw	– ontsteking van het mondslijmvlies door een gist (*Candida albicans*)
symptoom	– ziekteverschijnsel [simptoom]
tetanus	– kaakklem, wondkramp
tinea pedis	– zwemmerseczeem; schimmelinfectie van de huid van de voet [tieneeja peedis]
toxine	– schadelijke stof [toksiene]
tumor	– zwelling, gezwel
vaccinatie	– toediening van verzwakte of dode ziekteverwekkers om afweer tegen die ziekteverwekkers op te wekken

varicella	– waterpokken [vaariesèlla]
virulentie	– ziekmakend vermogen van een micro-organisme
virus	– ziekteverwekkend micro-organisme, alleen zichtbaar door een elektronenmicroscoop

- **Vragen en opdrachten**
    1. Welke soorten levende ziekteverwekkers ken je?
    2. Via welke wegen kan een ziekteverwekker het lichaam binnendringen?
    3. Hoe stelt het lichaam zich te weer tegen een infectie?
    4. Wat zijn de klassieke ontstekingssymptomen van een plaatselijke infectie? Geef aan hoe ze ontstaan.
    5. Welke soorten immuniteit ken je?
    6. Waaraan overlijden mensen die aan aids lijden meestal en wat is de oorzaak daarvan?
    7. Noem enkele algemene ziekteverschijnselen en enkele specifieke ziekteverschijnselen en geef aan bij welke ziekte ze horen.
    8. Wat is het verschil tussen de begrippen besmetting en infectie?
    9. Wat is een druppelinfectie? Geef een voorbeeld.
    10. Kunnen commensale bacteriën ons ziek maken? Verklaar je antwoord.

Tumoren

4.1 Inleiding – 36

4.2 Benigne en maligne tumoren – 36
4.2.1 Ontstaan – 36
4.2.2 Carcinoma in situ – 38
4.2.3 Metastase – 38

4.3 Oorzaken – 38

4.4 Classificatie en stadiëring – 39

4.5 Vijfjaarsoverleving – 39

4.6 Woordenlijst – 40

© Bohn Stafleu van Loghum is een imprint van Springer Media B.V., onderdeel van Springer Nature 2021
G. H. Mellema, *Medische terminologie pathologie*, Basiswerk AG,
https://doi.org/10.1007/978-90-368-2576-4_4

4.1 Inleiding

De cellen in het menselijk lichaam delen zich, waarbij de twee nieuw gevormde cellen exacte kopieën zijn van de moedercel. Het tempo waarmee de cellen zich delen, is vooral hoog in een groeiend organisme. Wanneer de mens volgroeid is, daalt de snelheid van celdeling, zodat de aanmaak van nieuwe cellen in evenwicht blijft met het afsterven ervan. Het lichaam blijft zo in stand.

Het kan gebeuren dat op een bepaald ogenblik de celgroei veel groter is dan de afbraak van cellen. Er ontstaat dan een woekering van deze cellen, een tumor. Bij een goedaardige (*benigne*) tumor gaat het om normale cellen. Erger is het als de celdeling ongecontroleerd plaatsvindt en er abnormale cellen ontstaan, die ook nog eens in snel tempo doorgroeien. Men spreekt dan van een kwaadaardige (*maligne*) tumor, waarbij geldt dat hoe sneller de celdeling plaatsvindt en hoe meer de cellen afwijken van hun oorsprong, hoe kwaadaardiger de tumor is.

4.2 Benigne en maligne tumoren

Tussen een benigne en een maligne tumor bestaan de volgende verschillen (tab. 4.1, fig. 4.1 en 4.2).

Vrijwel elk mens heeft wel een vetknobbeltje of een poliepje op zijn of haar lichaam, zonder dat dit meteen aanleiding hoeft te geven tot angstige gedachten. Benigne tumoren komen vaker voor dan maligne tumoren.

4.2.1 Ontstaan

De gezwellen gaan vrijwel altijd uit van dekweefsel (epitheel) of steun- of bindweefsel.

Benigne tumoren

Benigne tumoren die van epitheel uitgaan, zijn:
- gesteelde tumoren die uitgaan van het slijmvlies: poliepen, bijvoorbeeld een neus- of blaaspoliep;
- tumoren van de huid met wrat- of bloemkoolachtige vorm: papillomen.

Van het bindweefsel zijn afkomstig:
- vetgezwelletjes: lipomen;
- bindweefseltumoren: fibromen.

Tabel 4.1 Tumoren

benigne (goedaardige) tumor	maligne (kwaadaardige) tumor
– gezonde cellen – langzame groei – tumor heeft meestal een kapsel en dringt niet door in ander weefsel (kan wel ander weefsel verdringen) – geen uitzaaiingen	– afwijkende cellen – vaak snelle groei – cellen dringen door in het gezonde weefsel en verwoesten dit – uitzaaiing door het gehele lichaam

4.2 · Benigne en maligne tumoren

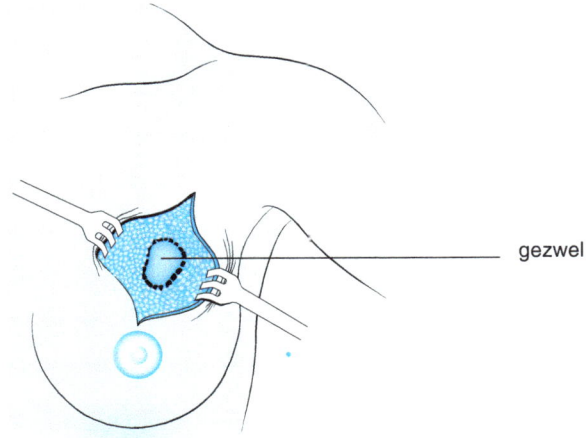

Figuur 4.1 Goedaardig gezwel in de borst

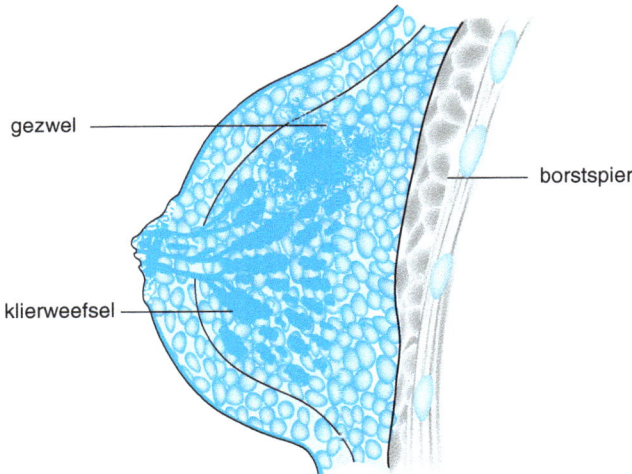

Figuur 4.2 Kwaadaardig gezwel in de borst

Van het spierweefsel afkomstig:
- gezwel dat ontstaan is uit spierweefsel: myom

Maligne tumoren

Maligne tumoren die van epitheel uitgaan, noemen we *carcinomen*. Hebben maligne tumoren bind-, spier- of steunweefsel als oorsprong, dan heten ze *sarcomen*. Een aantal beruchte maligne tumoren staan in tab. 4.2.

Er bestaan ook kwaadaardige woekeringen van bloedcellen. Hierbij ontstaan grote aantallen jonge, onvolwaardige leukocyten die uit het beenmerg het bloed in stromen en in het beenmerg de vorming van andere bloedcellen verdringen. Deze bloedkanker noemen we *leukemie*.

Tabel 4.2 Maligne tumoren

uitgaande van epitheel	uitgaande van bind-, spier- of steunweefsel
– bronchuscarcinoom – maagcarcinoom – oesofaguscarcinoom – pancreas(kop)carcinoom – coloncarcinoom – prostaatcarcinoom – blaascarcinoom – uteruscarcinoom – mammacarcinoom – ovariumcarcinoom	– osteosarcoom – chondrosarcoom – myosarcoom

Ook kan er een woekering ontstaan in de lymfeklieren. Deze worden dan niet alleen groter, maar maken ook meer jonge, onrijpe en niet goed functionerende lymfocyten aan. Een voorbeeld hiervan is de *ziekte van Hodgkin*.

4.2.2 Carcinoma in situ

Als een patiënt abnormale cellen heeft die zich nog niet hebben verspreid, maar nog op de plaats zitten waar ze zijn ontstaan is er een zogenaamd *carcinoma in situ*. Deze vorm van kanker gaat uit van epitheelcellen van organen, zoals bijvoorbeeld de blaas, de baarmoederhals, de borst en de huid. Het is een *premaligne* aandoening, wat wil zeggen dat het een voorstadium van kanker is, waarbij de afwijkende cellen kankereigenschappen hebben en zich kunnen uitzaaien naar andere plekken in de buurt. Het is belangrijk om carcinoma in situ vroeg te ontdekken, omdat het dan nog niet is uitgezaaid en daarmee (meestal) goed te behandelen is.

4.2.3 Metastase

Maligne tumoren kunnen binnendringen in het omringende weefsel en daar de cellen vernietigen, waardoor op die plaatsen bijvoorbeeld bloedingen kunnen ontstaan. De maligne tumorcellen kunnen ook via het bloed of via de lymfebanen elders in het lichaam terechtkomen, zich daar vastzetten en op die plaats een nieuwe celwoekering veroorzaken. Deze uitzaaiingen noemen we *metastasen*.

Het vervoer via de bloedbaan noemen we *hematogene metastasering*; vervoer via de lymfebaan heet *lymfogene metastasering*. Vaak metastaseren carcinomen in lymfeklieren, botten, lever, hersenen of longen.

4.3 Oorzaken

Waardoor gezonde cellen op een bepaald moment maligne ontaarden, is niet altijd duidelijk. Er zijn wel enkele factoren bekend die tot kanker kunnen leiden (tab. 4.3).

Zoals gezegd weten we (nog) niet precies wat de oorzaak is van een veranderende, ongecontroleerde celdeling. We weten wel dat het complexe samenspel van groeibevorderende en groeiremmende factoren is verstoord, mogelijk door een bepaalde prikkel of

Tabel 4.3 Factoren die kunnen aanzetten tot maligne celwoekering

oorzaak	zet aan tot
roken	bronchuscarcinoom
asbest	mesothelioom (kwaadaardige aandoening van het longvlies)
radioactiviteit	leukemie
dagelijks scherp gekruid eten	maagcarcinoom
zonnestraling (UV)	huidkanker
erfelijkheid	bepaalde vormen van mammacarcinoom
HPV	cervixcarcinoom

verandering (*mutatie*) van het DNA-van de cel. DNA (desoxyribonucleïnezuur) is bepalend voor de typerende kenmerken van de cel waarvan het deel uitmaakt. Wanneer nu uit een cel met vervormde DNA-moleculen twee nieuwe cellen ontstaan, zullen deze cellen afwijkende DNA-moleculen bevatten.

Ook komen binnen bepaalde bevolkingsgroepen bepaalde soorten kanker meer of juist minder vaak voor. In westerse landen komt bijvoorbeeld borstkanker veel voor, terwijl in sommige Aziatische landen maagkanker vaker wordt gezien. Mogelijk heeft het ontstaan van de diverse soorten kanker ook te maken met de voedingspatronen en/of de genen van de bevolking.

4.4 Classificatie en stadiëring

Om een maligne aandoening in kaart te brengen, bestaat voor tumoren (dus niet voor bijvoorbeeld leukemie) de zogenoemde TNM-classificatie. Onder T (van tumor) wordt de grootte van de tumor aangegeven, onder N (van *node*, Engels voor lymfeklier) de mate waarin bij lymfeklieren een uitzaaiing wordt aangetroffen en onder M (van metastasen) het al dan niet aanwezig zijn van uitzaaiingen buiten de lymfeklieren. T1N0M1 betekent een kleine tumor, zonder uitzaaiingen in een lymfeklier, maar wel met metastase(n) op afstand.

Aan de hand van de classificatie en de stadiëring kan de beste therapie worden vastgesteld.

4.5 Vijfjaarsoverleving

De vijfjaarsoverleving van een bepaalde ziekte of aandoening is het percentage van de patiënten dat vijf jaar na het stellen van de diagnose nog in leven is. Deze maat wordt vrij vaak gebruikt bij verschillende vormen van kanker, omdat iemand die na behandeling vijf jaar geen recidief krijgt waarschijnlijk als genezen mag worden beschouwd. Het is daarmee ook een maat voor het succes van de behandeling.

4.6 Woordenlijst

In ▶ H. 1 zijn algemene regels voor de uitspraak van Latijnse woorden gegeven. In deze woordenlijst vind je nog extra aanwijzingen voor een juiste uitspraak:
- Een onderstreping betekent dat de klemtoon op de onderstreepte klinker ligt, bijvoorbeeld: erytrocyt.
- Een 'woord' tussen rechte haken geeft (bij benadering) de letterlijke uitspraak van de medische term, bijvoorbeeld: [eerietroosiet].

benigne	– goedaardig
carcinoma in situ	– vorm van kanker, waarbij de afwijkende cellen zich nog niet hebben verspreid, maar nog op de plaats zitten waar ze zijn ontstaan
carcinoom	– maligne tumor dat uitgaat van epitheelweefsel [karsienoom]
fibroom	– goedaardig gezwel dat uit bindweefsel bestaat
hematogeen	– via de bloedbaan verlopend
leukemie	– kwaadaardige woekering van witte bloedcellen
lipoom	– vetgezwel
lymfogeen	– via lymfebaan verlopend [limfoogeen]
maligne	– kwaadaardig
metastase	– uitzaaiing van pathogene ziektekiemen of tumorcellen
mutatie	– veranderingen in het erfelijk materiaal van een organisme [muutaatsie]
myoom	– goedaardig gezwel dat ontstaan is uit spierweefsel
papilloom	– gezwel van de huid met wrat- of bloemkoolachtige vorm
poliep	– gesteeld, goedaardig gezwel van het slijmvlies
premaligne	– voorstadium van kanker, waarbij de afwijkende cellen kenmerken van kankercellen vertonen
sarcoom	– maligne tumor dat uitgaat van bind-, spier- of steunweefsel [sarkoom]
tumor	– zwelling
ziekte van Hodgkin	– lymfklierkanker; kwaadaardige ziekte van het lymfestelsel

Vragen en opdrachten

1. Wat zijn de verschillen tussen benigne en maligne tumoren?
2. Van welke weefsels gaan carcinomen uit, en van welke weefsels gaan sarcomen uit?
3. Noem enkele carcinomen en sarcomen.
4. Wat is metastasering? Via welke wegen kan dit verlopen?
5. Waardoor wordt gezwelvorming bevorderd?
6. Waarom is de TNM-classificatie belangrijk?

Genetica en chromosomale afwijkingen

5.1 Inleiding – 42

5.2 Autosomale overerving – 42
5.2.1 Autosomaal recessief overerfbare aandoeningen – 42
5.2.2 Autosomaal dominant erfelijke aandoeningen – 44

5.3 Erfelijkheid en kanker – 45

5.4 Tumor-DNA – 45

5.5 X-gebonden recessieve overerving – 45

5.6 Chromosomale afwijkingen – 46
5.6.1 Trisomie – 46
5.6.2 Syndroom van Klinefelter (XXY) – 47
5.6.3 Syndroom van Turner (XO) – 47

5.7 Woordenlijst – 47

© Bohn Stafleu van Loghum is een imprint van Springer Media B.V., onderdeel van Springer Nature 2021
G. H. Mellema, *Medische terminologie pathologie*, Basiswerk AG,
https://doi.org/10.1007/978-90-368-2576-4_5

5.1 Inleiding

Erfelijke eigenschappen worden van de ene generatie op de andere overgedragen door chromosomen. Iedere menselijke cel bevat 23 paar chromosomen, behalve de geslachtscellen (*gameten*: eicel en zaadcel). De gameten bevatten de helft van het gebruikelijke aantal chromosomen, dus 23 in plaats van twee keer 23.

Gameten ontstaan als gevolg van een reductiedeling (*meiose*). De 23 chromosomen van een geslachtscel bestaan uit 22 *autosomen* en één *heterochromosoom* (geslachtschromosoom). De zaadcel bevat een X- of een Y-geslachtschromosoom. De eicel altijd één X-geslachtschromosoom.

De samensmelting van een eicel met een zaadcel wordt *conceptie* genoemd. Er is nu sprake van een *zygoot*. Deze bevat weer 22 paar autosomen plus als geslachtschromosomen óf XX (een meisje) óf XY (een jongen).

Chromosomen zijn opgebouwd uit DNA en bestaan uit heel veel genen. Een gen is een heel klein deel van dat DNA. De genen zijn de dragers van de erfelijke eigenschappen. Ze bevatten alle informatie om de eiwitten te vormen die voor een goed functioneren van ons lichaam nodig zijn. Wanneer een chromosomenpaar dezelfde eigenschappen heeft, heet dit paar *homozygoot*. Als er een verschil is, heet dit *heterozygoot*.

Wanneer bij een heterozygoot chromosomenpaar een eigenschap van het ene chromosoom een eigenschap van het andere chromosoom overheerst, noemen we deze aanleg *dominant*. De onderdrukte eigenschap noemen we dan *recessief*.

5.2 Autosomale overerving

Genen bepalen al onze erfelijke eigenschappen. Mendel heeft in 1866 als eerste wetenschapper de verschillende manieren van overerven beschreven. Hoe dat gaat, is het makkelijkst te beschrijven door uit te gaan van wat er gebeurt bij de overerving van één eigenschap. Als een afwijking in één helft van het chromosomenpaar een bepaalde aandoening veroorzaakt, noemen we dit heterozygoot. Als het gaat om een (autosomaal) dominante, erfelijke aandoening, betekent dit dat de ouder de aandoening heeft. Als het chromosoom met de aandoening wordt overgedragen aan een kind, komt het ook altijd tot uiting (zie ◘ fig. 5.2).

Hebben beide ouders deze dominante erfelijke aandoening, dan is de kans dat zij een kind krijgen met deze aandoening 75 %. Als de blauwe delen de dominante eigenschap weergeven in ◘ fig. 5.1, dan betekent dit dat 3 van de 4 (= 75 %) van de kinderen de dominante eigenschap krijgen en dus de aandoening hebben.

Zou één van de ouders de afwijking in beide delen van het chromosomenpaar hebben, dan is de kans op deze afwijking in de nakomelingen 100 %.

5.2.1 Autosomaal recessief overerfbare aandoeningen

Bij een autosomaal recessieve overerving komt de aandoening pas naar voren wanneer de afwijking in beide delen van het chromosomenpaar aanwezig is. De ouders zijn dragers van de aandoening. Zij zijn zelf niet ziek. De kans op de ziekte bij een kind van deze dragers is dan 25 % (zie ◘ fig. 5.1).

5.2 · Autosomale overerving

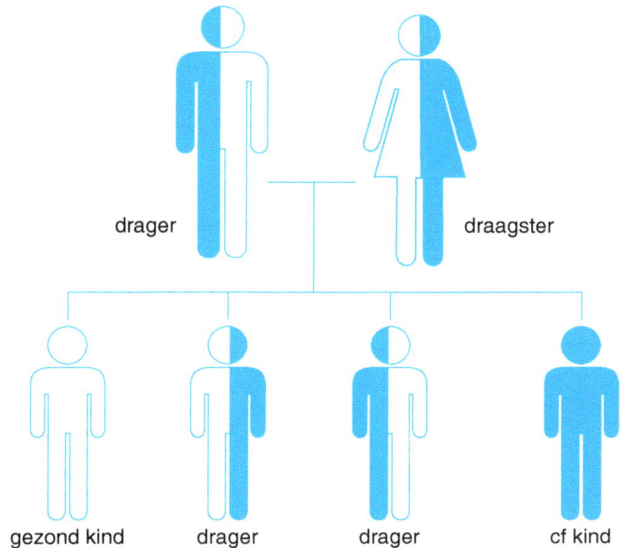

Figuur 5.1 Autosomaal recessieve overerving

Taaislijmziekte (cystische fibrose, CF)

Het CF-gen is gevonden op chromosoom 7. Het is gebleken dat 1 op de 32 mensen heterozygoot is voor het gen. Deze mensen zijn dus drager, maar hebben geen ziekteverschijnselen. Het goede gen overheerst als het ware het foute gen. Deze mensen weten dan ook niet dat ze drager zijn. Als beide ouders drager zijn, is de kans dat hun kinderen de ziekte krijgen 25 %. De kans dat hun kinderen drager worden, is 50 % en de kans dat de kinderen geen drager worden, is 25 % (▶ fig. 5.1). Het ziektebeeld bij CF wordt behandeld in ▶ H. 7.

Fenylketonurie

Een ander voorbeeld van een autosomaal recessief erfelijke aandoening is fenylketonurie (PKU). Bij deze aandoening is er te veel van het aminozuur fenylalanine in het bloed, omdat het enzym dat dit aminozuur moet afbreken, ontbreekt. Fenylalanine is een van de twintig aminozuren die in ons voedsel zitten. Fenylalanine is onder andere nodig voor de aanmaak van de neurotransmitters (stoffen die het mogelijk maken dat zenuwcellen met elkaar kunnen communiceren) dopamine, adrenaline en noradrenaline in de hersenen. Er hoopt zich bij PKU fenylalanine op in de hersen- en ruggenmergvloeistof (*liquor cerebrospinalis*). Daardoor raken zenuwcellen beschadigd, waardoor een ernstige verstandelijke handicap ontstaat. Als deze aandoening vlak na de geboorte wordt vastgesteld, kunnen deze problemen met een dieet worden voorkomen. Onder andere om PKU in een vroeg stadium op te sporen wordt de hielprik toegepast.

Deze aandoening, die berust op het zogenaamde PKU-gen, kan bij een kind alleen tot uiting komen als beide ouders drager zijn, dus heterozygoot zijn voor dit gen. De kans dat hun kind deze aandoening zal krijgen, is dan 25 % en vergelijkbaar met de manier van overerven bij CF.

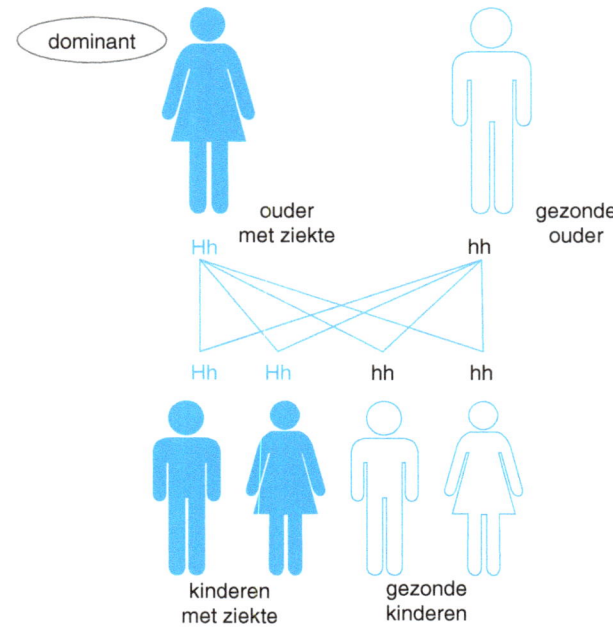

◘ **Figuur 5.2** Autosomaal dominante overerving (H)

5.2.2 Autosomaal dominant erfelijke aandoeningen

Hierna bespreken we enkele autosomaal dominant overerfbare aandoeningen.

De ziekte (chorea) van Huntington

Dit is een erfelijke aandoening die wordt gekenmerkt door een hersenaandoening als gevolg van het geleidelijk afsterven van zenuwcellen. Dit uit zich in spierstijfheid, onwillekeurige, dansachtige bewegingen (vandaar de naam chorea) en uiteindelijk ook in een achteruitgang van het verstandelijke vermogen.

De ziekte van Huntington berust op een autosomaal dominant erfelijke aandoening. Dit betekent dat wanneer één ouder het afwijkende gen (en dus de ziekte) heeft, een kind een kans heeft van 50 % om de aandoening ook te krijgen. In ◘ fig. 5.2 heeft ieder persoon met het dominante gen 'H' de aandoening, ook al is maar 1 van de 2 genen afwijkend.

BRCA

Ongeveer één op de acht vrouwen in Nederland krijgt borstkanker. Vrouwen met een erfelijke aanleg hebben meer kans om borstkanker te krijgen, 5 tot 10 % van alle vrouwen met borstkanker heeft de ziekte gekregen door een erfelijke aanleg, die is gelegen in een verandering (*mutatie*) van het BRCA1- of BRCA2-gen (BRCA komt van *BReast CAncer*, borstkanker). Wanneer een ouder een BRCA1-mutatie heeft, is de kans dat de nakomelingen dat gen ook hebben 50 %. Als een vrouw een gemuteerd BRCA-gen heeft geërfd, is de kans 60–80 % op het krijgen van borstkanker. De kans op ovariumcarcinoom is ook verhoogd, namelijk 30–60 %.

Bij een vrouw met een BRCA2-genmutatie is de kans op het ontstaan van borstkanker ongeveer hetzelfde, maar de kans op een ovariumcarcinoom is een stuk kleiner (10 %).

Mannen met een BRCA1-genmutatie hebben een licht verhoogde kans op borstkanker, en bij een BRCA2-genmutatie is er een duidelijk verhoogde kans op prostaatcarcinoom.

5.3 Erfelijkheid en kanker

Hiervoor is beschreven dat door een mutatie van een gen bepaalde vormen van kanker erfelijk kunnen zijn. Opvallend is dat erfelijke kanker meestal op een jongere leeftijd voorkomt dan niet-erfelijke kanker, vaak al vóór het vijftigste jaar. Vormen van kanker waarvan we inmiddels weten dat erfelijkheid een rol speelt bij het ontstaan ervan, zijn borst-, eierstok- en prostaatkanker. Een ander voorbeeld is een bepaalde vorm van dikkedarmkanker, familiaire adenomateuze polypose, waarbij zich heel erg veel poliepen vormen in de dikke darm. Deze poliepen kunnen maligne degenereren (kwaadaardig worden).

5.4 Tumor-DNA

Iedere kwaadaardige tumor is ontstaan door een verstoring van het complexe samenspel van groeibevorderende en groeiremmende factoren. Vaak heeft er een bepaalde mutatie van de DNA-moleculen plaatsgevonden. Het DNA van de tumor is daardoor anders geworden dan het DNA van de rest van het lichaam. Bij de nieuwste diagnostische en behandeltechnieken wordt hiervan gebruikgemaakt om een tumor (en de soort tumor) op te sporen en zo mogelijk te behandelen.

5.5 X-gebonden recessieve overerving

Bij deze vorm van overerving zijn vrouwen drager van het defecte gen en mannen krijgen de ziekte. Mannen met de ziekte kunnen de ziekte alleen overdragen via dochters. Het defecte gen is namelijk gekoppeld aan het X-chromosoom. Bij de vrouw is het tweede X-chromosoom gezond en overheerst zoals bij de recessieve aandoening. Bij de mannen met het afwijkende X-chromosoom ontbreekt een tweede, overheersend en gezond X-chromosoom en komt de ziekte daarom tot uiting (fig. 5.3).

Een voorbeeld van deze situatie is bloederziekte (*hemofilie*). Er is een mutatie opgetreden in het gen dat codeert voor stollingsfactoren. Dit komt tot uiting in een te lage aanmaak van stollingsfactor VIII. Vrouwen kunnen deze aandoening alleen krijgen als ze twee X-chromosomen met het defecte gen zouden hebben. De kans hierop is heel klein, omdat het afwijkende gen niet veel voorkomt.

Een ander voorbeeld is de *ziekte van Duchenne*. Ook hierbij ligt het recessieve gen op het X-chromosoom. De vrouw is daarom draagster. Haar dochters hebben 50 % kans om draagster te zijn en haar zonen hebben 50 % kans op de spierziekte.

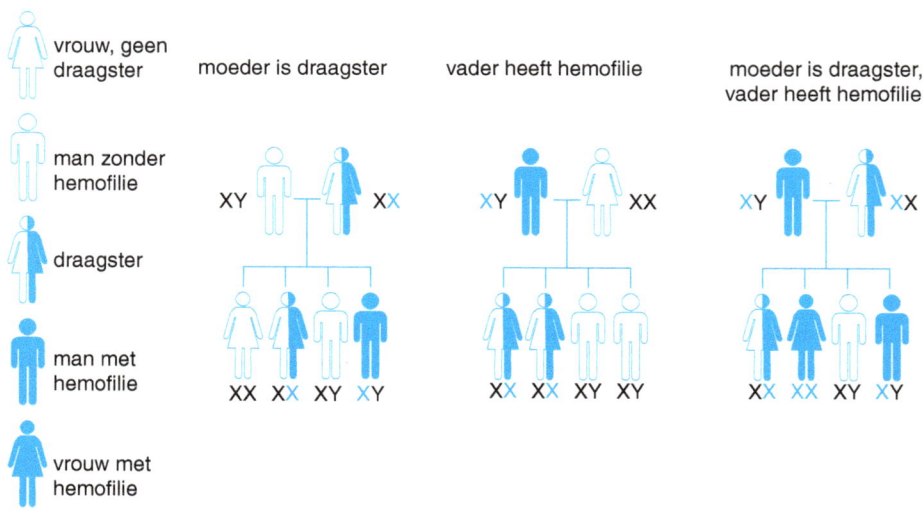

Figuur 5.3 X-gebonden recessieve overerving

Ook *kleurenblindheid* is een geslachtsgebonden erfelijke aandoening. Het gen ligt op het X-chromosoom. Het is recessief, wat betekent dat de aandoening vooral bij mannen voorkomt. Als beide X-chromosomen betrokken zijn, is er ook een kans dat de vrouw kleurenblind is. In dat laatste geval moet de vader kleurenblind zijn en de moeder draagster.

5.6 Chromosomale afwijkingen

Bij de reductiedeling kan wel eens iets misgaan, bijvoorbeeld één cel krijgt beide chromosomen van een paar, de andere cel krijgt dan geen enkel chromosoom van datzelfde paar. Maakt zo'n cel deel uit van een bevruchte eicel (*zygoot*), dan bevat de eicel geen twee, maar drie chromosomen of maar één chromosoom van het oorspronkelijke paar. Dit kan zowel voorkomen bij de gewone chromosomen als bij de geslachtschromosomen. Bij *trisomie* heeft een cel drie chromosomen van een bepaald type in plaats van twee. Vaak is zo'n zygoot niet levensvatbaar en eindigt de zwangerschap in een miskraam (spontane abortus). Als de zygoot niet sterft, zal de pasgeborene afwijkingen vertonen.

5.6.1 Trisomie

Trisomie van chromosoom 21 is een afwijking waarbij in de cellen één chromosoom te veel aanwezig is, namelijk geen twee, maar drie chromosomen nummer 21. Deze situatie doet zich voor bij het syndroom van Down. De patiënt is verstandelijk beperkt (*oligofreen*) en heeft vaak afwijkingen aan gezicht, oren, handen en voeten. Hartafwijkingen zoals een atriumseptumdefect (ASD) of ventrikelseptumdefect (VSD) komen ook regelmatig voor. Bij trisomie 21 bestaat er een sterk verhoogde kans op acute leukemie op de kinderleeftijd. Naast trisomie 21 is er ook trisomie 18 en trisomie 13. Ook die leiden tot verschillende aangeboren afwijkingen.

De kans op fouten tijdens de celdeling neemt toe met de leeftijd van de moeder. Daarom hebben oudere vrouwen die zwanger worden meer kans om een kind te krijgen met het downsyndroom. Bij vrouwen in de leeftijdsgroep 20-25 jaar is die kans kleiner dan 1 op 1.000. Bij vrouwen in de leeftijdsgroep 41-45 jaar is die kans gestegen naar 20 tot 61 op 1.000.

5.6.2 Syndroom van Klinefelter (XXY)

Bij dit beeld bevat de lichaamscel drie geslachtschromosomen, te weten X, X en Y. Dit is ook een vorm van trisomie. Het syndroom van Klinefelter komt pas tot uiting in de puberteit. Het uiterlijk is mannelijk, maar de testikels zijn onderontwikkeld (*hypoplastisch*) met weinig of geen zaadcelproductie. Wel is er een normale secundaire geslachtsbeharing.

5.6.3 Syndroom van Turner (XO)

De lichaamscel bevat nu maar één geslachtschromosoom, te weten een X. Een tweede X of Y ontbreekt dus. De uitwendige genitaliën zijn vrouwelijk, maar de gonaden zijn slecht ontwikkeld of afwezig. Vaak zijn er ook afwijkingen aan het skelet, hart of nieren.

5.7 Woordenlijst

In ▶ H. 1 zijn algemene regels voor de uitspraak van Latijnse woorden gegeven. In deze woordenlijst vind je nog extra aanwijzingen voor een juiste uitspraak:
- Een onderstreping betekent dat de klemtoon op de onderstreepte klinker ligt, bijvoorbeeld: erytrocyt.
- Een 'woord' tussen rechte haken geeft (bij benadering) de letterlijke uitspraak van de medische term, bijvoorbeeld: [eerietroosiet].

autosoom	– chromosoom dat geen geslachtschromosoom is
conceptie	– bevruchting, samensmelting van twee gameten [konsèpsie]
cystische fibrose	– taaislijmziekte [siestiese]
dominant	– overheersing van één gen over het andere
fenylketonurie (PKU)	– erfelijke stofwisselingsziekte die schadelijk is voor de hersenen [feenielkeetoonuurie]
gameten	– voortplantingscellen (zaadcel en eicel)
genmutatie	– verandering van een gen [gènmuutaatsie]
hemofilie	– bloedziekte
heterochromosoom	– geslachtschromosoom
heterozygoot	– met verschillende erfelijkheidsfactoren; situatie waarbij het organisme voor een bepaalde eigenschap twee verschillende kopieën van een gen heeft in een chromosomenpaar [ziegoot]

h**o**moz**y**g**oo**t	– met gelijke erfelijkheidsfactoren; situatie waarbij het organisme voor een bepaalde eigenschap twee identieke kopieën van een gen heeft in een chromosomenpaar [ziegoot]
hypoplas**ie**	– onvolkomen ontwikkeling [hiepooplaasie]
l**i**quor c**e**rebrospin**a**lis	– hersen- en ruggenmergvloeistof [liekwor seerebroospienaalis]
mei**o**se	– reductiedeling [mei-joose]
mut**a**tie	– verandering [muutaatsie]
oligofren**ie**	– verstandelijke beperking
recess**ie**f	– ondergeschiktheid van het ene gen aan het andere [reesèssief]
trisom**ie**	– drie van dezelfde chromosomen in de celkern
ziekte van Duch**e**nne	– zeer ernstige erfelijke spierziekte, alleen bij jongens [duusjènne]
z**y**g**oo**t	– bevruchte eicel, cel die ontstaat bij samensmelting van twee gameten [ziegoot]

■ Vragen en opdrachten

1. Wat is het verschil tussen autosomaal dominant en autosomaal recessief?
2. Kan een vrouw kleurenblind zijn? Verklaar je antwoord.
3. Als beide ouders heterozygoot zijn voor een autosomaal recessief gen, hoe groot is dan de kans dat hun kinderen de ziekte krijgen?
4. Noem enkele aandoeningen die het gevolg zijn van autosomale recessieve overerving.
5. Welke geslachtschromosomen bevatten de lichaamscellen van een patiënt met het syndroom van Klinefelter en hoe is het uiterlijk van deze persoon?

Specifieke pathologie

Inhoud

Hoofdstuk 6   Spijsverteringskanaal – 51

Hoofdstuk 7   Ademhalingsstelsel – 67

Hoofdstuk 8   Bloedsomloop – 81

Hoofdstuk 9   Bloed en bloedvormende organen – 99

Hoofdstuk 10   Nieren, urinewegen en mannelijke geslachtsorganen – 109

Hoofdstuk 11   Huid – 125

Hoofdstuk 12   Skelet – 137

Hoofdstuk 13   Spierstelsel – 155

Hoofdstuk 14   Zenuwstelsel – 165

Hoofdstuk 15   Hormoonstelsel – 183

Hoofdstuk 16   Zintuigen – 197

Hoofdstuk 17   Voortplanting – 213

Hoofdstuk 18   Psychisch functioneren – 231

Spijsverteringskanaal

6.1 Bouw en functie – 52

6.2 Ziekteverschijnselen – 52
6.2.1 Braken – 53
6.2.2 Pijn – 53
6.2.3 Veranderingen in de ontlasting – 53

6.3 Aandoeningen van het spijsverteringskanaal – 54
6.3.1 Aangeboren afwijkingen – 54
6.3.2 Ontstekingen – 54
6.3.3 Blindedarmonsteking (appendicitis) – 56
6.3.4 Tumoren – 56
6.3.5 Zweren – 57
6.3.6 Bloedingen in het darmkanaal – 57
6.3.7 Belemmering darmpassage – 58
6.3.8 Stoma – 59
6.3.9 Leverziekten – 59
6.3.10 Afwijkingen aan de galwegen – 60
6.3.11 Pancreasaandoeningen – 61
6.3.12 Ziekten van het buikvlies – 61

6.4 Woordenlijst – 62

© Bohn Stafleu van Loghum is een imprint van Springer Media B.V., onderdeel van Springer Nature 2021
G. H. Mellema, *Medische terminologie pathologie*, Basiswerk AG,
https://doi.org/10.1007/978-90-368-2576-4_6

6.1 Bouw en functie

De functie van het spijsverteringskanaal (*tractus digestivus*) is het voedsel dat via de mond in het lichaam komt zodanig bewerken en verteren, dat de bestanddelen uit het voedsel kunnen worden opgenomen in het bloed als brandstof, bouwstof of ondersteuning van de lichaamsfuncties.

Het spijsverteringskanaal bestaat uit (◘ fig. 6.1):
- mond en keelholte;
- slokdarm (*oesofagus*);
- maag (*gaster*);
- darmen (intestina).

Ook alvleesklier (*pancreas*), lever (*hepar*) en galblaas horen bij de tractus digestivus.

6.2 Ziekteverschijnselen

Bij aandoeningen van het spijsverteringskanaal kunnen algemene en specifieke ziekteverschijnselen optreden. Algemene ziekteverschijnselen die bij een aandoening van de tractus digestivus horen, zijn:
- misselijkheid (*nausea*);
- braken (*emesis* of *vomitus*)

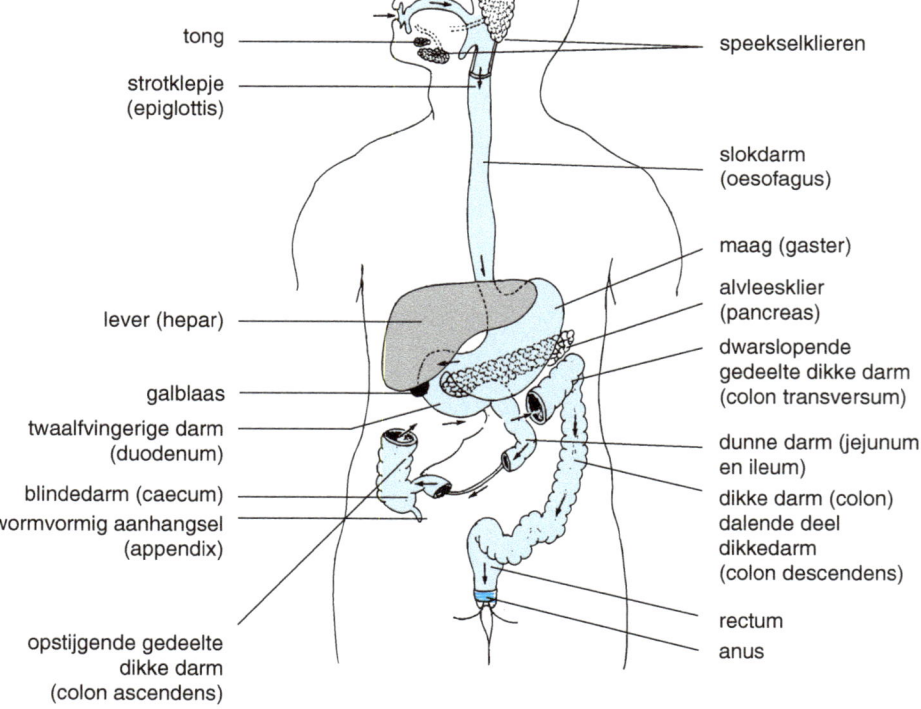

◘ **Figuur 6.1** Het spijsverteringskanaal

- gebrek aan eetlust (*anorexie*);
- slikklachten;
- pijn in het spijsverteringskanaal;
- buikloop (*diarree*);
- verstopping (*obstipatie*);
- opboeren (*ructus*);
- winderigheid (*flatulentie*);
- brandend maagzuur (*pyrosis*).

6.2.1 Braken

Braken is een antiperistaltische beweging, dat wil zeggen dat het voedsel de verkeerde kant wordt opgestuwd, richting mond in plaats van richting anus. Wanneer er sprake is van een aandoening van het maag-darmkanaal, wordt braken meestal voorafgegaan door misselijkheid. Het braaksel moet worden gecontroleerd op:
- bloed; het braaksel heeft dan een donkerrode tot zwarte kleur door de ontbindende invloed van maagsap op het bloed (*hematemesis*);
- gal (gele kleur); dit duidt erop dat het braaksel uit de twaalfvingerige darm (*duodenum*) afkomstig is.

6.2.2 Pijn

Pijn in het spijsverteringskanaal kan op diverse plaatsen in de buik zijn gelokaliseerd. Pijn is meestal een indicatie dat er wat aan de hand is. Voor een juiste diagnose is het van belang om de plaats van de pijn en de soort pijn te onderscheiden. We kennen bijvoorbeeld de *koliek*. Een koliek wordt veroorzaakt door sterke samentrekkingen (*contracties*) van glad spierweefsel van de darm of van de galafvoergang en kan wijzen op een afsluiting van bijvoorbeeld de darm of de galafvoergang. Een koliek wordt gekenmerkt door een pijn die in ernst op en neer gaat, maar nooit helemaal weg is, in combinatie met een sterke bewegingsdrang. Dit in tegenstelling tot een buikvliesontsteking (*peritonitis*), waarbij de pijn meestal constant is en de patiënt doodstil in bed ligt.

Pijn rechts onderin de buik kan wijzen op een ontsteking in het wormvormig aanhangsel van de blindedarm (*appendicitis*).

6.2.3 Veranderingen in de ontlasting

De ontlasting (*feces*) kan aanwijzingen geven voor een bepaalde aandoening:
- Diarree is een dunne, waterige ontlasting, enkele keren (meer dan vier keer) per dag. De oorzaak van diarree is meestal een darminfectie. Soms zijn er nog andere klachten, zoals koorts of buikpijn. Diarree is meestal onschuldig en verdwijnt vaak vanzelf na een paar dagen. Toch kan diarree gevaarlijk zijn doordat het lichaam in korte tijd veel vocht verliest. Er kan uitdroging (*dehydratie*) optreden, wat gevaarlijk is voor jonge kinderen en ouderen, maar ook voor mensen die al ernstig ziek zijn of weinig weerstand hebben. Als de ontlasting alleen wat minder vast is dan normaal, dan is dat geen diarree

- Zwarte ontlasting (*melena*) duidt op een bloeding in de maag of hoog in de darm.
- Rood bloed in of om de ontlasting wijst op een bloeding laag in de darm (*hemorroiden* = aambeien).
- Afwisselend diarree en harde ontlasting samen met bloed en/of slijm kunnen een aanwijzing zijn voor afwijkingen in het colon (prikkelbaredikkedarmsyndroom)
- Bij *obstipatie* (verstopping) komt de ontlasting minder vaak. (minder dan drie keer per week). Mogelijke klachten zijn buikpijn, buikkrampen, pijn bij de stoelgang (defecatie) en harde, droge ontlasting. Verstopping komt vaak door weinig drinken, te weinig vezels in de voeding en te weinig beweging. Obstipatie kan leiden tot persen en daardoor kunnen aambeien ontstaan. Soms ontstaat een scheurtje in het slijmvlies van de kringspier van de anus (*fissura ani*). Tijdens de ontlasting wordt dan een scherpe pijn gevoeld.
- Een beetje slijm bij de ontlasting is normaal en helpt om de ontlasting makkelijk en snel door de darm te vervoeren. Als er meer slijm bij de ontlasting zit, kan dit een symptoom zijn van een ontsteking of een chronische darmaandoening, zoals colitis ulcerosa en de ziekte van Crohn.

6.3 Aandoeningen van het spijsverteringskanaal

6.3.1 Aangeboren afwijkingen

We noemen hier de bekendste aangeboren afwijkingen:
- Lipspleet en/of gespleten gehemelte (*schisis*) (fig. 6.2).
- Ontbreken van de normale doorgankelijkheid van de slokdarm (*oesofagusatresie*).
- Een vernauwing of afsluiting van de maaguitgang (*pylorus, pylorushypertrofie*). Het voedsel kan door deze vernauwing (*stenose*) niet goed het darmkanaal bereiken en komt er via braken weer uit. Dit gaat vaak met een grote boog: het zogenoemde projectielbraken.
- Slechte, vernauwde of niet-aangelegde stukken darm, waardoor het voedsel zijn weg nauwelijks of niet kan vervolgen. De ziekte van Hirschsprung (megacolon congenitum) is hier een voorbeeld van. In het sigmoïd (s-vormige laatste deel van de dikke darm) ontbreken zenuwcellen. Daardoor is er geen peristaltiek mogelijk en ontstaan er problemen bij de defecatie.
- Malabsorptiesyndroom. Bij dit syndroom zijn er afwijkingen in de darmen met als gevolg een opnamestoornis van een of meer essentiële voedselbestanddelen. Voorbeelden hiervan zijn glutenovergevoeligheid (*coeliakie*) of vetontlasting (*steatorroe*). Coeliakie wordt veroorzaakt door een abnormale gevoeligheid van het dunnedarmslijmvlies voor gluten, waardoor darmvlokken verdwijnen. Waarschijnlijk wordt coeliakie veroorzaakt door een combinatie van genetische (erfelijke) en omgevingsfactoren.

6.3.2 Ontstekingen

Het slijmvlies van de slokdarm kan door bijvoorbeeld heet, koud of scherp gekruid voedsel, maar ook door terugloop van de maaginhoud (*reflux*) ontstoken raken. Er is dan een ontsteking van de slokdarm (*oesofagitis*) ontstaan.

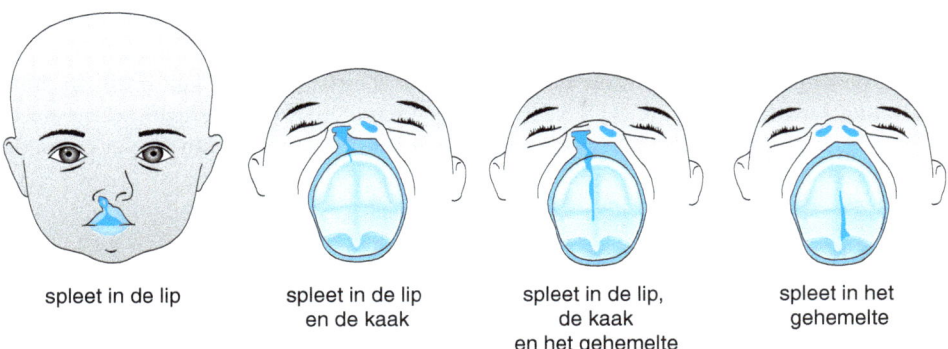

| spleet in de lip | spleet in de lip en de kaak | spleet in de lip, de kaak en het gehemelte | spleet in het gehemelte |

Figuur 6.2 Schisis

Het maagslijmvlies kan geïrriteerd en ontstoken raken door bijvoorbeeld het eten van bedorven voedsel of het voortdurend drinken van alcohol.

Vaak komen maagontsteking (*gastritis*) en darmontsteking (*enteritis*) gecombineerd voor: *gastro-enteritis*. Gastro-enteritis is een ontsteking van het slijmvlies van maag, dunne darm en/of dikke darm. De meeste gevallen zijn besmettelijk, omdat de oorzaak een virus, een bacterie of een parasiet is. Gastritis uit zich door misselijkheid (*nausea*), braken (*emesis*), opboeren (*ructus*), gebrek aan eetlust (*anorexie*) en brandend maagzuur (*pyrosis*).

Enteritis heeft vaak dezelfde oorzaken als gastritis. De verschijnselen zijn diarree, braken, misselijkheid en krampen in de buik.

Bij paratyfus zijn deze verschijnselen veel heftiger. Door de hevige diarree ontstaat gevaar voor uitdroging van het lichaam, de bijkomende koorts werkt dat nog verder in de hand. Paratyfus wordt veroorzaakt door een salmonellabacil.

De ziekte van Crohn (*enteritis regionalis*) is een chronische ontsteking van het spijsverteringskanaal. Bij deze ziekte is er sprake van een ontsteking die zich uit kan breiden tot diep in de darmwand. Kenmerkend is dat gezonde en zieke stukken darm elkaar afwisselen. Er kunnen ontstekingen voorkomen in het hele spijsverteringskanaal, van de mond tot aan de anus, maar meestal zitten de ontstekingen voornamelijk op verschillende plekken in de dunne darm.

In het colon kan een *colitis ulcerosa* ontstaan. De symptomen van deze ziekte lijken veel op die van de ziekte van Crohn. Bij colitis ulcerosa vormen zich veel kleine zweertjes (ulcera) in de darmwand, die diarree veroorzaken, vermengd met bloed en slijm. Het belangrijkste symptoom is de frequente, hevige en vaak pijnlijke aandrang tot ontlasten (*defecatie*). Deze chronische kwaal geeft op den duur ook afwijkingen, zoals bloedarmoede (*anemie*) en vermagering. Door de slechte werking van het colon kan er, evenals bij de ziekte van Crohn, een gebrek optreden aan verschillende belangrijke stoffen in het lichaam. Beide aandoeningen noemt men ook wel een *inflammatory bowel disease* (IBD). Niet te verwarren met het *irritable bowel syndrome* (IBS), dat niet het gevolg is van een ontsteking. IBD en IBS zijn twee heel verschillende aandoeningen.

IBS is een gevolg van een functionele stoornis van de darm, wat betekent dat het geen duidelijk aanwijsbare oorzaak heeft. Het staat ook wel bekend als spastische colon of prikkelbaredarmsyndroom (PDS). Bij IBD kunnen ook afwijkingen buiten de tractus digestivus voorkomen, zoals oogafwijkingen, gewrichtspijn en ernstige vermoeidheid, wat bij IBS niet het geval is.

In de wand van oesofagus of colon kunnen zich uitstulpingen (*divertikels*) voordoen. Wanneer deze ontsteken, noemt men dit *diverticulitis*.

Bij proctitis is het laatste stuk van de dikke darm ontstoken. Dit kan ontstaan door bestraling, langdurig gebruik van laxeermiddelen (zetpillen), het inbrengen van vreemde voorwerpen in de anus (zoals seksspeeltjes), anale seks of de ziekte van Crohn of colitis ulcerosa.

6.3.3 Blindedarmonsteking (appendicitis)

Blindedarmontsteking (*appendicitis*) is een ontsteking van het wormvormig aanhangsel, de appendix, en niet van de blindedarm (caecum). De Nederlandse benaming is dus eigenlijk fout gekozen.

Een acute ontsteking van de appendix wordt gekenmerkt door de volgende symptomen:
- buikpijn, vaak rechtsonder in de buik gelokaliseerd, drukpijn en/of loslaatpijn op het zogenoemde drukpunt van McBurney. Dit punt ligt op een derde van de afstand tussen de bekkenkam (crista iliaca) en de navel;
- matige koorts;
- misselijkheid en braken.

Wanneer de ontsteking zich uitbreidt, kan de ontstoken appendix doorbreken naar de buikholte (perforeren) en kan zich een buikvliesontsteking (*peritonitis*) ontwikkelen met heftige verschijnselen. Een belangrijk symptoom van peritonitis is de plankharde buik, ook wel *défense musculaire* genoemd.

Wanneer de ontsteking minder snel op gang komt, kan de appendix verkleven met darmlissen en een met vet gevulde plooi van het buikvlies, die als een soort deken aan de voorzijde over de darmen hangt (omentum majus). Door het verkleven wordt de appendix ingekapseld en wordt het perforeren van de appendix vertraagd of zelfs voorkomen. Er is dan een *appendiculair infiltraat* ontstaan. Een infiltraat is een stuk weefsel dat door een ontsteking gezwollen is en veel leukocyten bevat. Als er een infiltraat is, kan dit bij lichamelijk onderzoek als weerstand in de rechteronderbuik worden gevoeld. Meestal moet dit eerst tot rust komen voordat er geopereerd kan worden.

6.3.4 Tumoren

Tumoren in het spijsverteringskanaal gaan uit van het epitheelweefsel. Het zijn dus carcinomen. Ze worden meestal pas laat ontdekt doordat ze in het begin weinig alarmerende verschijnselen geven.

De symptomen zijn vaak:
- vage buikklachten;
- anorexie;
- moeheid;
- vermagering;
- anemie.

Bij het maagcarcinoom komen er vaak pas laat klachten. Dit komt onder meer doordat de maag een groot orgaan is, zodat een tumor grote afmetingen kan bereiken voordat er klachten ontstaan. In het begin zijn er vaak klachten als vage pijn in de (boven)buik, snel een vol gevoel, eten dat niet goed valt, braken, afvallen zonder duidelijke oorzaak, slap gevoel, bleek uiterlijk, snelle vermoeidheid (door bloedarmoede) en pikzwarte ontlasting. Verder kan opgeven van bloed of voedsel als gevolg van afsluiting van de maaguitgang, duiden op maagkanker.

Wanneer het carcinoom zich in het colon of rectum bevindt, komen bij genoemde symptomen nog onregelmatige defecatie, diarree en obstipatie, pijnlijke aandrang bij defecatie, feces gemengd met bloed en pus voor. Ook hier is sprake van een langzaam verergerend ziektebeeld. Wanneer een tumor een bloeding veroorzaakt, zie je dit bloed in de ontlasting. Bij tumoren hoog in het spijsverteringskanaal (maag, dunne darm) is de ontlasting meestal pikzwart gekleurd (*melena*). Dat komt doordat het bloed door de spijsverteringssappen is afgebroken. Lager in de darm, zoals in colon en sigmoïd, is het bloed als zodanig herkenbaar, al dan niet gemengd met de feces.

6.3.5 Zweren

Zweren in het spijsverteringskanaal komen met name voor in de maag (*ulcus ventriculi*) en in de twaalfvingerige darm (*ulcus duodeni*). De zweren ontstaan door een aantasting van het maagslijmvlies. Daardoor kan er een hevige bloeding ontstaan. Dit kan leiden tot bloedbraken (*hematemesis*) en pikzwarte ontlasting (*melena*).

De oorzaken van een ulcus kunnen verschillend zijn, onder andere pijnstillers (NSAID's) en prednison. Bekend is ook dat de bacterie *Helicobacter pylori* een maagzweer kan veroorzaken.

Verschijnselen van een ulcus ventriculi of duodeni zijn:
- zuurbranden (*pyrosis*);
- pijn in maagstreek/bovenbuik;
- misselijkheid (*nausea*);
- opboeren (*ructus*).

Een ernstige complicatie is de maagperforatie, waardoor de maaginhoud in de buikholte terecht kan komen. Hierdoor ontstaat een levensbedreigende situatie.

6.3.6 Bloedingen in het darmkanaal

Oesofagusvarices

Deze spataders (*varices*) in de slokdarm ontstaan meestal bij portale hypertensie. Dit is een abnormaal hoge bloeddruk in de poortader, de grote ader die bloed van de darm naar de lever voert. Het is de meest voorkomende complicatie van een ernstige leveraandoening: levercirrose (zie hierna). Het bloed stroomt dan moeilijk door de verbindweefselde lever en volgt dan de weg van de minste weerstand. Het bloed komt uiteindelijk in de aders van de oesofagus terecht. Deze zetten daardoor uit, waardoor varices ontstaan (fig. 6.3). Als zo'n spatader (*varix*) barst, kan een levensbedreigende bloeding ontstaan.

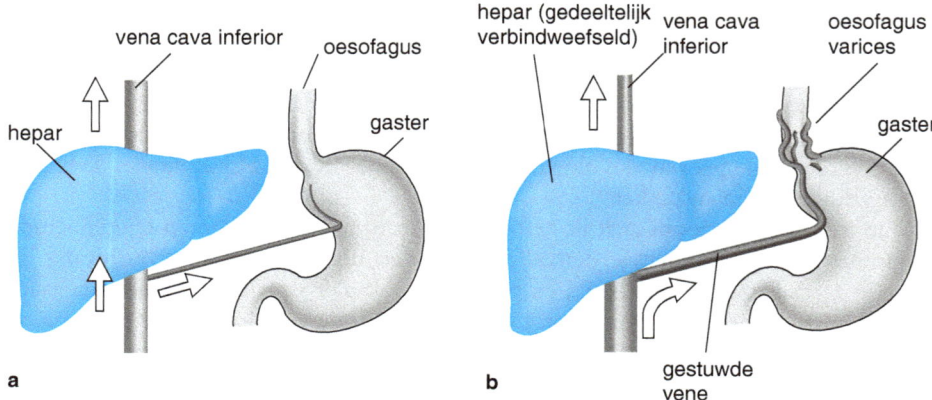

◻ **Figuur 6.3** (a) Oesofagus, normale situatie. (b) Oesofagusvarices, toestand bij levercirrose

Maagbloeding

Wanneer een maagzweer de wand van een bloedvat heeft aangetast, kan een forse, soms zelfs arteriële, bloeding optreden, gevolgd door massaal bloedbraken (*hematemesis*) en pikzwarte ontlasting (*melena*).

Aambeien

Aambeien (*hemorroïden*) zijn bloedvaatjes rondom de anus die door veelvuldig persen op het toilet uitzetten en ten slotte kunnen barsten, waardoor rood bloedverlies met de ontlasting voorkomt. Omdat de bloeding heel laag in het darmkanaal gelokaliseerd is, is het bloed helderrood en zal het niet met de feces zijn vermengd.

Tumoren

Bloedingen uit het distale deel van het darmkanaal zijn verdacht voor bloedende tumoren. Bij colontumoren zal het bloed meestal vermengd zijn met de ontlasting. Bij rectumtumoren is het bloed gescheiden van de feces en nog rood van kleur. Naarmate de bloedingen hoger in het spijsverteringskanaal zijn gelegen, wordt het vrijgekomen bloed meer afgebroken, krijgt het een zwarte kleur en wordt het vermengd met de ontlasting.

6.3.7 Belemmering darmpassage

De darminhoud wordt door peristaltische bewegingen voortgestuwd en gekneed. Wanneer deze peristaltiek niet meer optreedt, zal de darminhoud stil komen te liggen in de darm. Ook een tumor kan ervoor zorgen dat de darminhoud niet meer wordt voortgestuwd. Een belemmering van de darmpassage noemt men een *ileus*. Het gevolg van de afsluiting is afhankelijk van de plaats waar de verstopping zich voordoet.

Bij een hoge ileus (afsluiting hoog in de darm) zal de darminhoud meestal worden uitgebraakt. Men spreekt hier van fecaal braken. Fecaal, omdat de vertering van het voedsel al vergevorderd is. Bij een lage ileus is de buik opgezet door uitzetting van de darmen. Er is geen productie van ontlasting of gassen.

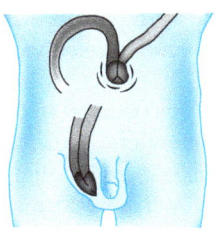 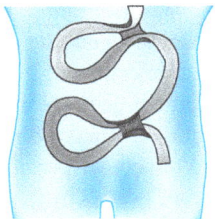 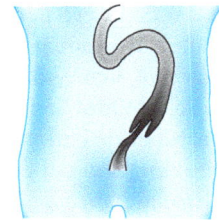 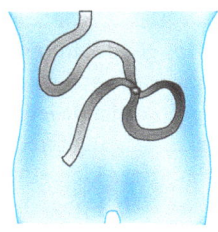

| een beklemde breuk in de buikwand (hernia incarcerata) | afsluiting door verklevingen (adhesies) | een stuk darm schuift in een ander stuk (invaginatie) | een draaiing van de darm (volvulus) |

Figuur 6.4 Mogelijke oorzaken van een mechanische ileus

Soorten ileus

Bij een *mechanische* (of *obstructieve*) ileus (fig. 6.4) is er een afsluiting door een verstopping (bijvoorbeeld door een tumor of door ernstige obstipatie) of door bindweefselstrengen en/of verklevingen (*adhesies*) van een in het verleden doorgemaakte ontsteking of operatie.

Een *dynamische* of *paralytische* ileus is een gevolg van een verlamming van de darmspieren. Dit komt na een buikoperatie wel voor. Ook komt het voor bij een buikvliesontsteking of na een bevalling.

6.3.8 Stoma

Soms kan het nodig zijn om bij pathologie van ileum of colon te opereren. Regelmatig wordt dan een *stoma* aangelegd, een kunstmatige verbinding tussen de darmen en de buitenwereld. Een colostoma is een opening naar de buitenwereld vanuit het colon, een ileostoma is een opening vanuit het ileum. Een ileostoma wordt meestal aangelegd na een totale verwijdering van de hele dikke darm (*colectomie*).

6.3.9 Leverziekten

Ontstekingen van de lever

Leverontsteking of hepatitis kan worden veroorzaakt door virussen. De bekendste vormen zijn:
- hepatitis A (*hepatitis infectiosa* of ook wel *hepatitis epidemica*);
- hepatitis B (*serumhepatitis*);
- hepatitis C.

Daarnaast zijn er nog andere hepatitisvirussen, die verschillen in moleculaire en antigene eigenschappen. Zij veroorzaken allemaal vergelijkbare verschijnselen, die kunnen variëren van asymptomatisch en sluimerend verlopend tot heftige, soms dodelijke, acute infecties. De ontsteking tast de levercellen aan, waardoor ze opzwellen en hun taak niet meer goed kunnen vervullen. De patiënt zal bepaalde algemene ziekteverschijnselen vertonen, zoals malaise, hoofdpijn, lichte koorts, slechte eetlust.

Doordat de levercellen slecht functioneren, komt er geen (of minder) galkleurstof in de galafvoergang terecht, waardoor de ontlasting ontkleurd raakt. Bij de patiënt met hepatitis komt deze kleurstof (bilirubine) dan in het bloed terecht (*hyperbilirubinemie*) en de slijmvliezen, het oogwit en de huid zullen geel kleuren: geelzucht (*icterus*). Men spreekt hier ook wel van een intrahepatische icterus, omdat de oorzaak in de lever ligt. De galkleurstof verlaat voor een deel het lichaam via de urine, die dan ook donker is getint.

Hepatitis A komt vooral voor bij kinderen en jongvolwassenen. De overdracht is via de fecaal-orale weg. Het is over het algemeen een minder ernstige vorm van hepatitis.

Hepatitis B, de serumhepatitis, ontstaat door overbrengen van besmet bloed. Dit kan gebeuren via een injectienaald, of een bloedtransfusie. Hepatitis B kan ook worden overgedragen door seksueel contact. De verschijnselen lijken veel op die van hepatitis A. Het bloed van bloeddonoren wordt getest op alle vormen van hepatitis om elk risico bij het toedienen van besmet bloed te voorkomen.

Hepatitis C lijkt op hepatitis B.

Levercirrose

Levercirrose wordt veroorzaakt door beschadiging van de levercellen, waardoor littekens ontstaan en er bindweefsel wordt gevormd. Levercirrose wordt vooral veroorzaakt door:
— chronische hepatitis;
— langdurig te hoog alcoholgebruik.

De afwijking ontstaat erg traag omdat de lever een grote reservecapaciteit heeft. De eerste verschijnselen zijn vaag: slechte eetlust, vermoeidheid, malaise en een lichte icterus. Door het verlies van levercellen ontstaan uiteindelijk leverfunctiestoornissen. De lever kan dan zijn ontgiftende taak niet meer goed uitvoeren. Giftige stoffen in bijvoorbeeld medicijnen en alcohol worden dan niet voldoende afgebroken en hopen zich op. Bij leverfunctiestoornissen kan de lever ook minder stollingsfactoren aanmaken, waardoor er spontane bloedingen kunnen optreden.

De beschadiging van de lever veroorzaakt uiteindelijk bindweefselwoekering. De lever verschrompelt en daardoor wordt de bloeddoorstroming belemmerd. De toevoerende bloedvaten lopen vol en zetten uit (zie ▶ par. 6.3.6). Er kunnen heftige bloedingen ontstaan uit de oesofagusvarices (◘ fig. 6.3). Die bloedingen kunnen nog eens worden versterkt door de eerder genoemde verminderde aanmaak van stollingsfactoren.

Door levercirrose ontstaat er verder stuwing van het bloed in de vaten die van de darmen naar de lever lopen. Dit leidt tot ophoping van vocht in de buikholte (*ascites*).

6.3.10 Afwijkingen aan de galwegen

Bij *cholelithiasis* zijn er galstenen aanwezig in de galblaas en/of de galwegen. Deze galstenen ontstaan door samenklontering van verschillende bestanddelen die in de gal voorkomen, zoals bilirubine, galzouten en cholesterol. Galstenen vormen zich meestal in de galblaas. Stenen die in de galblaas blijven, geven meestal geen klachten. Komen ze echter in de galwegen terecht, dan kunnen ze die afsluiten. Ook kunnen galstenen de wanden van de galwegen of galblaas irriteren, zodat er een galblaasontsteking (*cholecystitis*) ontstaat.

In een poging om de scherpe steentjes te lozen, trekt de galweg zich peristaltisch samen en er ontstaan hevige pijnaanvallen (galsteenkolieken). Tijdens deze koliekaanvallen is de patiënt vaak erg onrustig en braakt hij meestal.

Bij afsluiting van de galweg door stenen treedt een belemmering van de galafvoer op. Dit leidt tot stuwing van de lever en een posthepatische icterus: de bilirubine kan niet uitgescheiden worden, hoopt zich op en leidt tot een verhoogd bilirubinegehalte in het bloed (hyperbilirubinemie).

6.3.11 Pancreasaandoeningen

Suikerziekte (diabetes mellitus)

De belangrijkste aandoening van de alvleesklier (*pancreas*) is zonder twijfel suikerziekte (*diabetes mellitus*). Hierbij is de vorming van insuline door de eilandjes van Langerhans verminderd. Diabetes Mellitus (vaak afgekort tot DM) wordt in ▶ par. 15.6 verder uitgewerkt.

Alvleesklierontsteking

Alvleesklierontsteking (*pancreatitis*) is een ontsteking van de pancreas. Eén van de belangrijkste oorzaken is overmatig alcoholgebruik. Het is een acute, levensbedreigende ziekte met vaak ernstige ziekteverschijnselen (pijn, shock en zelfvertering van de pancreas).

Pancreaskopcarcinoom

Het pancreaskopcarcinoom is een sluipende tumor die pas (te) laat duidelijke verschijnselen geeft. Het begint meestal met een pijnloze icterus. Doordat de pancreaskoptumor de galafvoergang dichtdrukt, kan er een obstructie-icterus ontstaan, waardoor er stuwing van de galblaas en de lever optreedt. Door de leverstuwing kunnen ernstige leverfunctiestoornissen ontstaan.

6.3.12 Ziekten van het buikvlies

Ziekten van het buikvlies (*peritoneum*) zijn te verdelen in verschillende soorten afwijkingen.

Buikvliesontsteking

Buikvliesontsteking (*peritonitis*) wordt meestal veroorzaakt door het ontstaan van een opening in de darmwand of maagwand (*perforatie*), of door een abces, bijvoorbeeld bij een appendicitis. Hierdoor komt er darminhoud of ontstekingsmateriaal in de buikholte, raakt het peritoneum geprikkeld en ontstaat er een ernstige en erg pijnlijke situatie voor de patiënt.

De verschijnselen zijn:
- misselijkheid en braken;
- koorts;
- hevige pijn in de buik;
- de patiënt ligt doodstil in bed;

- harde buikwand (*défense musculaire*);
- bij uitblijven van de behandeling: shock.

Tumormetastasen

Als metastasen van tumoren zich in het peritoneum nestelen, ontstaan peritonitisachtige verschijnselen. Er is een peritonitis carcinomatosa ontstaan. Dit is een aandoening met een ongeneeslijk vooruitzicht (*infauste prognose*).

Ascites

Ascites is vochtophoping in de vrije buikholte. De vochtophoping kan worden veroorzaakt door peritonitis, tumormetastasen in de buikholte of door leverafwijkingen.

Hernia

Het peritoneum dat door de buikwand uitstulpt, noemen we een breuk of *hernia*. Vaak zit in een dergelijke uitstulping ook een stukje darm. De bekendste plaatsen waar een hernia kan optreden zijn:
- in de navel (*hernia umbilicalis*);
- op de plaats waar de oesofagus door het middenrif komt (*hernia diaphragmatica*);
- in de lies (*hernia inguinalis* en *hernia femoralis*);
- in een litteken in de buikwand (*hernia cicatricialis*).

De breuken kunnen al of niet worden teruggeduwd (*gereponeerd*), bijvoorbeeld liesbreuken. Is reponeren niet mogelijk, dan spreken we van een irreponibele hernia. De breuk die beklemd raakt, noemen we een *hernia incarcerata* (fig. 6.4).

6.4 Woordenlijst

In H. 1 zijn algemene regels voor de uitspraak van Latijnse woorden gegeven. In deze woordenlijst vind je nog extra aanwijzingen voor een juiste uitspraak:
- Een onderstreping betekent dat de klemtoon op de onderstreepte klinker ligt, bijvoorbeeld: erytrocyt.
- Een 'woord' tussen rechte haken geeft (bij benadering) de letterlijke uitspraak van de medische term, bijvoorbeeld: [eerietroosiet].

abces	– etterbuil; aanwezigheid van pus in een tevoren niet bestaande holte in het lichaam [absès]
adhesie	– verkleving
anemie	– bloedarmoede
anorexie	– gebrek aan eetlust [anoorèksie]
appendicitis	– ontsteking van het wormvormig aanhangsel [appèndiesietis]
appendiculair infiltraat	– lokale ontsteking om een ontstoken appendix [appèndiekuulèr]
ascites	– vochtophoping in de buikholte [assietès]
bilirubine	– galkleurstof, afbraakproduct van hemoglobine
cholecystitis	– ontsteking van de galblaas [goolesiestietis]

6.4 · Woordenlijst

cholelithiasis	– aanwezigheid van galstenen in galblaas en/of galwegen [goolelietiejaasis]
coeliakie	– glutenovergevoeligheid [seu-lieaa-kie]
colectomie	– verwijdering van de hele dikke darm [koolèktoomie]
colitis ulcerosa	– ontsteking van de wand van het colon met vorming van zweren [koolietis ulseroosaa]
contractie	– samentrekking [kontraksie]
defecatie	– stoelgang, het afgeven van ontlasting [deefeekaatsie]
défense musculaire	– spierverzet, reflexmatige contractietoestand van de buikspieren bij prikkeling van het buikvlies [deefans muuskuulèr]
dehydratie	– uitdroging [deehiedraatsie]
diabetes mellitus	– suikerziekte
diarree	– buikloop; dunne, frequente ontlasting
diverticulitis	– ontsteking van een uitstulping van dikke darm of slokdarm [dievèrtiekuulietis]
drukpunt van McBurney	– plaats waar pijn wordt gevoeld bij een appendicitis (op een derde van de afstand tussen de crista iliaca (bekkenkam) en de navel rechts)
dysenterie	– ziekte die gepaard gaat met ontsteking van de dikke darm, de lozing van bloed en slijm, en diarree [diesènterie]
emesis	– braken (ook: vomitus)
enteritis regionalis	– hardnekkige ontsteking van het darmslijmvlies (ziekte van Crohn)
feces	– ontlasting [feesès]
fissura ani	– scheurtje in het slijmvlies van de kringspier van de anus
flatulentie	– winderigheid; ophoping van gas
flatus	– wind, lozing van darmgas
gastritis	– maagontsteking
gastro-enteritis	– ontsteking van de mucosa van maag, dunne darm en/of dikke darm
hematemesis	– bloedbraken [heemaateemeesis]
hemorroïden	– aambeien [heemorroo-ieden]
hepatitis A, B, C	– soorten leverontsteking, veroorzaakt door verschillende virussen (A, B, C)
hernia	– breuk
hernia cicatricalis	– littekenbreuk [siekaatriekaalis]
hernia diafragmatica	– middenrifsbreuk [diejaafragmaatiekaa]
hernia femoralis	– dijbreuk
hernia incarcerata	– beklemde breuk [inkarseeraataa]
hernia inguinalis	– liesbreuk, uitstulping van het peritoneum door een zwakke plek in de buikwand, al of niet met een buikorgaan als inhoud [ingwienaalis]
hernia umbilicalis	– navelbreuk [umbieliekaalis]
hyperbilirubinemie	– te hoog gehalte aan bilirubine in het bloed
icterus	– geelzucht [ikterus]

ileus	– belemmering van de darmpassage [ielejus]
infiltraat	– stuk weefsel dat door een ontsteking gezwollen is en veel leucocyten bevat
koliek	– aanval van heftige pijn in de buik door een kramptoestand van glad spierweefsel, gaat vaak gepaard met bewegingsdrang
levercirrose	– verschrompeling van de lever, veroorzaakt door de vorming van bindweefsel na afbraak van levercellen [sirroose]
levermetastase	– uitzaaiing van een maligne proces in de lever
mechanische ileus	– belemmering van de darmpassage door verstopping of afsnoering [ielejus]
melena	– pikzwarte ontlasting die (afbraakproducten van) bloed bevat
nausea	– misselijkheid [nauseejaa]
obstipatie	– verstopping (trage ontlasting) [opstiepaatsie]
oesofagitis	– ontsteking van de slokdarm [eusoofaagietis]
pancreascarcinoom	– maligne tumor van de pancreas [pankreejaskarsienoom]
pancreatitis	– ontsteking van de pancreas [pankreejaatietis]
paralytische ileus	– belemmering van de darmpassage door verlamming van de spieren in de darmwand [paaraalietiese ielejus]
paratyfus	– bacteriële darminfectie [paaraatiefus]
perforatie	– het ontstaan van een opening in een hol orgaan
peristaltiek	– voortschrijdende samentrekkingen van maag- en darmwand
peritonitis	– buikvliesontsteking
pylorushypertrofie	– vernauwing van de maaguitgang [pielorushiepertroofie]
pyrosis	– zuurbranden, brandend maagzuur [pieroosis]
reflux	– terugvloeiing [reefluks]
reponeren	– weer op zijn plaats zetten, bijvoorbeeld het terugduwen van de inhoud van een breukzak of een schouder die uit de kom is
ructus	– opboeren [ruktus]
schisis	– splijting (van lip of gehemelte) [sgiesis]
serumhepatitis	– leverontsteking, hepatitis B
spastisch colon	– prikkelbare darmsyndroom, IBS, kramptoestand van het colon, vaak veroorzaakt door psychogene factoren [koolon]
stenose	– vernauwing
stoma	– onnatuurlijke opening die een lichaamsholte met de buitenwereld verbindt
ulcus	– zweer (meervoud: ulcera); oppervlakteweefseldefect [ulkus]
ulcus duodeni	– zweer in de wand van de twaalfvingerige darm [ulkus duuwoodeenie]
ulcus ventriculi	– maagzweer [ulkus vèntriekuulie]
varices	– spataders (enkelvoud: varix) [vaariesès]
ziekte van Crohn	– hardnekkige ontsteking van het darmslijmvlies (enteritis regionalis) [Kroon]

6.4 · Woordenlijst

- **Vragen en opdrachten**
  1. Noem een paar algemene symptomen die passen bij afwijkingen in de tractus digestivus en verklaar ze.
  2. Bij welke afwijkingen in het spijsverteringskanaal kun je bloed in de ontlasting vaststellen? Wanneer is dit bloed met het blote oog te zien?
  3. Welke verschijnselen kun je verwachten bij een patiënt met een coloncarcinoom?
  4. Noem oorzaken waardoor het voedsel wordt geremd of tegengehouden bij de passage door het spijsverteringskanaal.
  5. Noem enkele ontstekingen in het spijsverteringskanaal.
  6. Noem enkele leverziekten met hun symptomen.
  7. Welke complicatie kan zich voordoen wanneer de maag- of darminhoud in de buikholte terechtkomt? Welke verschijnselen doen zich hierbij voor?
  8. Wat is een hernia? Waar kan die zich voordoen? Welke gevaren kan een hernia opleveren?
  9. Noem een aandoening waarbij er een abnormale gevoeligheid voor gluten bestaat.
  10. Wat zijn de verschillen tussen IBD en IBS?
  11. Noem twee oorzaken van peritonitis. Beschrijf wat de symptomen van een peritonitis zijn.

Ademhalingsstelsel

7.1 Bouw en functie – 68

7.2 Ziekteverschijnselen – 68

7.3 Aandoeningen van het ademhalingsstelsel – 70
7.3.1 Aangeboren afwijkingen – 70
7.3.2 Ontstekingen – 70
7.3.3 COPD – 74
7.3.4 Astma bronchiale – 75
7.3.5 Hyperventilatie – 76
7.3.6 Bronchuscarcinoom – 76
7.3.7 Pneumothorax – 77

7.4 Woordenlijst – 77

© Bohn Stafleu van Loghum is een imprint van Springer Media B.V., onderdeel van Springer Nature 2021
G. H. Mellema, *Medische terminologie pathologie*, Basiswerk AG,
https://doi.org/10.1007/978-90-368-2576-4_7

7.1 Bouw en functie

Het ademhalingsstelsel (tractus respiratorius) bestaat uit achtereenvolgens neus, keelholte (*farynx*), strottenhoofd (*larynx*), luchtpijp (trachea) en hoofdbronchi. De twee hoofdbronchi vertakken zich in steeds kleinere luchtwegen (bronchioli) en eindigen in de longblaasjes (*alveoli*). De twee hoofdbronchi komen samen met de aan- en afvoerende bloedvaten via de zogenoemde longhili in de longen (*pulmones*). De longen zijn omgeven door twee borstvliezen, de pleurabladen: de pleura parietalis en de pleura visceralis (◘ fig. 7.1 en 7.2). In de longen wordt zuurstof vanuit de alveoli uitgewisseld met koolzuurgas vanuit het bloed.

7.2 Ziekteverschijnselen

Symptomen die karakteristiek zijn voor aandoeningen van het ademhalingsstelsel zijn:
- niezen;
- hoesten;
- slijm (*sputum*) opgeven door vochtafscheiding in de bronchuswand;

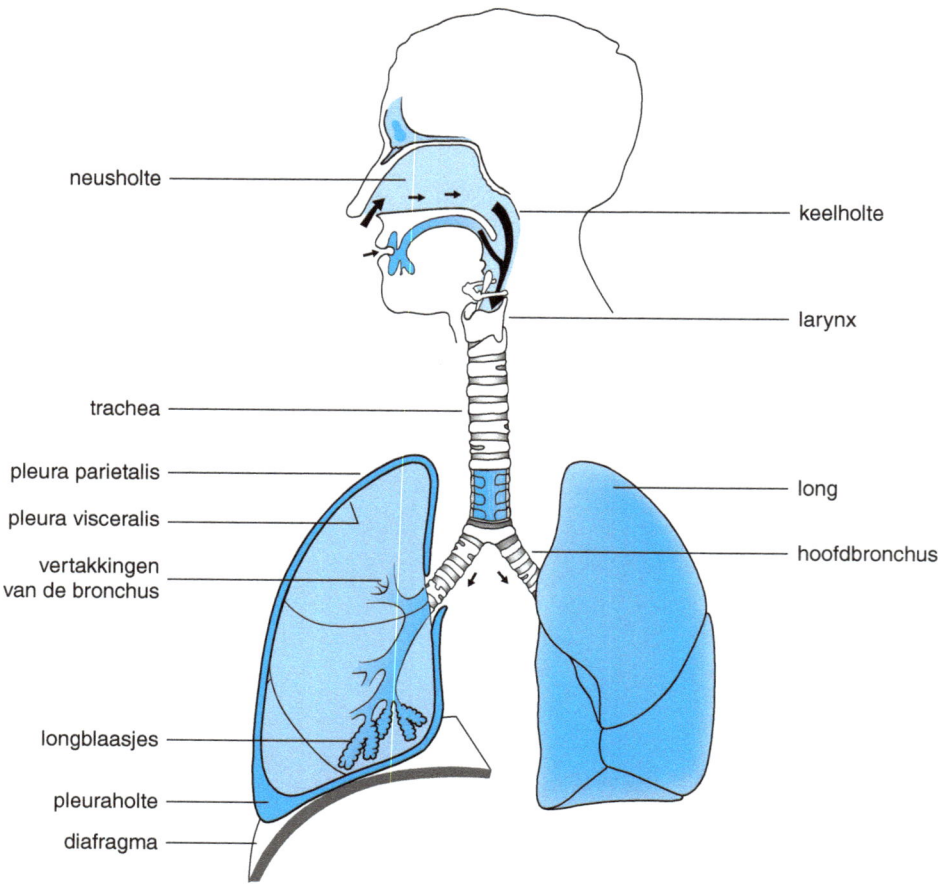

◘ **Figuur 7.1** De luchtwegen

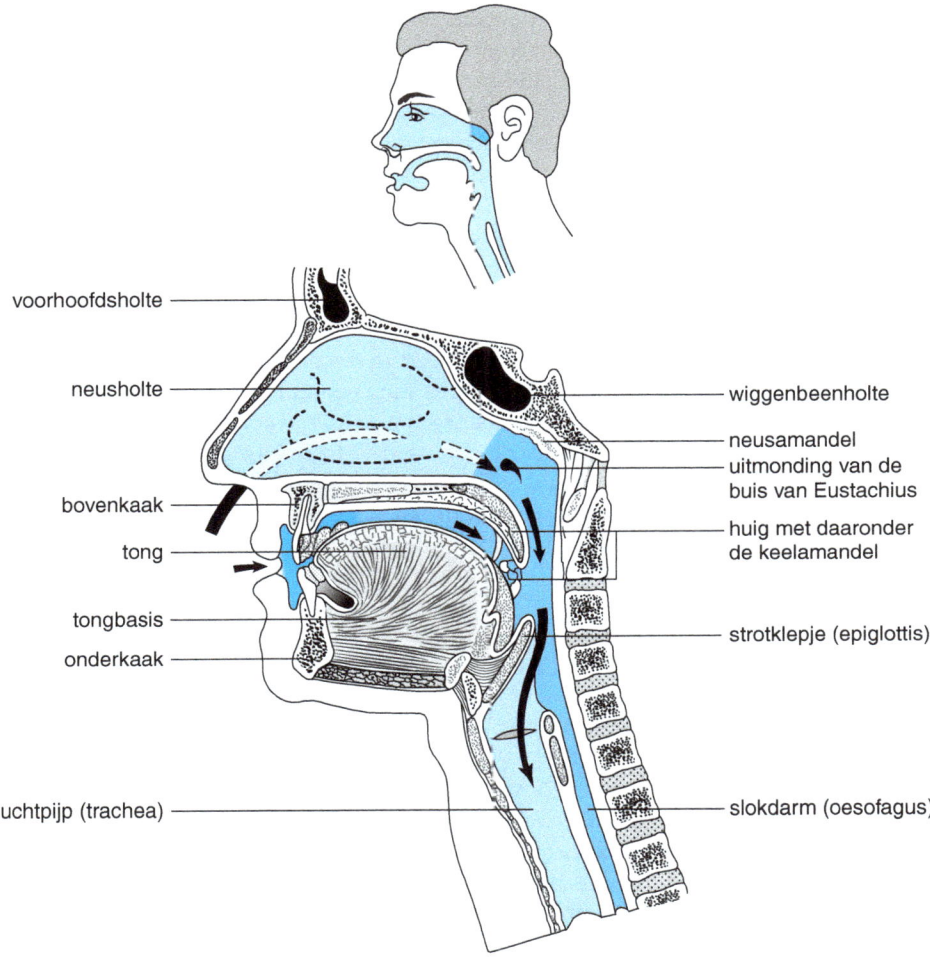

Figuur 7.2 De bovenste luchtwegen

- kortademigheid (*dyspneu*) door verminderde uitwisseling van zuurstof en koolzuurgas in de alveoli; gaat vaak gepaard met onrust en angst;
- blauwe huid (*cyanose*), door slechte verzadiging van het bloed met zuurstof van de erytrocyten;
- pijn op de borst, vastzittend aan de ademhaling;
- bloed ophoesten (*hemoptoë*).

Bij aandoeningen van de longen worden de longen beluisterd (geausculteerd) om de aard en de ernst van de afwijking vast te stellen. Hierbij kunnen verschillende soorten geluiden worden gehoord. Ook kunnen de snelheid en de diepte van de ademhaling worden geobserveerd. Zo kan bijvoorbeeld worden vastgesteld of er sprake is van een verlengde uitademingsfase (verlengd *expirium*). De longgeluiden zijn grofweg in te delen in vijf categorieën:

- Piepen. Vernauwde luchtwegen produceren hoge geluiden. Een piepende ademhaling en andere abnormale geluiden zijn soms te horen zonder een stethoscoop.
- Reutelende bijgeluiden (*rhonchi*), die ontstaan bij een belemmering van de luchtstroom in de geleidende luchtwegen. De luchtstroom op de plek van de belemmering komt in trilling, wat resulteert in een piepend of brommend geluid. Het kan een teken zijn van een ontsteking en sputum in deze luchtwegen. Ze komen voor bij aandoeningen zoals acute bronchitis en COPD en verdwijnen meestal bij het hoesten.
- Knetterende bijgeluiden (*crepitaties*), die ontstaan door het borrelen van lucht in slijm of vocht in de luchtwegen, of door het openspringen van samengevallen longweefsel. Dit komt voor bij een longontsteking (*pneumonie*).
- Pleurawrijven (of -kraken). Als de pleurabladen ontstoken zijn of geprikkeld worden, wrijven ze stroef over elkaar. Dit resulteert in een geluid dat lijkt op lopen in de sneeuw en is soms moeilijk te onderscheiden van crepitaties.
- *Stridor* is een piepachtig geluid bij de inademing en komt voor bij patiënten met een ernstige vernauwing van de bovenste luchtwegen. Dit kan bijvoorbeeld optreden als een vreemd voorwerp is ingeslikt of een sterk prikkelende chemische stof wordt ingeademd. Stridor kan ook een symptoom zijn van een ontsteking, zoals *epiglottitis* (levensbedreigende ontsteking van het strotklepje) of *pseudokroep* (virale infectie met blaffende hoest bij kinderen).

7.3 Aandoeningen van het ademhalingsstelsel

7.3.1 Aangeboren afwijkingen

Taaislijmziekte (*cystische fibrose, CF, cystic fibrosis, mucoviscidose*) is een van de meest voorkomende aangeboren erfelijke afwijkingen. Bij CF gaat er iets fout bij de productie van slijm in het gehele lichaam: het slijm is taaier en zouter dan het zou moeten zijn. Het kan zich gaan ophopen in de longen. Deze ophoping kan ontstekingen en terugkerende (*recidiverende*) infecties van de luchtwegen veroorzaken. Het taaie slijm kan zich ook ophopen in de alvleesklier en lever. Dan kunnen verstopping van de darmen en vettige ontlasting (*steatorroe*) optreden. Ook kan CF diabetes mellitus en een achterstand in de groei van het lichaam in de kindertijd veroorzaken. De ziekte is vooralsnog niet te genezen. De gemiddelde levensverwachting is de afgelopen jaren gestegen van dertig naar vijftig jaar.

7.3.2 Ontstekingen

De meest voorkomende ontsteking is de 'normale' neusverkoudheid (*rinitis*). De veroorzaker is een virus dat via een druppelinfectie het lichaam binnendringt. De typische verschijnselen zijn: niezen, hoesten en een verhoogde neusslijmvorming, wat een loopneus veroorzaakt. Vaak voelt de patiënt zich niet lekker. Bij een gewone verkoudheid zwellen de slijmvliezen in de neusholte op.

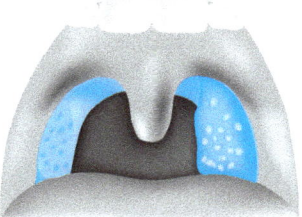

Figuur 7.3 Ontstoken keelamandel

Als complicatie kunnen de afvoergangen van de neusbijholten (*sinussen*, fig. 7.2) verstopt raken. Bacteriën krijgen dan de kans om in deze sinussen een ontsteking (*sinusitis*) te veroorzaken. De patiënt klaagt over hoofdpijn, hij is koortsig en heeft kloppijn op de aangedane sinus. Soms snuit hij etterig vocht uit.

Er zijn de volgende bijholteontstekingen:
- ontsteking van de bovenkaaksholte (*sinusitis maxillaris*);
- ontsteking van de voorhoofdsholte (*sinusitis frontalis*).

In de keelholte bevinden zich enkele plekken waar heel veel lymfocyten aanwezig zijn: de neusamandel (adenoïd) en de keelamandelen (tonsillen; één links en één rechts achter de farynxboog). De amandelen spelen dus een rol bij de afweer en kunnen acuut of chronisch ontsteken (fig. 7.3). Een ontsteking of vergroting van de neusamandel (*adenoïditis*) komt eigenlijk alleen bij kinderen voor. Het gevolg is dat het kind door de mond ademhaalt omdat de doorgang van lucht door de neus is geblokkeerd.

Omdat een ontstoken, vergrote neus- of keelamandel de openingen van de buis van Eustachius dichtdrukt, wordt de afvoer van vocht en afval uit het middenoor belemmerd. Er ontstaat daardoor een voedingsbodem voor bacteriën met een sterk verhoogde kans op een middenoorontsteking (*otitis media*).

Een ontsteking van de keelamandelen heet *tonsillitis*. Hierbij zijn de klachten:
- pijn bij slikken;
- een pijnlijke, rode en rauwe keel;
- witte of grijze plekken op de amandelen of het zachte gehemelte;
- koorts;
- hoofdpijn;
- opgezette lymfeklieren rond de kaak en hals.

Kinderen met tonsillitis hebben soms ook last van misselijkheid, overgeven en buikpijn.

Een ontsteking van het strottenhoofd (*laryngitis*) ontstaat vaak na een verkoudheid. De patiënt wordt hees en verliest soms zijn stem. Overmatig stemgebruik, blootstelling aan schadelijke stoffen (zoals tabaksrook) en allergische reacties kunnen ook een laryngitis veroorzaken De aandoening gaat meestal snel en zonder restverschijnselen voorbij. Bij kinderen gaat laryngitis vaak gepaard met een gierend geluid bij de inademing (*inspiratoire stridor*). Het heet dan pseudokroep.

Griep (influenza)

Deze besmettelijke ziekte wordt veroorzaakt door een virus dat vooral voorkomt in de koude jaargetijden. De incubatietijd van influenza is een tot drie dagen. In de eerste week van de ziekte is iemand besmettelijk voor zijn omgeving. De infectie verspreidt zich via virushoudende druppeltjes die door hoesten en niezen of door direct contact met de zieke worden verspreid (aerogene besmetting). Omdat het griepvirus veel varianten kent, is het moeilijk om hiertegen een natuurlijke weerstand op te bouwen.

De symptomen zijn:
- acuut hoge koorts, vaak met een stijging van de lichaamstemperatuur tot 40 °C of hoger, die gepaard kan gaan met koude rillingen;
- algehele malaise;
- overal pijn, met name hoofd-, keel- en spierpijn;
- hoesten;
- verstopte neus en niezen.

De koorts duurt normaal twee tot vijf dagen. Als de koorts weg is, duurt het vaak nog een paar dagen tot weken voordat iemand zich weer helemaal fit voelt.

Als complicatie van influenza kan via bacteriën een ontsteking ontstaan met heel veel ontstekingshaardjes, waarbij de alveoli en de fijnere bronchustakken (meestal in beide longen) zijn aangedaan. Dit noemen we een *bronchopneumonie*. Deze complicatie is meestal een gevolg van een verminderde weerstand van de patiënt (die wordt veroorzaakt door ouderdom of aandoeningen, zoals diabetes mellitus, nierziekten en hartaandoeningen). Dat is dan ook de reden dat deze risicogroepen geadviseerd wordt om zich jaarlijks te laten vaccineren.

Respiratoir syncytieel virus (RS-virus)

Het RS-virus veroorzaakt een ontsteking in de longen. Het lijkt in eerste instantie op een gewone verkoudheid of griep. Voor oudere kinderen en volwassenen is het een relatief onschuldige infectie, maar voor een baby (of kind tot twee jaar) kan deze infectie ernstig verlopen, met hoesten, piepen en ademhalingsproblemen, doordat de kleinere luchtwegtakken zijn ontstoken De wanden van deze bronchioli gaan zwellen en daardoor vernauwt de ruimte, waar de lucht doorheen moet stromen. Er ontstaat een *bronchiolitis*.

Bronchitis

Een ontsteking van de grote bronchustakken, noemen we bronchitis. De patiënt heeft hoestklachten en geeft veel groen of geel slijm (*sputum*) op, is kortademig, heeft een piepende ademhaling, heeft pijn achter het borstbeen bij het hoesten en last van moeheid. Soms is er koorts. Meestal doet de trachea ook mee. Er ontstaat dan een tracheobronchitis. Een bronchitis begint meestal viraal en kan daarna gecompliceerd worden door een secundaire bacteriële ontsteking.

Longontsteking (pneumonie)

De longontsteking (*pneumonie*) is in twee soorten in te delen, de al genoemde *bronchopneumonie*, waarbij de fijnere bronchustakken en de alveoli ontstoken zijn, en de *lobaire pneumonie*, waarbij de ontsteking beperkt is tot een of enkele kwabben van de long.

De verschijnselen van een pneumonie zijn: koorts, opgeven van etterig sputum, kortademigheid, pijnlijk hoesten en versnelde en oppervlakkige ademhaling. In de ergere gevallen heeft de patiënt een blauwe verkleuring van huid en slijmvliezen (cyanotisch uiterlijk), doordat de opname van zuurstof ernstig is belemmerd.

Tuberculose

Tuberculose (of tbc) wordt veroorzaakt door de tuberkelbacil en is een besmettelijke ziekte die per jaar bij ongeveer 800 mensen in Nederland voorkomt. Tuberculose komt in Nederland vaker voor bij mensen die in het buitenland geboren zijn. Het komt het meest voor in de longen, maar kan ook elders voorkomen, zoals in lymfeklieren, bot en hersenvlies. De besmetting vindt plaats via de luchtwegen. Ook een onderliggende ziekte of verminderde weestand kan mensen gevoelig maken voor een tbc-besmetting.

Tuberculose kan zich eerst voordoen als een 'normale' pneumonie, maar reageert niet op de daarvoor gebruikelijke therapie. Als de ontsteking doorzet, kan longweefsel afsterven. Dit gaat gepaard met het ophoesten van bloed (*hemoptoë*).

Opsporing van tuberculose vindt plaats met de mantouxtest, bloedtest (IGRA) en thoraxfoto. Bij de mantouxtest worden dode tuberkelbacillen met een injectie in de huid (*intracutaan*) in het lichaam gebracht. De door het lichaam aangemaakte antistoffen zullen op die plaats ontstekingsverschijnselen veroorzaken (*tumor, rubor, calor, dolor*). Op de huid ontstaat dan binnen drie dagen een rode, ronde vlek. Dit doet zich voor bij mensen die al afweer tegen tbc hebben opgebouwd, omdat ze de ziekte hebben, daarvoor gevaccineerd zijn, of (vaak onopgemerkt) een infectie hebben doorgemaakt.

Sarcoïdose

Sarcoïdose is een systeemaandoening met onbekende oorzaak. Er treedt in verschillende organen een ontstekingsreactie op, met een ophoping van ontstekingscellen (*granulomen*). De verschijnselen en het verloop zijn wisselend. Het hele lichaam kan aangetast zijn, maar vrijwel altijd zijn de longen betrokken, waarbij de lymfeklieren tussen de longen vergroot zijn. Vergrote lymfeklieren kunnen zichtbaar zijn op een röntgenfoto van de longen. Na uitsluiten van andere oorzaken (zoals tbc en kanker) kan de diagnose gesteld worden. Sarcoïdose komt ook in de huid voor en begint dan met pijnlijke, rode, verheven plekken, meestal op de schenen, het zogenoemde *erythema nodosum*. Andere symptomen kunnen zijn: koorts, gewrichtspijnen en soms inwendige oogontsteking (*uveïtis*) van een of meer lagen van het oogvaatvlies (uvea). In het beginstadium kan de diagnose moeilijk zijn omdat klachten als vermoeidheid, algehele malaise en soms kortademigheid ook bij andere ziekten voorkomen.

Pleuritis

Een ontsteking van de pleurabladen (*pleuritis*) kan voorkomen als complicatie van bijvoorbeeld een pneumonie, longembolie of een carcinoom. Door prikkeling van de pleurabladen scheiden ze ontstekingsvocht (*exsudaat*) af. Dit vocht komt tussen de pleurabladen terecht en er ontstaat een pleuritis exsudativa.

Bij deze ontsteking ontstaan, naast de andere symptomen van een ontsteking, pijn vastzittend aan de ademhaling en kortademigheid.

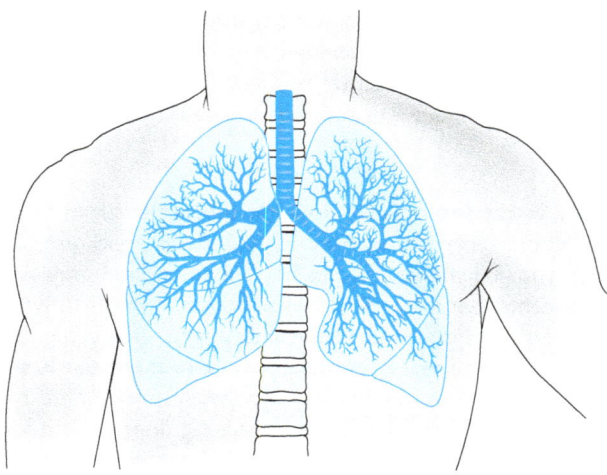

Figuur 7.4 De vertakkingen van de bronchi

7.3.3 COPD

Chronic obstructive pulmonary disease (COPD) is een verzamelnaam voor chronische bronchitis en longemfyseem. COPD wordt gekenmerkt door een vernauwing van de luchtwegen die nooit helemaal verdwijnt, maar die wel kan variëren in ernst. Deze luchtwegobstructie maakt dat iemand minder zuurstof krijgt en wordt meestal in de loop van de tijd langzaam erger. De klachten die bij COPD voorop staan, zijn (chronische) dyspneu, (continu) hoesten (vergelijkbaar met het rokershoestje), slijm opgeven en snel kortademig en moe zijn.

In 80 % van de gevallen is COPD een gevolg van roken. Een andere oorzaak is bijvoorbeeld luchtverontreiniging (fijnstof).

Bij sommigen verloopt de ziekte mild, bij anderen kan er sprake zijn van een snel verergerend beeld, waarbij dagelijkse bezigheden als aankleden en een stukje lopen al te veel inspanning vragen.

Chronische bronchitis

Bij chronische bronchitis zijn de vertakkingen van de bronchi chronisch ontstoken. Daardoor wordt er meer slijm aangemaakt en wordt het ademhalen bemoeilijkt (fig. 7.4). De klachten zijn: chronisch hoesten en opgeven van slijm. Door de verhoogde productie van het slijm dat in de bronchiën achterblijft, is de patiënt ook nog eens erg gevoelig voor infecties: bacteriële bronchitis, pneumonieën en verwijde bronchiën (*bronchiëctasieën*). Bronchiëctasieën zijn verwijde bronchiën die zijn ontstaan als gevolg van beschadiging door chronische en herhaalde ontstekingen van de bronchuswand.

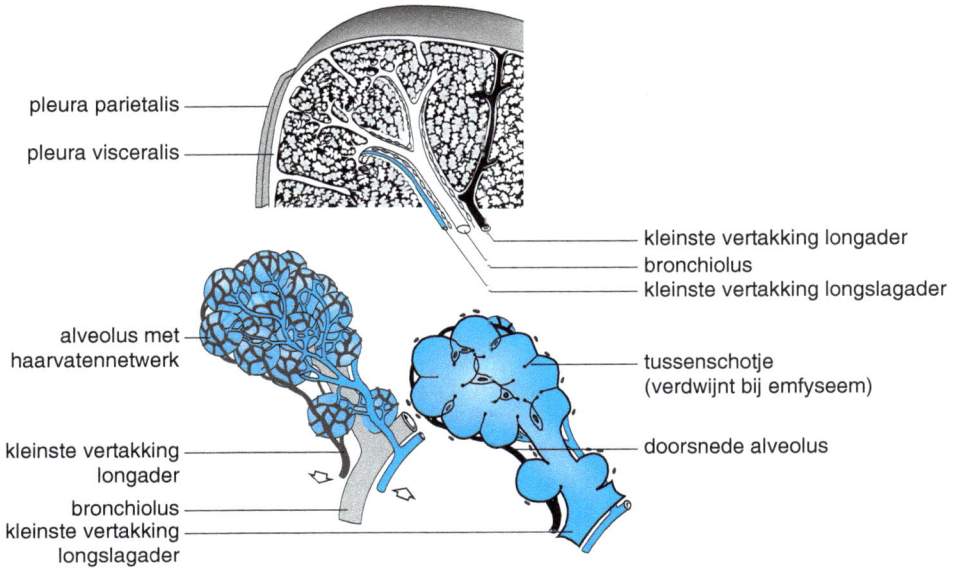

Figuur 7.5 De kleinste vertakkingen van de luchtwegen

Longemfyseem

Bij longemfyseem zijn de alveoli wijd uitgezet en zijn veel van de alveolaire schotjes verwoest (fig. 7.5). De aandoening is meestal een gevolg van een jarenlange chronische bronchitis en roken. Het oppervlak waar de gaswisseling plaatsvindt, raakt door het verdwijnen van de alveolaire schotjes sterk verkleind. Het aantal longblaasjes neemt langzaam af. Ze vallen samen tot grotere holten, de zogenoemde *bullae*. Eerst is er alleen dyspnoe bij inspanning, maar uiteindelijk ook in rust. Het is dan noodzakelijk om extra zuurstof te geven.

De gevolgen zijn:
- kortademigheid, al bij een hele kleine inspanning (*dyspneu d'effort*);
- hoesten met of zonder sputumvorming;
- snelle vermoeidheid;
- een uitgezette borstkas (tonvormig).

7.3.4 Astma bronchiale

Astma bronchiale is een chronische ziekte veroorzaakt door ontsteking van de luchtwegen. Veel mensen met astma zijn allergisch en de aanleg voor astma is erfelijk. Klachten zoals dyspneu en hoesten kunnen per dag verschillen.

Ook niet-allergische prikkels zoals sigarettenrook, parfum en mist kunnen kortademigheid en hoesten bij astma veroorzaken. Bij iemand met aanleg voor astma ontwikkelen zich relatief snel bacteriële infecties.

Een astma-aanval is een aanval van acute kortademigheid met ophoesten van taai, wit sputum. Er is sprake van een ernstige uitademingsstoornis als gevolg van een verminderde doorgankelijkheid van de bronchioli door ingedikt slijm, een slijmvlieszwelling en/of een spastische vernauwing van de bronchiën (*bronchospasmen*). Deze vernauwing veroorzaakt een piepende uitademing.

De toestand waarbij de astma-aanval abnormaal lang duurt en de luchtwegen zo erg vernauwd zijn, dat de ademhaling ernstig wordt bemoeilijkt, noemen we *status astmaticus*. Dit is een levensbedreigende situatie.

7.3.5 Hyperventilatie

Ademhalen gaat normaal gesproken vanzelf. Er wordt zuurstof ingeademd en koolzuur uitgeademd. De ademhaling past zich aan bij wat iemand doet. Zo is de ademhaling rustig bij slapen en sneller bij inspanning. Soms wordt de ademhaling verstoord door angst en spanning. Het lichaam reageert dan alsof het zich voorbereidt op een vlucht- of vechtsituatie: de ademhaling versnelt, het hartritme gaat omhoog et cetera. Als de inspanning uitblijft, wordt er te veel zuurstof ingeademd en te veel koolzuur uitgeademd. Het interne milieu wordt daardoor ontregeld. Er is dan sprake van *hyperventilatie* en er ontstaan allerlei klachten zoals:
- duizelingen;
- een gevoel van flauwvallen;
- een benauwd gevoel niet genoeg lucht te krijgen (waardoor de ademhaling nog sneller wordt);
- tintelingen in de handen of in het gezicht;
- een stijf gevoel of kramp in de vingers;
- pijn op de borst en hartkloppingen;
- een droge mond;
- hoofdpijn en misselijkheid. Hyperventilatie is absoluut niet gevaarlijk. Het is wel belangrijk dat het wordt herkend en is meestal een onderdeel van een paniekaanval.

7.3.6 Bronchuscarcinoom

Longkanker heet *bronchuscarcinoom* in het Latijn. Dit is een betere benaming omdat de tumor uitgaat van de bronchuswand.

Roken geeft schade aan de longen en maakt het lichaam ontvankelijk (*predisponerende* factor) voor het ontstaan van het bronchuscarcinoom. De tumor geeft afsluitingen van bronchi, vreet zich in bloedvatwanden en geeft een goede voedingsbodem voor ontstekingen.

De symptomen zijn: prikkelhoest, opgeven van helder sputum, (soms) opgeven van bloed (*hemoptoë*), kortademigheid, soms een longontsteking en verder vage verschijnselen die bij een maligne tumor horen, zoals:
- algehele malaise;
- moeheid;
- afvallen;
- nachtzweten.

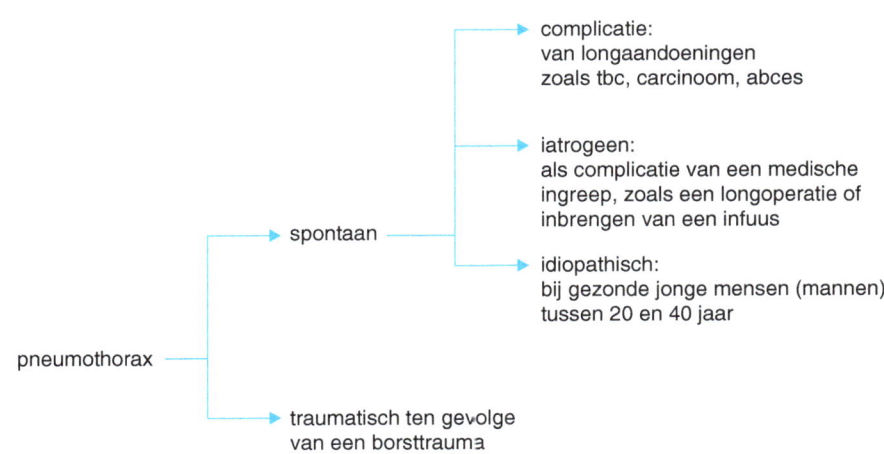

□ **Figuur 7.6** Pneumothorax

Een bronchuscarcinoom heeft de neiging vrij snel uit te zaaien, zowel lymfogeen als hematogeen. Metastasen zijn vooral te vinden in lever, bot en hersenen.

Een aparte plaats neemt borstvlieskanker (*mesothelioom*) in. Dit is een kwaadaardige tumor van de pleurabladen, meestal als gevolg van blootstelling aan asbestvezels.

7.3.7 Pneumothorax

Bij een klaplong (*pneumothorax*) is er lucht aanwezig in de pleuraholte, met als gevolg dat de long of een gedeelte daarvan dichtklapt (□ fig. 7.6).

Het binnendringen van lucht tussen de twee pleurabladen kan worden veroorzaakt door een wond in de thoraxwand (zoals bij ribfracturen of steekwonden) of door een gaatje in het binnenste (viscerale) pleurablad. Dit laatste kan spontaan (vooral bij jonge mannen) gebeuren, maar ook als complicatie optreden van een medische ingreep, zoals bij het inbrengen van een centraal veneuze katheter in de vena subclavia. De oorzaak is dan *iatrogeen*. Een pneumothorax kan ook optreden als gevolg van longaandoeningen als COPD, tbc, doorgroei van een tumor en dergelijke.

7.4 Woordenlijst

In ▶ H. 1 zijn algemene regels voor de uitspraak van Latijnse woorden gegeven. In deze woordenlijst vind je nog extra aanwijzingen voor een juiste uitspraak:
- Een onderstreping betekent dat de klemtoon op de onderstreepte klinker ligt, bijvoorbeeld: erytrocyt.
- Een 'woord' tussen rechte haken geeft (bij benadering) de letterlijke uitspraak van de medische term, bijvoorbeeld: [eerietroosiet].

acidose	– verzuring van het bloed die het functioneren van vrijwel alle organen aantast [asiedoose]
adenoïditis	– ontsteking van het adenoïd (neusamandel) [aadeenoowiedietis]
astma, astma bronchiale	– aanvallen van verminderde doorgankelijkheid van luchtwegen door bronchospasme [brongiejaale]
ausculteren	– luisteren naar geluiden in het lichaam, meestal met een stethoscoop [auskulteeren]
bronchiëctasie	– chronische verwijding van een luchtwegtak [brongiejèktaasie]
bronchiolitis	– ontsteking van kleine luchtwegtakken [brongiejoolietis]
bronchitis	– ontsteking van een of meer grotere luchtwegtakken [brongietis]
bronchopneumonie	– ontsteking van de lagere luchtwegtakken en de alveoli [brongoopnuimoonie]
bronchospasme	– spastische vernauwing van de luchtwegtakken [brongoospasme]
bronchuscarcinoom	– maligne tumor uitgaande van de luchtwegtakken [bronguskarsienoom]
bulla	– duidelijk verwijde holte in het longweefsel (meervoud: bullae [bullee])
COPD	– chronic obstructive pulmonary disease
crepitatie	– knetterend, knisperend bijgeluid [kreepietaatsie]
cyanose	– blauwe verkleuring van de huid en slijmvliezen door een te laag zuurstofgehalte in het bloed [siejaanoose]
dyspneu	– heftige kortademigheid optredend bij een kleine inspanning [dispneu]
epiglottitis	– ontsteking van het strotklepje
erythema nodosum	– pijnlijke, rode, verheven plekken van de huid, meestal op de schenen [eerieteemaa]
expiratie	– uitademing [èkspieraatsie]
exsudaat	– ontstekingsvocht, wondvocht [èksuudaat]
granuloom	– ophoping van witte bloedcellen en andere cellen als gevolg van een chronische prikkeling of ontsteking
hemoptoë	– ophoesten van bloed [heemoptoowee]
hilum	– plaats waar hoofdbronchus en bloedvaten de long binnenkomen en verlaten
hyperventilatie	– te snelle en te diepe ademhaling, waardoor het interne milieu wordt verstoord
iatrogeen	– veroorzaakt door medisch handelen
influenza	– griep [influuwènzaa]
inspiratoire stridor	– piepende, gierende ademhaling bij inademing [inspieraatwaare]
intracutaan	– in de huid [intraakuutaan]
laryngitis	– ontsteking van het strottenhoofd [laaringietis]
lobaire pneumonie	– ontsteking van een longkwab [loobère pnuimoonie]
lobus pulmonis	– longkwab

7.4 · Woordenlijst

longemfyseem	– een vorm van COPD waarbij steeds meer longblaasjes verloren gaan en het oppervlak waar de gaswisseling plaats vindt steeds minder wordt [èmfieseem]
mesothelioom	– borstvlieskanker [meesooteeliejoom]
otitis media	– middenoorontsteking
pleurawrijven	– bijgeluid dat ontstaat door het langs elkaar wrijven van de pleurabladen
pleuritis	– ontsteking van de pleurabladen
pneumonie	– longontsteking [pnuimoonie, ook pneumoonie]
pneumothorax	– klaplong, aanwezigheid van lucht in de pleuraholte (ruimte tussen beide pleurabladen) [pnuimootooraks]
predisponeren	– ontvankelijk maken
pseudokroep	– kinderziekte gekenmerkt door aanvallen van kortademigheid, stridor en een holle blafhoest, op basis van een laryngitis [psuidookroep]
purulent	– vermengd met pus
recidiveren	– het na genezing opnieuw optreden van dezelfde ziekte [resiedieveeren]
rhonchus	– reutelend bijgeluid in de longen dat ontstaat door vernauwing van de luchtwegen of bij aanwezigheid van slijm of vocht in de luchtwegen (meervoud rhonchi) [rongus]
rinitis	– neusverkoudheid (ontsteking van het neusslijmvlies)
sarcoïdose	– systeemaandoening met kenmerkende granulomen in de longen en de lymfeklieren [sarkoowiedoose]
sinusitis frontalis	– ontsteking van de voorhoofdsholte
sinusitis maxillaris	– ontsteking van de bovenkaakholte
sputum	– slijm afkomstig uit longen, bronchi of neus [spuutum]
status astmaticus	– toestand waarbij de astma-aanval abnormaal lang duurt en de luchtwegen zo erg vernauwd zijn, dat de ademhaling ernstig wordt bemoeilijkt
steatorroe	– vetdiarree [steejaatoreu]
subcutaan	– onderhuids [supkuutaan]
tonsillitis	– ontsteking van de keelamandel
tuberculose	– ontsteking van longweefsel, veroorzaakt door de tuberkelbacterie [tuubèrkuuloose]
uveïtis	– inwendige ontsteking van een of meer lagen van de uvea van het oog [uuvee-ietis]

■ **Vragen en opdrachten**

1. Welke ontstekingen van de neus- en keelholten ken je?
2. Welke symptomen zijn typisch voor longziekten?
3. Welke afwijkingen vallen onder het begrip COPD en hoe ontstaan deze afwijkingen?
4. Noem enkele infectieziekten van de longen.
5. Is bronchuscarcinoom hetzelfde als longcarcinoom?

6. Noem enkele oorzaken van cyanose.
7. Waardoor kan iemand dyspnoïsch worden?
8. Wat is het verschil tussen een lobaire pneunomie en een bronchopneumonie?
9. Noem twee oorzaken van pleuritis.

Bloedsomloop

8.1 Bouw en functie – 82

8.2 Aandoeningen van het hart – 83
8.2.1 Aangeboren hart- en vaatafwijkingen – 84
8.2.2 Ontstekingen – 86
8.2.3 Klepgebreken – 87
8.2.4 Hartfalen (decompensatio cordis) – 87
8.2.5 Hartritmestoornissen – 87

8.3 Aandoeningen van de slagaders (arteriën) – 89
8.3.1 Atherosclerose – 89
8.3.2 Angina pectoris – 91
8.3.3 Hartaanval (myocardinfarct) – 91
8.3.4 Verhoogde bloeddruk (hypertensie) – 93
8.3.5 Verlaagde bloeddruk (hypotensie) – 93
8.3.6 Shock – 94
8.3.7 Aneurysma – 94

8.4 Aandoeningen van de aders (venen) – 94
8.4.1 Spataders (varices) – 94
8.4.2 Trombose – 95
8.4.3 Longembolie – 95
8.4.4 Ontstekingen – 95
8.4.5 Ziekte van Raynaud – 96

8.5 Woordenlijst – 96

© Bohn Stafleu van Loghum is een imprint van Springer Media B.V., onderdeel van Springer Nature 2021
G. H. Mellema, *Medische terminologie pathologie*, Basiswerk AG,
https://doi.org/10.1007/978-90-368-2576-4_8

8.1 Bouw en functie

De functie van de bloedsomloop (*tractus circulatorius*) is om het bloed via de bloedvaten door het gehele lichaam te laten stromen, zodat het bloed zijn taken kan uitvoeren (◘ fig. 8.1, 8.2 en 8.3).

De taken van het bloed zijn:
- transport:
  - van voedings- en bouwstoffen naar de lichaamscellen;
  - van afvalstoffen die bij het verbrandingsproces in de cellen ontstaan naar de uitscheidingsorganen;
- temperatuurhandhaving;
- afweer tegen vreemde stoffen die het lichaam zijn binnengedrongen;
- in evenwicht houden van het interne milieu, onder andere door regulering van het vochtgehalte en de juiste zuurgraad in het lichaam.

Het hart dient als een pomp die het bloed door de vaten moet laten stromen. Aandoeningen van de bloedsomloop kenmerken zich door de gevolgen van een verminderde bloedcirculatie in dit stelsel. Wanneer het hart zijn functie niet meer optimaal vervult, heeft dit onmiddellijk gevolgen in de zin van:
- ophoping van bloed in de bloedvaten die bloed naar het hart voeren;
- onvoldoende bloeddoorstroming.

Bij afwijkingen aan de grote arteriële bloedvaten zal in het algemeen de kracht waarmee het hart het bloed doet circuleren in het lichaam groter moeten zijn, met als gevolg verhoging van de bloeddruk. Als dit compensatiemechanisme niet meer werkt, zal de pompwerking van het hart niet meer effectief uitgeoefend kunnen worden. De organen worden dan slechter van bloed voorzien met alle gevolgen van dien.

Afwijkingen in de aders (*venen*) kunnen ervoor zorgen dat de terugvoer van bloed naar het hart onvoldoende is, waardoor vochtophoping in weefsel kan plaatsvinden.

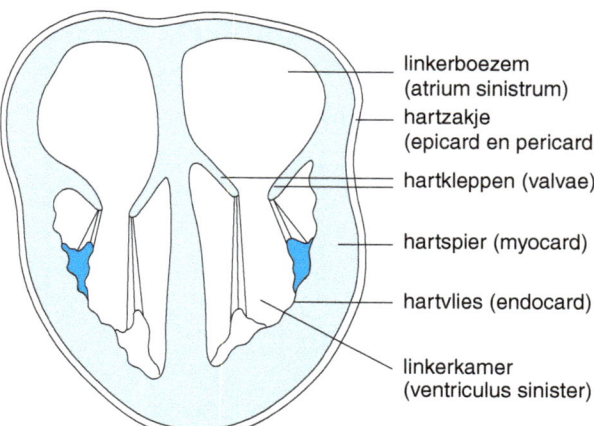

◘ **Figuur 8.1** Schematische voorstelling van het hart

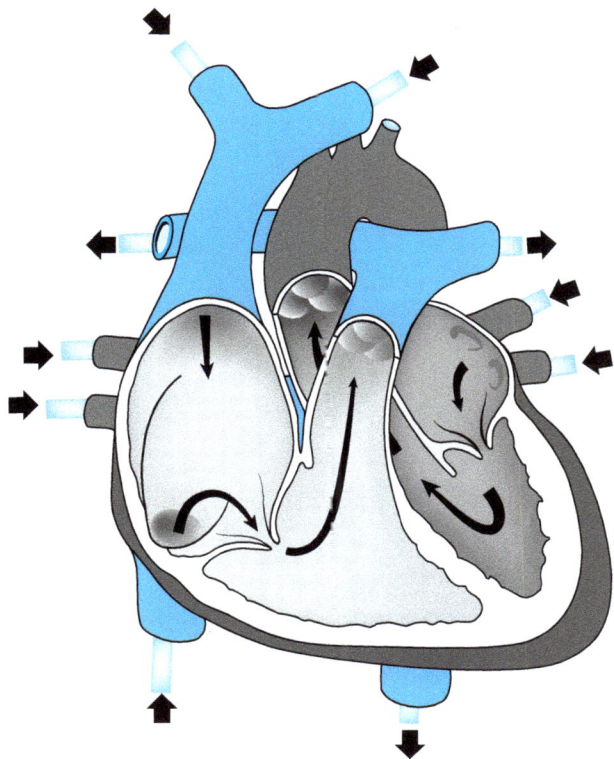

Figuur 8.2 Het hart bestaat in feite uit twee parallel werkende pompen. De linkerkamer ontvangt het bloed uit de longen en pompt het door het hele lichaam, de rechterkamer ontvangt het bloed uit het lichaam en pompt het alleen naar de longen. Hierdoor ontstaan de grote en de kleine bloedsomloop. Beide pompen verwerken per tijdseenheid precies evenveel bloed

We delen de pathologie van de bloedsomloop op de volgende wijze in:
- aandoeningen van het hart;
- aandoeningen van de slagaders (arteriën);
- aandoeningen van de aders (venen).

8.2 Aandoeningen van het hart

Veel afwijkingen van het hart veroorzaken een *souffle* (Frans voor hartgeruis). Dit wil zeggen dat er met een stethoscoop een ruisend geluidje bij het hart te horen is. Dit geluid ontstaat doordat er turbulentie optreedt als gevolg van weerstand bij de bloeddoorstroming in en rond het hart. Meestal is een hartgeruis onschuldig. Bij kinderen is vaker een onschuldig hartgeruis te horen door de volgende oorzaken:
- Kinderen hebben een snellere hartslag dan volwassenen.
- Het geluid is beter te horen doordat er nog niet veel weefsel ligt tussen huid en hart.
- De bloedvaten van kinderen maken scherpere bochten rondom het hart, waardoor er eerder turbulenties ontstaan.

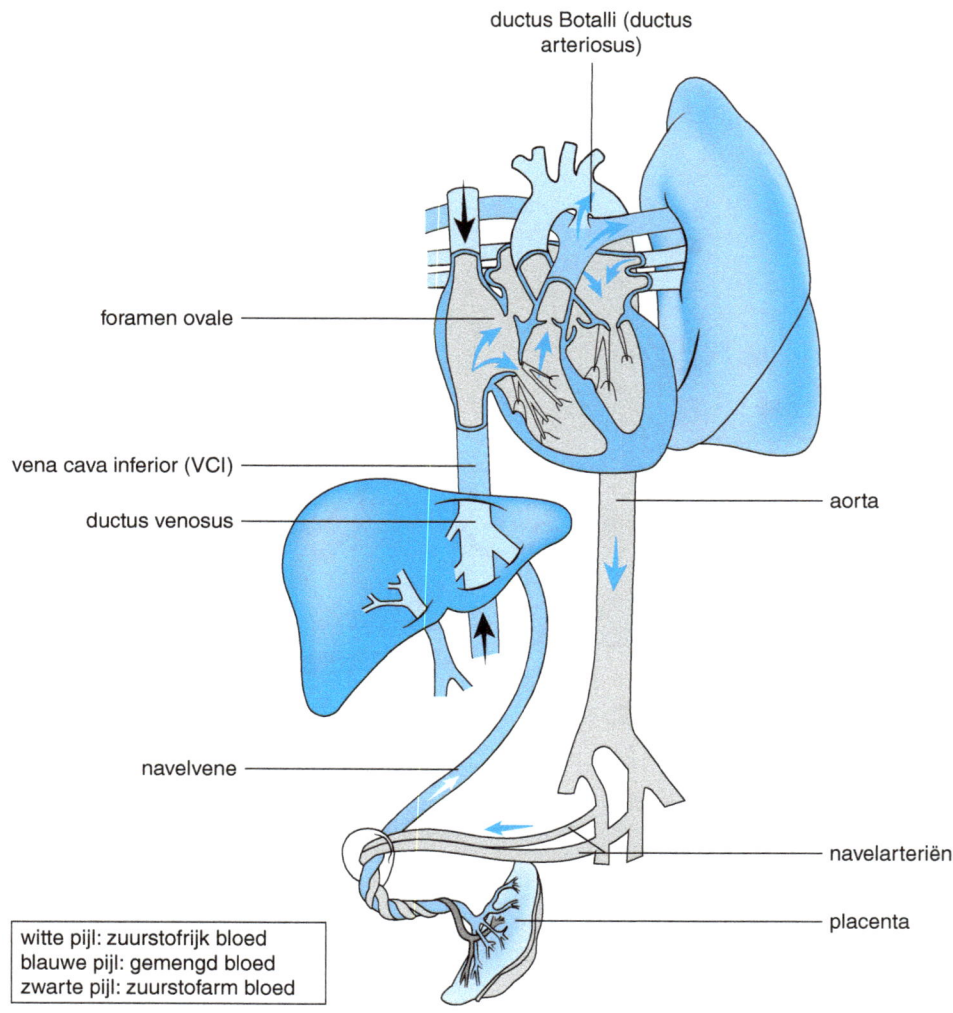

◻ **Figuur 8.3** Schematische voorstelling van de foetale circulatie

Een hartgeruis kan worden veroorzaakt door een aangeboren hartafwijking, een te nauwe hartklep of een hartklep die lekt. Op den duur kan het hart hierdoor overbelast raken. Souffles zijn ook te horen bij vernauwde arteriën.

8.2.1 Aangeboren hart- en vaatafwijkingen

Aangeboren hartafwijkingen zijn onder andere: klepgebreken, een gat in de wand van het atriumseptum (*atriumseptumdefect*, ASD) of een open ventrikelseptum (*ventrikelseptumdefect*, VSD).

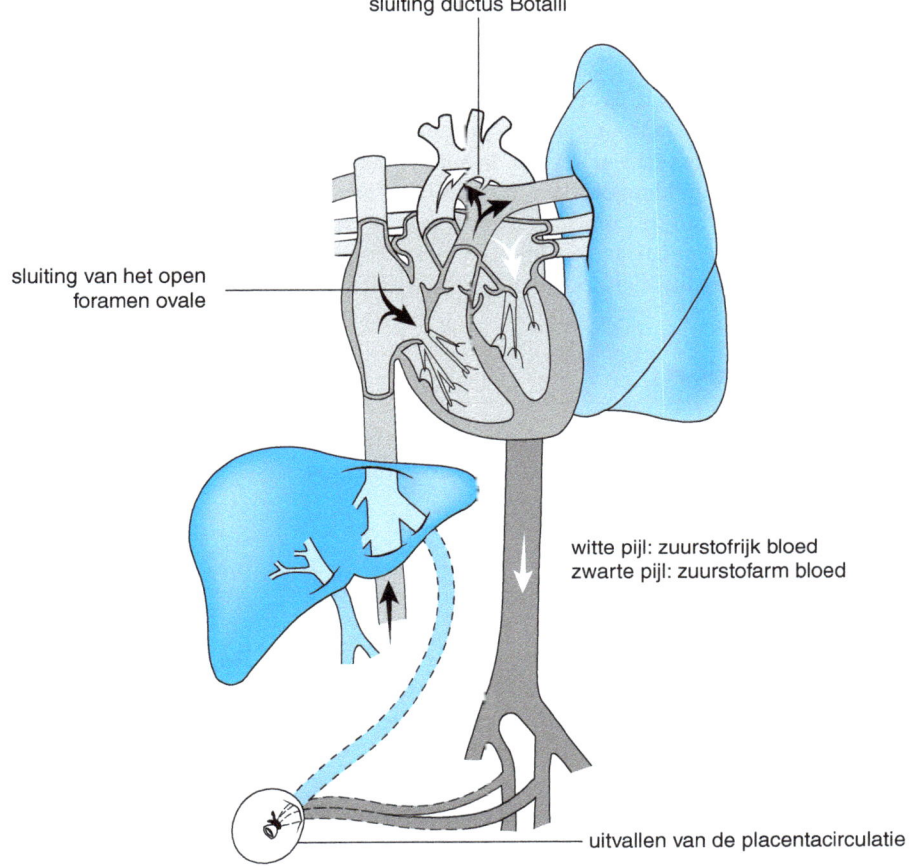

Figuur 8.4 Schematische voorstelling van het circulatiepatroon na de geboorte

Tussen de boezems (atria) is vóór de geboorte een opening in het septum (*foramen ovale*). Na de geboorte behoort het septum zich te sluiten (fig. 8.4). Wanneer deze opening zich niet sluit na de geboorte, spreekt men van een atriumseptumdefect. Het is een van de meest voorkomende congenitale hartgebreken.

Bij een *ventrikelseptumdefect* sluit een tevoren bestaande opening in de scheidingswand tussen de hartkamers (ventrikels) zich na de geboorte niet. Deze afwijking treedt nogal eens op in combinatie met andere hartgebreken.

Ook een opengebleven ductus Botalli (*ductus arteriosus persistens*) is een aangeboren afwijking. Vóór de geboorte vormt de ductus Botalli de verbinding tussen de arteria pulmonalis en de aorta. De aanvoer van zuurstofrijk bloed verloopt dan nog via de navel en niet via de longen. Na de geboorte sluit de ductus Botalli zich en wordt het bloed vanuit de rechterhelft van het hart naar de longen geleid om daar zuurstof op te nemen. Blijft de ductus Botalli open, dan is de normale bloedcirculatie verstoord.

Bij een *coarctatio aortae* bestaat er een vernauwing in de aorta, meestal ter hoogte van de aftakking van de linker ondersleutelbeenslagader.

Bij een tetralogie van Fallot is sprake van vier afwijkingen, te weten een VSD, een zogenoemde 'overrijdende aorta' (de aorta ontspringt zowel uit de rechter- als uit de linkerhartkamer), een vernauwing (*stenose*) van de longslagader en een hypertrofie van de rechterkamer. Het gevolg is dat een deel van het zuurstofarme bloed in de grote bloedsomloop terechtkomt, waardoor vanaf de geboorte al een zuurstoftekort bestaat, wat zich uit in een blauwachtige verkleuring van de huid en de slijmvliezen (*cyanose*).

De symptomen van klepgebreken of openingen in het septum tussen atria of ventrikels zijn afhankelijk van de grootte van het defect. De harttonen zijn dikwijls niet helder en kort; men hoort een hartgeruis. Bij grote defecten pompt het hart inefficiënt, met als gevolg snelle vermoeidheid, dyspneu en soms hartfalen (*decompensatio cordis*).

8.2.2 Ontstekingen

In de verschillende lagen waaruit het hart is opgebouwd, kan een ontsteking ontstaan (herkenbaar aan het achtervoegsel -*carditis*). Zo kennen we:
- endocarditis;
- myocarditis;
- pericarditis.

Endocarditis

De ontsteking van de binnenbekleding van het hart, het endocard, kan ontstaan als een complicatie van een infectie met bepaalde bacteriën (streptokokken). Erfelijke aanleg en/of slechte lichamelijke conditie kunnen daarbij een rol spelen. Als de endocarditis ook gepaard gaat met ontstekingen van de gewrichten en/of de huid, spreekt men van acuut reuma.

Bij endocarditis kunnen de hartkleppen aangetast worden, met als gevolg dat het klepmechanisme vernauwd raakt (valvulaire stenose) of niet meer goed sluit (valvulaire insufficiëntie). Door deze complicaties kan de werking van het hart negatief worden beïnvloed. De uitstroom wordt minder en er kan een 'stuwmeer' van vocht voor het hart ontstaan. Bij stuwing voor de linkerzijde van het hart treedt die stuwing in de longen op (*longoedeem*). Bij een endocarditis is de patiënt snel vermoeid bij inspanning en is de polsfrequentie hoog. Tijdens de acute fase ontstaan pijn op de borst en koorts.

Myocarditis

Bij een ontsteking van de hartspier (*myocarditis*) wordt het myocard aangetast, waardoor onder meer zwelling ontstaat en de mogelijkheid tot samentrekken van de hartspier afneemt. Hierdoor schiet het hart als pomp te kort en wordt er onvoldoende bloed naar de weefsels gepompt en kan het aangeboden bloed uit de venen niet goed worden verwerkt. Er ontstaat hartfalen (*decompensatio cordis*).

Een andere oorzaak van een myocarditis is een virale infectie.

Pericarditis

Pericarditis is een ontsteking van het hartzakje. Soms als onderdeel van acuut reuma, maar het kan ook het gevolg zijn van een oorspronkelijke infectie ergens anders in het lichaam. In dat geval wordt het pericard door bacteriën via het bloed (hematogeen) of het lymfestelsel (lymfogeen) aangetast.

Evenals bij pleuritis bestaat ook hier een droge en een natte vorm (pericarditis sicca en pericarditis exsudativa). Bij de droge vorm is het schurende geluid van de pericardbladen met de stethoscoop duidelijk te horen. Bij de natte vorm zal door het exsudaat ruimte in het pericard worden ingenomen, waardoor de hartwand naar binnen wordt gedrukt. De hartwerking wordt dan belemmerd. Er zal kortademigheid (*dyspneu*) ontstaan, met een blauwe (cyanotische) gelaatskleur.

8.2.3 Klepgebreken

Klepgebreken kunnen aangeboren zijn of een gevolg zijn van een endocarditis. Zowel de mitralis- en tricuspidalisklep als de pulmonalis- en aortaklep kunnen worden aangetast. Hierdoor kan een stenose, of juist het tegenovergestelde, een insufficiëntie van deze kleppen ontstaan, met als gevolg een min of meer ernstig hartfalen.

8.2.4 Hartfalen (decompensatio cordis)

Centraal in de tractus circulatorius staat de pompfunctie van het hart (◘ fig. 8.5). Als de hartspier niet meer in staat is om het bloed voldoende rond te pompen, is dit in het hele lichaam merkbaar. We spreken dan van hartfalen of *decompensatio cordis*.

Bij decompensatie van de linker harthelft (linksdecompensatie) ontstaat een stuwing in de kleine circulatie, met vochtophoping in de longen (longoedeem) tot gevolg. Het gaat gepaard met heftige kortademigheid (dyspneu) en onvoldoende zuurstofopname door het bloed. De patiënt vertoont dan een blauwachtige verkleuring van de huid en de slijmvliezen (cyanose) en zit vaak rechtop in bed. Dit is een toestand die men *astma cardiale* noemt.

Bij decompensatie van de rechter harthelft vindt er stuwing plaats in de grote circulatie. Dit uit zich bijvoorbeeld in overmatige vochtophoping (oedeem) in de benen. Dit treedt vooral overdag op; als gevolg van de slechte aanzuigingskracht van het hart zakt het vocht dan naar het laagste punt van het lichaam: de benen. Er hoopt zich dan vocht op, met name rond de enkels. 's Nachts, als de patiënt ligt, wordt dit vocht weer opgenomen in de bloedbaan. Het wordt via de nieren uitgescheiden. De patiënt moet daardoor 's nachts vaak plassen (*nycturie*). Door ernstige rechtsdecompensatie (stuwing in de grote circulatie) kan naast het stuwingsvocht in de voeten, enkels en onderbenen, ook stuwing in de lever en zelfs ophoping van vocht in de buikholte (*ascites*) optreden.

Hartfalen kan optreden bij klepgebreken, maar ook door aantasting van de hartspier, zoals bij een hartaanval (*myocardinfarct*) of ziekte van de hartspier (*cardiomyopathie*).

8.2.5 Hartritmestoornissen

De prikkelgeleiding van het hart verloopt vanuit de sinusknoop via de atrioventriculaire knoop (AV-knoop) naar de bundel van His (◘ fig. 8.6). Normaal heeft het hart een regelmatig ritme: het myocard trekt zich regelmatig samen. Het bloed wordt daardoor uit de hartkamers geperst. Dit verplaatst zich als een drukgolf door de arteriën. Als je dit aan de pols voelt, aan de arteria radialis, dan voel je een regelmatige en gelijkmatige drukgolf; de pols is regulair en equaal. De normale hartfrequentie is 60 tot 100 slagen per

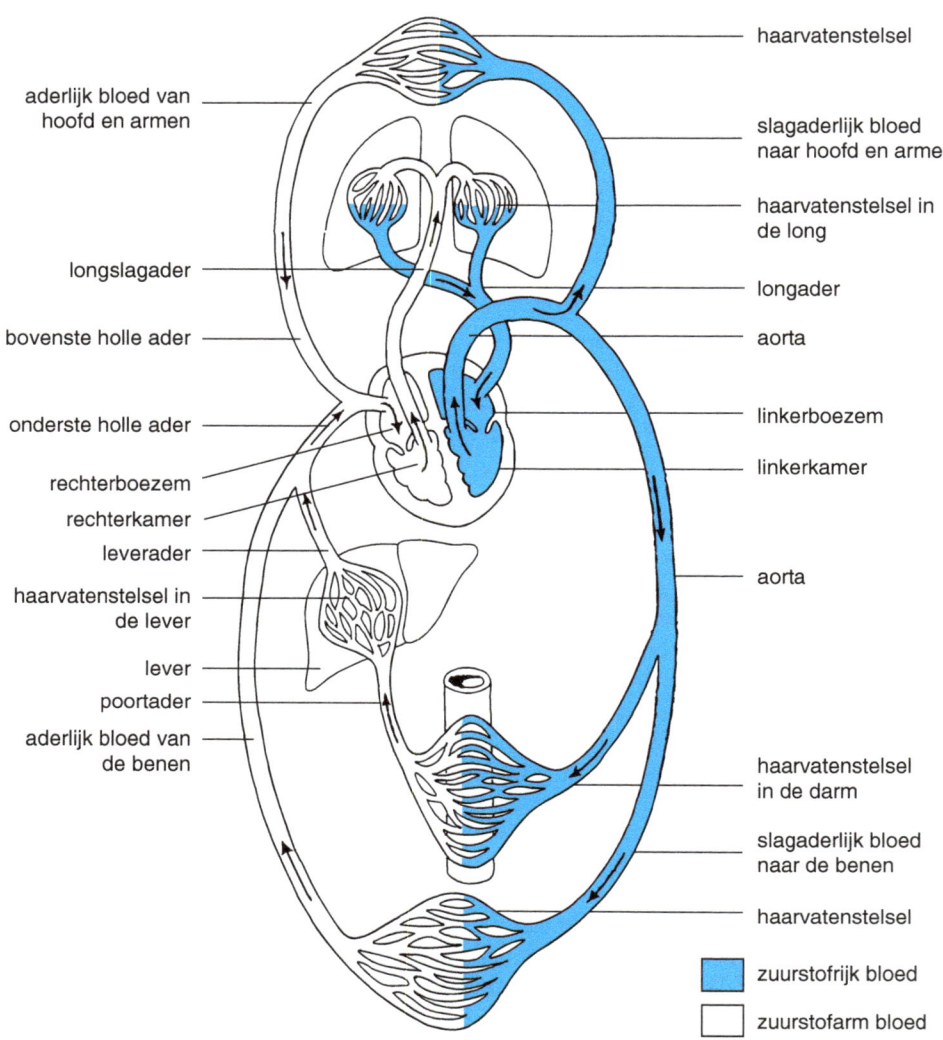

Figuur 8.5 Schematische voorstelling van de grote en kleine bloedsomloop

minuut. Bij hartkloppingen (*palpitaties*) voelt iemand zijn eigen hart kloppen. Het kan vervelend voelen als het hart snel klopt, heftig bonst of overslaat, maar als het kortdurend is, hebben hartkloppingen geen pathologische betekenis.

Er zijn veel verschillende hartritmestoornissen:
- Bij inspanning, koorts of hyperfunctie van de schildklier treedt versnelling van het ritme op. We spreken dan van een *tachycardie*. De hartfrequentie kan hierbij oplopen tot 160 à 180 slagen per minuut.
- In rust of bij een getraind hart (zoals bij topsporters) zien we een lage frequentie. Bij een frequentie van minder dan 60 slagen per minuut spreken we van *bradycardie*.
- Normaal wordt de prikkel tot samentrekken vanuit de sinusknoop gegeven. Door het versneld of onregelmatig afgeven van een prikkel vanuit een andere plek in het

8.3 · Aandoeningen van de slagaders (arteriën)

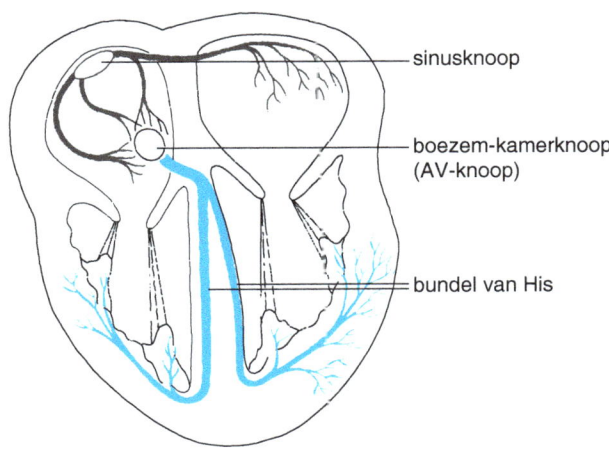

Figuur 8.6 Het prikkelgeleidingssysteem van het hart

atrium of vanuit de AV-knoop naar het myocard, kan er een extra samentrekking optreden: een zogenoemde *supraventriculaire extrasystole*. Deze extra hartslag kan eenmalig of meermaals voorkomen binnen een normaal sinusritme. Het gevolg is een onregelmatige pols.
- Een extra samentrekking vanuit de wand van een hartkamer is een *ventriculaire extrasystole* (VES). Ook hierbij is sprake van een onregelmatige pols.
- Onregelmatige, erg snelle contracties vanuit het atrium noemen we *atriumfibrilleren*. Dit leidt tot een verminderde vulling van de ventrikels en daarmee tot een onregelmatige en ongelijkmatige drukgolf in de arteriën. De pols is dan irregulair en inequaal.
- We spreken van *ventrikelfibrilleren* als de hartspiervezels in de kamers onafhankelijk van elkaar samentrekken. Hierdoor pompt het hart geen of veel te weinig bloed meer rond. Met andere woorden: er is een circulatiestilstand. Zonder behandeling zal hierop binnen enkele minuten de dood volgen. Het is de meest voorkomende doodsoorzaak bij een hartinfarct.
- Een *atrioventriculair blok* (AV-blok) is een toestand waarbij de geleiding van de elektrische impuls van de atria naar de ventrikels is vertraagd of geblokkeerd. Kenmerk is een lage hartfrequentie. Deze ritmestoornis kan leiden tot een totaal AV-blok en hartstilstand. Een pacemaker is daarom meestal noodzakelijk.

8.3 Aandoeningen van de slagaders (arteriën)

8.3.1 Atherosclerose

Zogenoemde 'slagaderverkalking' (*atherosclerose* of *arteriosclerose*) berust op het afzetten van vetachtige stoffen op en in de wand van de arteriën (fig. 8.7). (De term 'verkalking' is geen juiste beschrijving, daarom gebruiken we liever de Latijnse term.) Dit kan zo erg worden, dat er een *plaque* ontstaat: een korstachtige beschadiging van de binnenwand van de arterie. De arteriewanden worden daardoor dikker en minder soepel en het vat

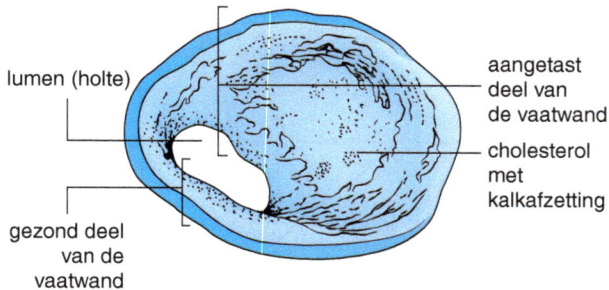

◘ **Figuur 8.7** Een vernauwd bloedvat dat is aangetast door atherosclerose

wordt nauwer. Bij de drukgolf als gevolg van de hartcontractie (systole) wordt de uitzetting van de wanden bemoeilijkt. Dit heeft weer tot gevolg dat het hart harder moet pompen en dat de bloeddruk stijgt.

Atherosclerose vernauwt dus de arterie of kan deze zelfs helemaal laten dichtslibben. Hierdoor krijgt het weefsel waar de arterie naartoe leidt, geen bloed meer en sterft af. Dit noemen we een *infarct*. Een plaque is ook een zwakke plek in de arteriewand, die daardoor gemakkelijk kan beschadigen. Door zo'n kleine beschadiging kan er een bloedstolsel (*trombus*) ontstaan. Wanneer dat stolsel losschiet, wordt het meegevoerd met het bloed. Het stolsel kan op een andere plek vast komen te zitten en daar het vat helemaal afsluiten (*embolie*). Er treedt op die plek een infarct op. Dit kan onder andere in de hersenen gebeuren. Dit is een van de oorzaken van een cerebrovasculair accident (CVA).

Atherosclerose veroorzaakt veranderingen in de vaatwand van de arterie. De vaatwand wordt minder elastisch en kan daardoor ook wijder worden in plaats van nauwer. Deze pathologische verwijding heet een *aneurysma*.

Risicofactoren

Naarmate iemand ouder wordt, is de kans op atherosclerose groter. Er zijn risicofactoren die de kans op atherosclerose vergroten:
- Roken kan schade aan de bloedvaten veroorzaken, maar ook andere risicofactoren versterken, omdat roken het cholesterolgehalte en de bloeddruk verhoogt.
- Hypertensie; hierbij is de druk op de arteriewand groter dan normaal en kunnen op termijn de wanden van de bloedvaten beschadigd raken.
- Stress zorgt ervoor dat de bloeddruk omhoog gaat.
- Abnormale cholesterolwaarden: (te) veel onverzadigde vetten, verlaagd HDL-cholesterol (ook wel het 'goede' cholesterol genoemd) en/of verhoogd LDL-cholesterol (ook wel het 'slechte' cholesterol genoemd).
- Verkeerde eetgewoonten.
- Diabetes mellitus.
- Overgewicht.
- Te weinig lichamelijke activiteit.
- Erfelijkheid. In sommige families komt atherosclerose relatief vaak voor. Erfelijkheid speelt hierbij een rol, maar is nooit de enige oorzaak. Risicofactoren die atherosclerose bevorderen, kunnen ook een rol spelen, zoals hoge bloeddruk, overgewicht of hoog cholesterol. Hiervoor kunnen mensen ook erfelijke aanleg hebben. Erfelijk

hoog cholesterol is een verzamelnaam voor enkele erfelijke aandoeningen die de vetstofwisseling verstoren. Familiaire hypercholesterolemie (FH) is de meest bekende aandoening.

Door atherosclerose, kan de bloeddoorstroming verslechteren en de arterie of arteriole dichtslibben. Daardoor is de doorstroming in met name de benen verminderd. Dit is te meten door de 'flow' met een dopplerapparaatje hoorbaar te maken. Het nauwkeurigst is om met het apparaat en een bloeddrukmeter de bloeddruk aan de enkel en de arm te meten: de enkel-armindex (EAI). Bij gezonde arteriën is de druk aan de enkel hoger dan aan de arm (EAI > 1).

De verminderde doorstroming van bloed door het been veroorzaakt koude en pijnlijke ledematen, die er cyanotisch of bleek uitzien. Heeft de patiënt deze verschijnselen in de arteriën van de onderste extremiteiten, dan is er sprake van perifeer arterieel vaatlijden (PAV). Dit uit zich in zogenoemde 'etalagebenen' (*claudicatio intermittens*), wat wil zeggen dat hij maar korte stukjes kan lopen zonder pijn. Hij loopt als het ware van etalage naar etalage en moet dan weer even rusten. Het is een gevolg van de verminderde bloedvoorziening van de aangetaste extremiteit, waardoor de toevoer van benodigde zuurstof en energie en de afvoer van afvalstoffen is belemmerd. Ook de weerstand tegen infecties is afgenomen, zodat een klein wondje een grote infectie kan veroorzaken.

Door de verminderde bloedtoevoer kan in een gevorderd stadium versterf van weefsel (*necrose*) en soms zelfs necrose in combinatie met een infectie (*gangreen*) ontstaan van het aangetaste lichaamsdeel.

Deze klachten komen ook voor bij ernstige bloedvatafwijkingen bij diabetes mellitus (diabetische angiopathie), maar ook door de ziekte van Buerger (▶ par. 8.4.3).

8.3.2 Angina pectoris

De gevolgen van atherosclerose worden het duidelijkst zichtbaar in de kransslagaders (*arteriae coronariae*). De kransslagaders verzorgen de bloedvoorziening van het hartspierweefsel (*myocard*). Door atherosclerose kunnen de kransslagaders vernauwd raken. Bij inspanning kunnen de aanvoerende arteriën dan niet voldoende zuurstof naar de hartspiervezels vervoeren. Er ontstaat verminderde bloedtoevoer (*ischemie*). Dit uit zich dan in *angina pectoris*: een beklemmende, benauwende, drukkende pijn op de borst, die in rust langzaam weer vermindert. Naarmate de vernauwing toeneemt, treedt ook de angina pectoris sneller en heviger op.

8.3.3 Hartaanval (myocardinfarct)

Bij een acute hartaanval (*myocardinfarct*) sterft een deel van de hartspier af doordat de kranslagaders (*arteriae coronariae*) dat weefsel niet meer van bloed kunnen voorzien. Atherosclerotische vetafzettingen (*plaques*) of een zogenoemde *embolus* (◘ fig. 8.8) verhinderen dan de bloedtoevoer. Dit kan leiden tot soms levensbedreigende ritmestoornissen en tot hartfalen door onvoldoende pompwerking van het hart.

Per jaar krijgen 3 van de 1.000 mannen en 2 van de 1.000 vrouwen een hartinfarct.

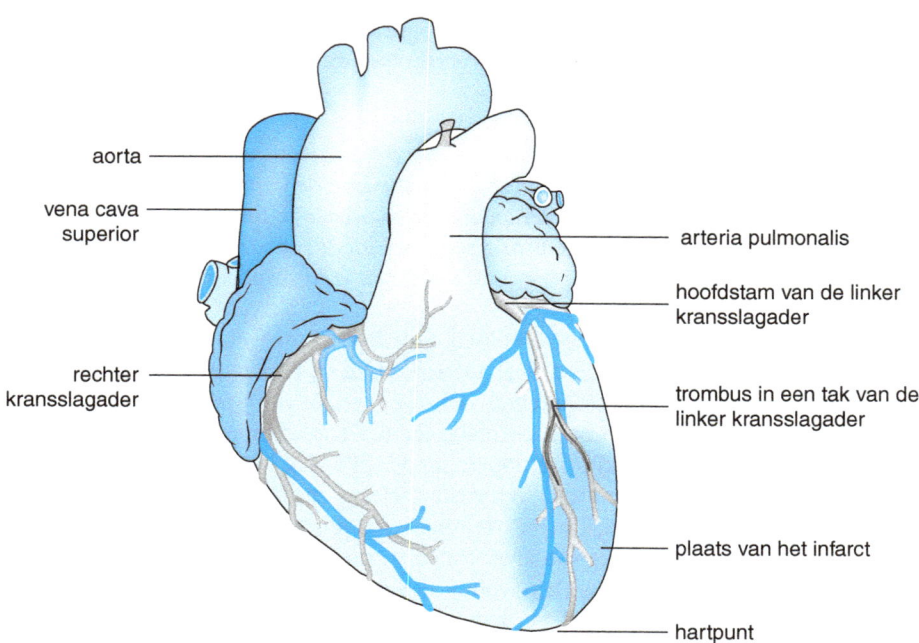

Figuur 8.8 Hartinfarct: bij afsluiting van een kransslagader(tak) ontvangt een deel van de hartspier geen bloed meer en sterft af

Het acute myocardinfarct is een veelvoorkomende doodsoorzaak. De overlevingskans na een hartinfarct is mede afhankelijk van een tijdige en juiste diagnose, behandeling en nazorg. Bij klachten die wijzen op een hartinfarct, wordt zo snel mogelijk een hartfilmpje (*electrocardiogram, ECG*) gemaakt. Het ECG geeft een eerste aanwijzing of een bloedvat naar de hartspier helemaal of gedeeltelijk afgesloten is. Er wordt ook zo snel mogelijk bloed onderzocht op troponine. Troponine is een eiwit dat in de hartspiercel zit en alleen vrijkomt als die cel is beschadigd. Bij een hartinfarct gaan er cellen dood en lekt er troponine naar het bloed. Te veel troponine wijst dus op hartschade.

Als er een hartinfarct is maar de afsluiting in de kransslagader heeft nog geen onherstelbare spierschade aangericht, kan in het ziekenhuis worden geprobeerd het afgesloten bloedvat weer te openen. Dit wordt bijvoorbeeld gedaan met een ballonkatheter. Een dunne, flexibele slang met aan de top een ballon wordt via bloedvaten naar de plaats van de vernauwing geschoven. Door ter plekke de ballon op te pompen wordt de vernauwing weggedrukt. Dit heet dotteren (PTCA, percutane transluminale coronaire angioplastiek of PCI, percutane coronaire interventie). Op dezelfde manier kan ook een zelfexpanderend, metalen veertje worden geplaatst. Deze zogenoemde *stent* houdt het vernauwde bloedvat open.

Zijn er te veel vernauwingen of is dotteren niet goed mogelijk, dan kan een bypassoperatie (CABG, coronary artery bypass grafting) worden uitgevoerd.

De verschijnselen van een hartinfarct zijn:

– Acute, hevige pijn op de borst middenvoor, soms uitstralend naar hals of armen, die ook in rust langer aanhoudt (langer dan vijf minuten).
– Shockverschijnselen: door de verminderde hartwerking zal de circulatie in het lichaam sterk verminderen. Dit uit zich in:

- zwakke pols;
- versnelde ademhaling;
- bleekheid;
- transpireren;
- koude en klamme huid;
- misselijkheid en braken.

Vrouwen ervaren bij een hartinfarct andere klachten dan mannen. Als zij een infarct hebben, staat lang niet altijd de pijn op de borst op de voorgrond. Vrouwen hebben, vaker dan mannen, een of meer van de volgende klachten:
- pijn in de bovenbuik, kaak, nek of rug;
- pijn tussen de schouderbladen;
- kortademigheid;
- extreme moeheid;
- duizeligheid;
- onrustig gevoel, angst en snelle ademhaling;
- misselijkheid of braken.

Bij ernstige infarcten kan er bewusteloosheid optreden, ventrikelfibrilleren ontstaan en – bij uitblijven van behandeling – de dood intreden.

De genoemde klachten *hoeven* niet op te treden. Ongeveer een vijfde deel van de hartinfarcten verloopt zelfs zonder klachten of symptomen: een zogenoemd 'stil infarct'.

8.3.4 Verhoogde bloeddruk (hypertensie)

Een gevolg van atherosclerose kan verhoogde bloeddruk (*hypertensie*) zijn. De verharde en onregelmatige arteriewand is minder elastisch en kan de drukgolf na de systole van het hart minder goed opvangen. Dit veroorzaakt een verhoogde systolische druk in de aangetaste arteriën. Dat is vooral het geval bij aantastingen in de aorta, maar ook in de kleinere arteriën in allerlei organen.

Men spreekt van hypertensie als de diastolische bloeddruk boven de 90 mm kwik komt en als de systolische bloeddruk gestegen is tot boven de 140 à 160 mm kwik.

Hypertensie kan zonder duidelijk aanwijsbare oorzaak aanwezig zijn. Dit noemen we dan *essentiële hypertensie*. Vaak komt deze vorm familiair voor. Hypertensie kan ook weer een rol spelen bij het ontstaan van atherosclerose en nierafwijkingen.

8.3.5 Verlaagde bloeddruk (hypotensie)

Een verlaagde bloeddruk (*hypotensie*) komt ook voor. Vrouwen en slanke mensen hebben vaak een lagere bloeddruk. Lage bloeddruk wordt pas een probleem als mensen klachten krijgen door verminderde bloedtoevoer naar de hersenen. Voorbeelden van klachten van hypotensie zijn: duizeligheid, licht worden in het hoofd, zwarte vlekken zien en flauwvallen (*collaberen*). Klachten treden meestal op tijdens of enkele minuten na het opstaan uit de stoel of van bed. Dit noemen we orthostatische hypotensie.

Een kortdurende voorbijgaande bewusteloosheid als gevolg van een te lage bloeddruk heet ook wel *syncope*. Meestal is dit een onschuldige aandoening, maar het kan soms ook komen door ernstig bloedverlies of hartziekten. Het kan ook een verschijnsel zijn van een levensbedreigende situatie (*shock*).

8.3.6 Shock

Shock is een toestand waarbij er te weinig bloed door de bloedvaten stroomt. Er is een tekort aan circulerend bloedvolume, bijvoorbeeld door ernstig bloedverlies, overmatig vochtverlies door braken of diarree of door vaatverwijding. Bij een shock is de systolische bloeddruk onder de 90 mm kwik. Door het tekort aan circulerend bloed ontstaat er een zuurstoftekort in de organen. Het lichaam probeert dit te compenseren door het bloed sneller rond te pompen, sneller te ademen en de minder belangrijke organen (zoals de huid) van minder bloed te voorzien. De huid is daardoor bleek, koud en klam. De (dreigende) shock veroorzaakt verder rusteloosheid en angst. Als de situatie blijft bestaan en niet verbetert, treedt door de afnemende circulatie in de hersenen sufheid en verwardheid op en uiteindelijk bewusteloosheid. Duurt het nog langer, dan treedt echte schade op aan hart, hersenen of andere organen. Shock is dus levensbedreigend.

De symptomen van een shock kunnen optreden bij een hartinfarct (*cardiogene* shock).

Een *anafylactische* shock treedt op bij een allergische reactie waarbij veel histamine vrijkomt. Histamine verwijdt de bloedvaten en daarmee wordt de inhoud van het vaatstelsel opeens erg vergroot en daalt de bloeddruk fors.

Bij een *septische* shock zijn er bacteriën in de bloedbaan terechtgekomen. Hierdoor ontstaat een prikkeling van de vaatwand, waardoor de bloedvaten open gaan staan.

8.3.7 Aneurysma

Een *aneurysma* is een plaatselijke verwijding van de wand van een arterie. Vooral het aneurysma aortae abdominalis (AAA) is ernstig, omdat door de verwijding en verzwakking de aortawand plotseling kan scheuren. Daarbij kan de scheur zo zijn, dat er bloed tussen de verschillende lagen van de aorta komt (Aneurysma dissecans). Kenmerkend is de plotselinge en heftige pijn die hierbij optreedt. Ook kan de aortawand helemaal scheuren, waardoor een erg grote arteriële, inwendige bloeding ontstaat, met heel vaak de dood tot gevolg.

8.4 Aandoeningen van de aders (venen)

8.4.1 Spataders (varices)

Spataders (*varices*) zijn aders waarvan de wanden zijn uitgezet door druk. Er is een vertraagde terugstroming van bloed naar het hart. De kleppen in de venen werken niet meer voldoende door de verwijding van de vaten. Er komt een steeds grotere stuwing in de vaten, waardoor er een nog sterkere verwijding optreedt.

Spataders kunnen ook ontstaan als gevolg van hevig persen rond de anus (aambeien, *hemorroïden*), maar komen met name voor in de benen. Andere plaatsen waar varices kunnen voorkomen, zijn in de slokdarm (oesofagus; bij levercirrose) of aan het vrouwelijke geslachtsorgaan (vulva) (bijvoorbeeld tijdens de zwangerschap).

De klachten bij varices in de benen zijn vermoeidheid in de benen, vaak gepaard gaand met oedeem en pijn.

De gevaren van varices zijn:
- Als gevolg van stuwing: een slechtere doorbloeding van bijvoorbeeld het been, waardoor weefsel kan afsterven. Dit komt vooral tot uiting aan de huid van het onderbeen. Er ontstaat dan een zogenoemd 'open been' (*ulcus cruris*).
- Door de verwijding van de vaatwand stroomt het bloed zo langzaam, dat stolsels zich aan de wand afzetten (*trombose*).

8.4.2 Trombose

Trombose is een aandoening waarbij er in de bloedvaten een bloedstolsel, de zogenaamde *trombus*, gevormd wordt. De trombus kan een ader of slagader helemaal of voor een deel afsluiten. Veneuze trombose kan op verschillende plekken voorkomen. Het komt het meeste voor in een been. Het been (meestal de kuit) wordt dan dik en de huid gaat glanzen. Het been wordt pijnlijk en vaak ook rood en warm. Dit noemt men een trombosebeen of diepe veneuze trombose. Een trombosebeen kan plotseling ontstaan of in een paar dagen en geeft overigens niet altijd klachten.

Bij een trombosebeen bestaat het gevaar dat er bloedpropjes losschieten en in de longvaten weer gaan vastzitten (*longembolie*; zie hierna).

Een arteriële trombus komt ook voor. Deze leidt tot een verminderde bloedtoevoer in de weefsels die door deze slagader worden verzorgd. Dit leidt tot ischemie of uiteindelijk een infarct.

8.4.3 Longembolie

Een longembolie ontstaat meestal doordat een bloedstolsel (*trombus*) (of een stukje daarvan) uit een beenader loslaat. Het stroomt met het bloed mee, gaat door het hart en komt uiteindelijk ergens in de longvaten vast te zitten. Het veroorzaakt plotselinge, heftige pijn in de borst en kortademigheid.

8.4.4 Ontstekingen

Tromboflebitis komt voor in een door een trombus afgesloten ader, waarbij de vaatwand en de omgeving zijn ontstoken. Het aangedane lichaamsdeel, meestal het been, is rood, wat gezwollen en pijnlijk.

De *ziekte van Buerger (tromboangiitis obliterans)* is een ontsteking van de arteriën en venen in de armen of benen (extremiteiten). De ziekte komt vooral bij mannen voor. De ontsteking van de binnenwand (*intima*) van het bloedvat veroorzaakt trombusvorming en vernauwing van het bloedvat. Roken is een grote risicofactor.

8.4.5 Ziekte van Raynaud

De *ziekte van Raynaud* is een spastische vernauwing van de perifere arteriolen van met name hand, neus en tenen. Deze spastische vernauwing kan bijvoorbeeld optreden bij blootstelling aan kou. De kenmerken zijn pijn en witte verkleuring van de huid ('dode vinger').

8.5 Woordenlijst

In ▸ H. 1 zijn algemene regels voor de uitspraak van Latijnse woorden gegeven. In deze woordenlijst vind je nog extra aanwijzingen voor een juiste uitspraak:
- Een onderstreping betekent dat de klemtoon op de onderstreepte klinker ligt, bijvoorbeeld: erytrocyt.
- Een 'woord' tussen rechte haken geeft (bij benadering) de letterlijke uitspraak van de medische term, bijvoorbeeld: [eerietroosiet].

aneurysma	– plaatselijke, pathologische verwijding van de wand van een arterie [anuirismaa]
angina pectoris	– pijn op de borst bij inspanning, veroorzaakt door zuurstofgebrek van de hartspier ten gevolge van een vernauwing van de arteria coronaria [pèktoris]
aritmie	– verstoord hartritme
arteriosclerose	– slagaderverkalking [arteeriejooskleeroose]
astma cardiale	– kortademigheid ten gevolge van decompensatio cordis [kardiejaale]
atherosclerose	– aderverkalking (liever slagaderverkalking) [aateerooskleeroose]
atriumfibrilleren	– snel en ongecoördineerd samentrekken van de hartboezems
bradycardie	– lage hartfrequentie [braadiekardie]
cardiomyopathie	– ziekte van de hartspier [kardiejoo-miejoopaatie]
claudicatio intermittens	– etalagebenen: pijnlijke benen ten gevolge van afsluiting van arteriolen in de benen, waardoor de patiënt alleen korte afstanden kan lopen [klaudiekaatsiejoo]
coarctatio aortae	– vernauwing in de aorta, meestal ter hoogte van de aftakking van de linker ondersleutelbeenslagader [koo-arktaatiejoo a-ortee]
collaberen	– flauwvallen [kollabeeren]
collaps	– flauwte; plotseling in elkaar zakken met tijdelijk bewustzijnsverlies [kollaps]
coronaire sclerose	– vernauwing van kransslagaders door atherosclerose [koroonère skleeroose]
cyanose	– blauwachtige verkleuring van de huid en de slijmvliezen door onvoldoende zuurstof in het bloed [siejaanoose]
decompensatio cordis	– hartfalen; onvermogen van het hart tot een goede pompfunctie, met als gevolg stuwing voor het hart [dekompènsaatsiejoo kordis]

8.5 · Woordenlijst

ductus arteriosus persistens	– open ductus Botalli [duktus arteriejoosus]
dyspneu	– heftige kortademigheid [dispneu]
elektrocardiogram	– hartfilmpje
embolie	– het blijven steken van een embolus in een bloedvat. Meestal betreft het een stolsel dat elders van de vaatwand is losgeraakt
endocarditis lenta	– een ontsteking van het endocard, veroorzaakt door bacteriën (meestal hemolytische streptokokken) [èndookardietis]
essentiële hypertensie	– hypertensie zonder duidelijk aanwijsbare oorzaak
fibrilleren	– het erg snel en ongecoördineerd samentrekken van afzonderlijke spiervezels van het myocard
gangreen	– necrose in combinatie met een infectie
hartblok	– vertraging of onderbreking in het prikkelgeleidingssysteem van het hart
hemorroïden	– aambeien [heemorroowieden]
hypertensie	– te hoge bloeddruk [hiepertènsie]
hypotensie	– te lage bloeddruk [hiepootènsie]
infarct	– afsterven van weefsel door een verminderde bloedtoevoer [infarkt]
ischemie	– tekort aan zuurstof en voedingsstoffen door verminderde bloedtoevoer naar organen of weefsels [isgemie]
klepinsufficiëntie	– onvoldoende sluiting van een (hart)klep [insuffiesjèntsie]
klepstenose	– vernauwing van een (hart)klep
longembolie	– afsluiting van een bloedvat in de long door (meestal) een losgeschoten trombus
longoedeem	– ophoping van vocht in het longweefsel door verminderde hartfunctie; 'vocht achter de longen' [eudeem]
milieu interne	– biochemische samenstelling van de weefselvloeistof
myocardinfarct	– hartaanval; beschadiging van de hartspier door ischemie [miejookardinfarkt]
myocarditis	– ontsteking van de hartspier [miejookardietis]
necrose	– versterf van weefsel [neekroose]
nycturie	– frequente nachtelijke urinelozing [niktuurie]
oedeem	– overmatige ophoping van vocht in (de intercellulaire ruimte van) weefsel [eudeem]
open ductus Botalli	– na de geboorte open gebleven verbinding tussen aorta en arteria pulmonalis [duktus bootallie]
palpitaties	– hartkloppingen
pericarditis	– ontsteking van het hartzakje [peeriekardietis]
plaque	– korstachtige beschadiging van de binnenwand van de arterie [plak]
septumdefect	– opening in het tussenschot van het hart (atrium- of ventrikelseptumdefect; ASD, resp. VSD)

shock	– toestand waarbij er een tekort is aan circulerend bloedvolume [sjok]
s**ou**ffle	– hartgeruis [soefle]
stent	– zelf expanderend, metalen veertje dat wordt geplaatst in een bloedvat
sync**o**pe	– kortdurende voorbijgaande bewusteloosheid door verminderde bloedtoevoer naar de hersenen [sinkoope]
tachycard**ie**	– snelle hartwerking [taggiekardie]
trombofleb**i**tis	– afsluiting van een ader door een trombus, met ontsteking van de vaatwand en de omgeving
tromb**o**se	– aandoening waarbij er in de bloedvaten een trombus gevormd wordt
tr**o**mbus	– bloedstolsel
ulcus cr**u**ris	– (letterlijk: zweer van het been) open been [ulkus kruuris]
v**a**rices	– spataders [vaariesès]
ventriculaire **e**xtras**y**stole	– VES, voortijdige samentrekking van de hartkamers [vèntriekuulère èkstraasistoole]
ziekte van B**u**erger	– tromboangiitis obliterans, chronische ontsteking van bloedvaten in vooral de benen [buurger]
ziekte van Rayn**au**d	– spastische vernauwing van de perifere arteriolen in vooral de handen [reenoo]

■ Vragen en opdrachten

1. Noem specifieke symptomen die met afwijkingen van het hart te maken hebben en verklaar ze.
2. Noem aangeboren afwijkingen aan het hart en de grote vaten. Wat zijn de gevolgen ervan?
3. Wat is het verschil tussen angina pectoris en een hartinfarct?
4. Waardoor kan een decompensatio cordis ontstaan?
5. Wat is astma cardiale? Verklaar de verschijnselen.
6. Noem enkele arteriële vaatafwijkingen.
7. Welke afwijkingen van de venen ken je? Welke complicaties kunnen deze geven?
8. Wat is ventrikelfibrilleren, wanneer kan dat ontstaan en hoe zou dit kunnen worden behandeld?
9. Noem oorzaken van hypertensie. Wat is het gevaar van deze aandoening?
10. Wanneer mag men spreken van shock? Noem drie oorzaken van shock.

Bloed en bloedvormende organen

9.1 Bouw en functie – 100

9.2 Aandoeningen van het bloed en bloedvormende organen – 101
9.2.1 Erfelijke afwijkingen – 101
9.2.2 Bloedarmoede (anemie) – 103
9.2.3 Kwaadaardige (maligne) aandoeningen van de bloedvormende organen – 104

9.3 Woordenlijst – 105

© Bohn Stafleu van Loghum is een imprint van Springer Media B.V., onderdeel van Springer Nature 2021
G. H. Mellema, *Medische terminologie pathologie*, Basiswerk AG,
https://doi.org/10.1007/978-90-368-2576-4_9

9.1 Bouw en functie

Bloed bestaat uit een vloeistof (plasma) en uit vaste bestanddelen (bloedcellen). In het plasma bevinden zich verschillende soorten bloedeiwitten en opgeloste voedingsstoffen. De bloedcellen zijn te verdelen in:
- witte bloedcellen (leukocyten), die weer zijn onder te verdelen in (❏ fig. 9.1):
  - granulocyten;
  - monocyten;
  - lymfocyten.
- rode bloedcellen (erytrocyten);
- bloedplaatjes (trombocyten).

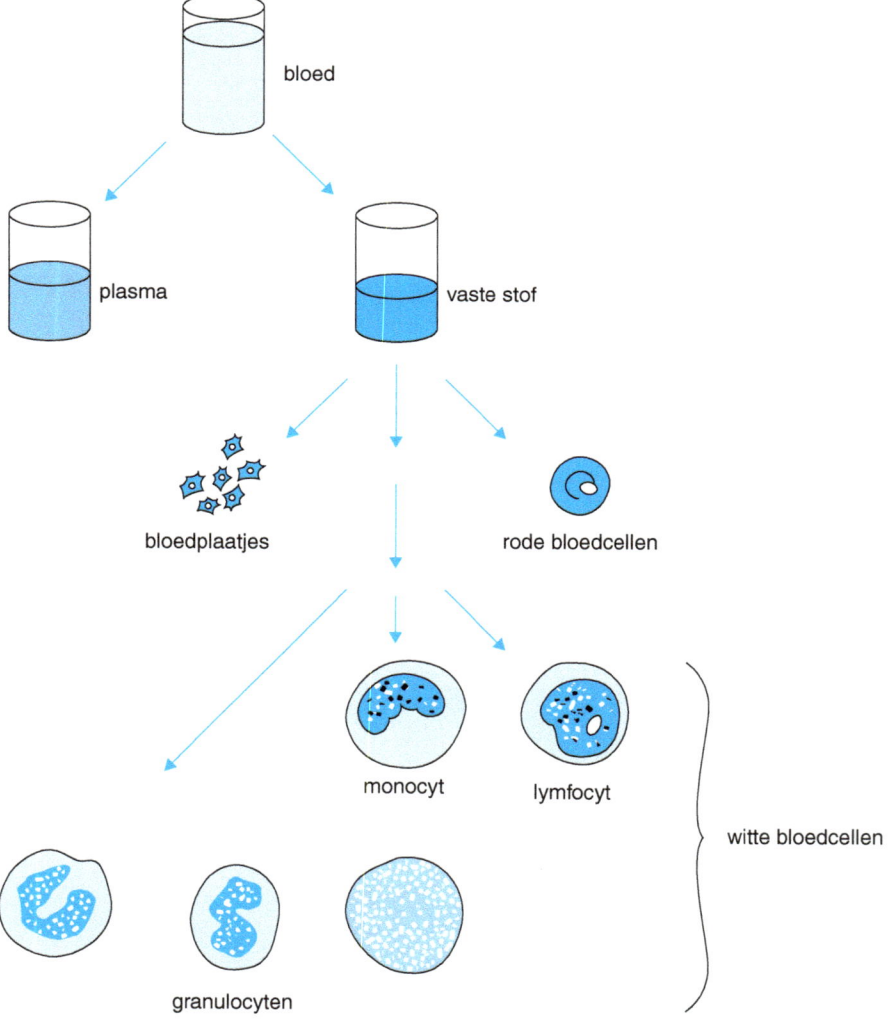

❏ **Figuur 9.1** De vorming van bloedcellen

Het bloed heeft vijf belangrijke functies:
- transportfunctie:
  - aanvoer van voedings- en bouwstoffen naar de lichaamscellen;
  - afvoer van afvalstoffen die bij het verbrandingsproces in de cellen ontstaan naar de uitscheidingsorganen;
- temperatuurhandhaving;
- afweermechanisme tegen in het lichaam binnengedrongen vreemde stoffen;
- in evenwicht houden van het interne milieu, onder meer door het vochtgehalte en de juiste zuurgraad in het lichaam te reguleren;
- bloedstolling, bloedplaatjes, stollingseiwitten als fibrinogeen en de verschillende stollingsfactoren helpen een bloeding te stelpen.

De bloedcellen worden gevormd in verschillende organen in het lichaam. In het rode beenmerg worden erytrocyten, trombocyten, monocyten en granulocyten gevormd. In lymfeklieren ontwikkelen zich de lymfocyten.

De afbraak van bloedcellen gebeurt door de organen van het reticulo-endotheliaal systeem (RES), waartoe onder andere de lever en de milt behoren.

9.2 Aandoeningen van het bloed en bloedvormende organen

De ziekten van het bloed hebben vooral gevolgen voor de uitvoering van de functies van het bloed.

9.2.1 Erfelijke afwijkingen

Bij de meeste erfelijke afwijkingen van het bloed ontbreekt er een van de vele stollingsfactoren. Dit uit zich in een stollingsstoornis (◘ fig. 9.2). Bij het ingewikkelde proces van de bloedstolling spelen, naast de trombocyten en het bloedeiwit fibrinogeen, nog een groot aantal stollingsfactoren een rol.

Hemofilie

Bloederziekte (meestal wordt de Latijnse naam *hemofilie* gebruikt) erft X-gebonden recessief over. Dat komt doordat het afwijkende gen op het X-chromosoom zit. Bij de meeste X-gebonden recessieve ziekten krijgen mannen de ziekte wel en vrouwen niet, omdat vrouwen een tweede, gezond X-chromosoom hebben zonder mutatie. Vrouwen zijn dan wel drager, maar de recessief erfelijke ziekte komt bij hen niet tot uiting (zie ook ▶ H. 5). Hemofilie is een afwijking in het stollingsproces, waardoor bloedingen veel langer duren dan normaal. De oorzaak is het ontbreken van stollingsfactor VIII of IX. Steeds optredende bloedingen in gewrichten of spieren kunnen uiteindelijk leiden tot verschillende beschadigingen, zoals gewrichtsafwijkingen en contracturen (blijvende samentrekking of verkorting van spieren).

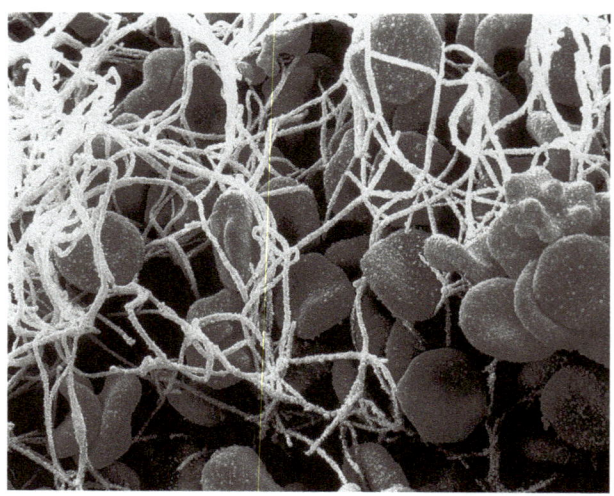

◘ **Figuur 9.2** Een opname met een elektronenmicroscoop van een vers bloedstolsel: de rode bloedcellen zitten gevangen in een netwerk van fibrinedraden; als die ontbreken, is de stolling verstoord

Sikkelcelanemie

Een andere recessief erfelijke afwijking is sikkelcelanemie. Bij sikkelcelanemie vervormt de erytrocyt (door een fout in de hemoglobineketen) bij een verzuurde omgeving en bij een tekort aan zuurstof tot een scherpe halve maan, een sikkel. De erytrocyten zijn door de afwijkende vorm minder flexibel en kunnen daardoor niet goed door de haarvaten stromen. Ze kunnen in die vaatjes vast komen te zitten en gaan samenklonteren (*agglutineren*), waardoor het bloed de weefsels niet kan bereiken. Dit veroorzaakt zuurstofgebrek (*anoxie*) waardoor de sikkelcelvorming nog erger wordt.

Resusantagonisme

Het resusantigeen is aan erytrocyten gebonden en komt bij het grootste deel van de Nederlandse bevolking voor. Wanneer dit antigeen niet in het bloed aanwezig is, spreken we van resusnegatief bloed. Iemand die resusnegatief is, kan antistoffen vormen wanneer hij een transfusie met resuspositief bloed krijgt. Deze antigeen-antistofreactie (*resusantagonisme*) veroorzaakt een samenklontering (*agglutinatie*) van erytrocyten, met als gevolg een verhoogde afbraak van erytrocyten (*hemolyse*).

Een zwangere vrouw (*gravida*) met resusnegatief bloed die in verwachting is van een baby met resuspositief bloed, zal antistoffen vormen tegen de resusfactor in het bloed van het kind (foetale bloed). Daardoor kan bij de baby bloedafbraak optreden. Bij de eerste zwangerschap moet het moederlichaam als het ware nog leren deze antistof te maken, maar bij herhaalde zwangerschappen met resuspositieve kinderen kan dit heel ernstige gevolgen hebben voor de baby.

9.2.2 Bloedarmoede (anemie)

Bij bloedarmoede (*anemie*) is er een vermindering van het hemoglobinegehalte, van het aantal erytrocyten of een combinatie hiervan. Het gevolg van anemie is dat het bloed minder zuurstof kan vervoeren (zuurstof bindt zich aan het hemoglobine van de erytrocyt).

Oorzaken van een anemie zijn:
1. Verlies van erytrocyten als gevolg van acuut of chronisch bloedverlies.
2. Aanmaakstoornis ten gevolge van:
    tekort aan ijzer, dat een essentieel onderdeel is van hemoglobine. Is er te weinig ijzer, dan wordt er te weinig hemoglobine aangemaakt. Het aanwezige hemoglobine wordt dan verspreid over zo veel mogelijk erytrocyten. Deze zijn dan kleiner (*microcytair*) en bevatten minder hemoglobine dan normaal (*hypochroom*). Anemie door ijzergebrek kan onder andere veroorzaakt worden door:
    – slechte voeding (met weinig ijzer);
    – chronisch bloedverlies;
    – het niet opnemen van ijzer uit het voedsel in de darm, zoals bij verstoring van de vertering (*malabsorptie*), van de opname en van het vervoer van voedingsstoffen.
    tekort aan vitamine B12 of foliumzuur. Hierdoor wordt de aanmaak van erytrocyten belemmerd. Er zijn daardoor te weinig erytrocyten. Het aanwezige hemoglobine wordt dan over het beperkte aantal erytrocyten verdeeld. De erytrocyten worden dan groter (*macrocytair*) en bevatten meer hemoglobine dan normaal (*hyperchroom*).
    Soms is het tekort aan vitamine B12 te wijten aan een auto-immuunaandoening van het maagslijmvlies, waardoor een tekort ontstaat van de zogenoemde intrinsieke factor van Castle. Deze vorm van bloedarmoede noemen we een *pernicieuze anemie*.
    onvoldoende aanmaak in het rode beenmerg van erytrocyten (*aplastische anemie*). Dit komt voor bij leukemie en uitgebreide botmetastasen (die het beenmerg verdringen), of na chemotherapie of radiotherapie (die de celdeling remmen). Aplastische anemie komt ook voor bij een tekort aan erytropoëtine ofwel epo. Erytropoëtine stimuleert het beenmerg om erytrocyten aan te maken. Erytropoëtine wordt aangemaakt door de nieren. Als de nieren niet werken, zoals bij chronische nierziekten, ontstaat er een tekort aan epo en daardoor een tekort aan erytrocyten.
3. Versnelde afbraak van erytrocyten: *hemolytische anemie*. De oorzaak van de versnelde afbraak kan een auto-immuunaandoening zijn, maar ook een afwijkende vorm, zoals de sikkelcelanemie.

De gemeenschappelijke verschijnselen van al deze soorten anemie zijn:
- bleek zien, met bleekheid van de huid en de slijmvliezen (ogen, binnenzijde van de mond);
- moeheid en malaise;
- hoofdpijn en duizeligheid, vooral bij het opstaan;
- bij ernstige anemie:
    kortademigheid bij inspanning (*dyspnoe d'effort*), omdat er minder mogelijkheid van zuurstoftransport is;
    als compensatie voor de verminderde hoeveelheid bloed: een snellere hartwerking met hartkloppingen en een snellere hartslag in rust.

9.2.3 Kwaadaardige (maligne) aandoeningen van de bloedvormende organen

Leukemie

Leukemie is een verzamelnaam voor verschillende vormen van beenmergkanker. Kenmerkend is een abnormale vorming (woekering) van leukocyten, waardoor veel voorstadia (jonge vormen) van leukocyten, evenals gedegenereerde leukocyten, in het bloed komen. Dit kan zowel de lymfocyten, de monocyten als de granulocyten betreffen. Bij een woekering van de lymfocyten spreken we van een *lymfatische* leukemie. Een woekering van granulocyten heet een *myeloïde* leukemie. Beide vormen kunnen acuut en chronisch voorkomen.

De oorzaken van leukemie zijn onbekend. Wel wordt de kans op leukemie verhoogd door blootstelling aan radioactieve straling en een behandeling met chemotherapie in de voorgeschiedenis.

De verschijnselen van leukemie zijn: moeheid, malaise en een verminderde afweer. Dit kan zich uiten in vatbaarheid voor infecties en perioden met hoge koorts. Vaak bestaan er lymfeklierzwellingen (vooral als gevolg van de ontstekingen) en een gezwollen lever en milt. Kenmerkend voor leukemie is dat in het bloed erg veel abnormale en jonge vormen (blasten) van de leukocyten aanwezig zijn.

De aanmaak van andere bloedcellen (erytrocyten en trombocyten) in het beenmerg wordt verdrongen door de woekering van leukocyten. Door het gebrek aan erytrocyten kan anemie ontstaan, met gevolgen voor het zuurstoftransport, en door het gebrek aan trombocyten is er een verhoogde bloedingsneiging.

Doordat de leukocyten hun afweerfunctie niet meer goed kunnen vervullen, treden er vaker infecties op, waardoor de patiënt verzwakt en nog minder weerstand heeft.

Bij een chronische leukemie treden de symptomen veel sluipender op dan bij de acute vorm. De acute vormen van leukemie komen vaker bij jongeren voor, zijn agressiever en leiden vaker tot de dood.

Ziekte van Hodgkin

De ziekte van Hodgkin (hodgkinlymfoom) is een kwaadaardige woekering in het weefsel van de lymfeklieren en behoort tot de groep lymfomen. De aangedane lymfeklieren zwellen op en produceren grote hoeveelheden abnormale lymfocyten. Via de lymfebanen (lymfogeen), maar later ook via de bloedbaan (hematogeen), kan uitzaaiing (metastasering) naar andere klieren en andere plaatsen, zoals de milt en de lever, plaatsvinden. De meeste patiënten met een hodgkinlymfoom hebben weinig klachten en melden zich met één opgezette lymfeklier. Vaak wordt daarbij een zwelling in de hals, boven het sleutelbeen, of soms onder de oksel gezien die pijnloos is en meestal maar langzaam groter wordt. Bij sommige patiënten wordt de ziekte bij toeval ontdekt als er (om een andere reden, bijvoorbeeld een keuring) een borstfoto (thoraxfoto) gemaakt wordt waarop een zwelling te zien is in de ruimte tussen beide longen (het mediastinum) Andere symptomen zijn: onbegrepen ernstig gewichtsverlies bij meestal goede eetlust, vermoeidheid, maar ook nachtelijk zweten en hardnekkige jeuk.

Non-hodgkinlymfoom

Het non-hodgkinlymfoom is ook een lymfoom, maar het microscopische beeld van de aangetaste klier wijkt af van dat van de ziekte van Hodgkin. Een non-hodgkinlymfoom ontstaat op één plaats in het lichaam, meestal in een lymfeklier of in het beenmerg en breidt zich vervolgens verder uit in de loop van maanden tot jaren. Omdat lymfocyten zich door het hele lichaam verspreiden, kunnen cellen van deze lymfomen zich behalve in de lymfeklieren ook nestelen in de milt, de lever, het beenmerg en opvallend vaak ook in allerlei andere organen Ook bij het non-hodgkinlymfoom is er sprake van kwaadaardigheid (maligniteit). Bij een snelle diagnostiek en therapie, bestaat er, evenals bij de ziekte van Hodgkin, een grote overlevingskans.

Ziekte van Kahler

Bij de ziekte van Kahler (*multipel myeloom*) treedt een woekering op van afwijkende typen plasmacellen in het beenmerg. Deze kwaadaardige (*maligne*) cellen verdringen op den duur de aanmaak van gezonde cellen in het rode beenmerg, met als gevolg anemie (leidend tot vermoeidheid), tekort aan granulocyten (leidend tot meer kans op infectie) en tekort aan trombocyten (leidend tot bloedingen). Plasmacellen zijn lymfoïde cellen die normaal gesproken antistoffen produceren. De pathologische cellen maken abnormale antistoffen aan en onderdrukken de normale plasmacellen, waardoor de afweer van het lichaam nog verder vermindert. Doordat ook het botweefsel wordt aangetast, ontstaan botpijnen en kunnen spontane fracturen en inzakkingen van de wervels optreden. Kenmerkend voor de ziekte van Kahler is dat er in het bloedplasma een bijzonder eiwit voorkomt: het bence-joneseiwit.

9.3 Woordenlijst

In ▶ H. 1 zijn algemene regels voor de uitspraak van Latijnse woorden gegeven. In deze woordenlijst vind je nog extra aanwijzingen voor een juiste uitspraak:
- Een onderstreping betekent dat de klemtoon op de onderstreepte klinker ligt, bijvoorbeeld: erytrocyt.
- Een 'woord' tussen rechte haken geeft (bij benadering) de letterlijke uitspraak van de medische term, bijvoorbeeld: [eerietroosiet]

acute lymfatische leukemie (ALL)	– acute vorm van leukemie, vooral lymfocyten [luikeemie, ook leukeemie]
acute myeloïde leukemie (AML)	– acute vorm van leukemie, vooral granulocyten [akuute miejeloowiede luikeemie, ook leukeemie]
agglutinatie	– samenklontering van erytrocyten
anemie	– bloedarmoede
anoxie	– zuurstofgebrek [anoksie]
aplastische anemie	– soort bloedarmoede ten gevolge van onvoldoende aanmaak van erytrocyten
chronische lymfatische leukemie (CLL)	– chronische vorm van leukemie, vooral lymfocyten [grooniese limfaatiese luikeemie, ook leukeemie]

chronische myeloïde leukemie (CML)	– chronische vorm van leukemie, vooral granulocyten [grooniese miejeloowiede luikeemie, ook leukeemie]
dyspnoe d'effort	– kortademigheid bij inspanning [dispneu dèffor]
fibrinogeen	– stollingseiwit in bloedplasma
gravida	– zwangere vrouw
hemofilie	– bloederziekte
hemolyse	– (verhoogde) afbraak van erytrocyten [heemooliese]
hemolytische anemie	– bloedarmoede ten gevolge van voortijdige afbraak van rode bloedcellen [heemoolietiese]
hyperchrome anemie	– bloedarmoede met een lager aantal erytrocyten, die echter een te hoog hemoglobinegehalte hebben [hiepergroome]
hypochrome anemie	– bloedarmoede met een normaal aantal erytrocyten, die echter een te laag hemoglobinegehalte hebben [hiepoogroome]
leukemie	– maligne woekering van leukocyten in bloedvormende organen [luikeemie, ook leukeemie]
leukopenie	– vermindering van het aantal leukocyten [luikoopeenie, ook leukoopeenie]
malabsorptie	– verstoring van vertering, opname en vervoer van voedingsstoffen [mal-apsorpsie]
pernicieuze anemie	– bloedarmoede, veroorzaakt door een tekort aan vitamine B12, vanwege het ontbreken van de intrinsieke factor van Castle [pèrniesjeuze]
resusantagonisme	– antigeen-antistofreactie veroorzaakt door de vorming van antistoffen tegen het resusantigeen bij een resusnegatief persoon
resusfactor	– antigene stof in de rode bloedcellen
trombocytopenie	– vermindering van het aantal trombocyten [tromboosietoopeenie]
ziekte van Hodgkin	– lymphogranuloma malignum, maligne woekeringen in lymfatisch weefsel
ziekte van Kahler	– multipel myeloom, woekering van maligne plasmacellen

- **Vragen en opdrachten**
1. Waarom moet iemand die hemofilie heeft altijd voorzichtig zijn?
2. Welke verschijnselen doen zich bij bloedziekten vaak voor?
3. Waarom is bij een zwangerschap de resusfactor van de vader en de moeder belangrijk?
4. Welke organen zijn bij leukemie aangetast?
5. Wat zijn de verschijnselen van leukemie en welke complicaties doen zich vaak voor?

6. Wat verstaat men onder de ziekte van Kahler?
7. Welke soorten anemie ken je en wat zijn de oorzaken ervan?
8. Waarom komt hemofilie gewoonlijk alleen bij mannen (jongens) voor? Kunnen mensen met deze aandoening zonder enig probleem naar de mondhygiëniste? Verklaar je antwoord.

Nieren, urinewegen en mannelijke geslachtsorganen

10.1 Bouw en functie – 111

10.2 Aandoeningen van de nieren en urinewegen – 112
10.2.1 Aangeboren afwijkingen – 112
10.2.2 Ontstekingen – 112
10.2.3 Nierinsufficiëntie – 113
10.2.4 Nierstenen (nefrolithiasis) – 114
10.2.5 Urinewegafsluiting (hydronefrose) – 114
10.2.6 Tumoren van de nieren – 115

10.3 Aandoeningen van de blaas – 115
10.3.1 Ontsteking – 115
10.3.2 Tumoren van de blaas – 116
10.3.3 Incontinentie – 116

10.4 Aandoeningen van de prostaat – 116
10.4.1 Ontsteking – 117
10.4.2 Vergroting van de prostaat – 117
10.4.3 Prostaatcarcinoom – 118

10.5 Aandoeningen van het uitwendig mannelijk geslachtsorgaan – 119
10.5.1 Aangeboren afwijkingen – 119
10.5.2 Ontsteking – 120
10.5.3 Zaadcyste (spermatokèle) – 120
10.5.4 Waterzakbreuk (hydrokèle testis) – 121
10.5.5 Torsio testis – 121

© Bohn Stafleu van Loghum is een imprint van Springer Media B.V., onderdeel van Springer Nature 2021
G. H. Mellema, *Medische terminologie pathologie*, Basiswerk AG,
https://doi.org/10.1007/978-90-368-2576-4_10

10.5.6	Tumor	– 121
10.5.7	Voorhuidvernauwing (fimosis)	– 121
10.5.8	Erectiestoornis	– 121
10.5.9	Priapisme	– 122
10.6	Woordenlijst	– 122

10.1 Bouw en functie

De nier is te verdelen in:
- nierschors (cortex renalis);
- niermerg (medulla renalis);
- nierbekken (pyelum).

In de cortex renalis bevinden zich miljoenen nierlichaampjes (*nefronen*), die ieder voor zich het bloed ontdoen van afvalstoffen en overtollig vocht. Via afvoerbuisjes in het niermerg (medulla) komt de urine in het nierbekken (pyelum). Vandaar loopt de urineleider (ureter) naar de urineblaas (vesica urinaria), die als verzamelplaats van urine dienst doet.

Bij vulling van de blaas treedt er een prikkel in werking die door het autonome zenuwstelsel wordt gereguleerd. Daarop opent de sluitspier (sfincter) van de blaas zich en verlaat de urine via de urinebuis (urethra) het lichaam (fig. 10.1).

De nieren hebben een zuiverende functie. Bij aandoeningen van de nieren is deze functie vaak verstoord. Hierdoor worden afvalproducten en overtollig vocht slecht uitgescheiden, met als gevolg een opeenhoping van deze stoffen in het lichaam. Gelukkig hebben de nieren een grote reservecapaciteit, waardoor de zuiverende functie lang in stand blijft.

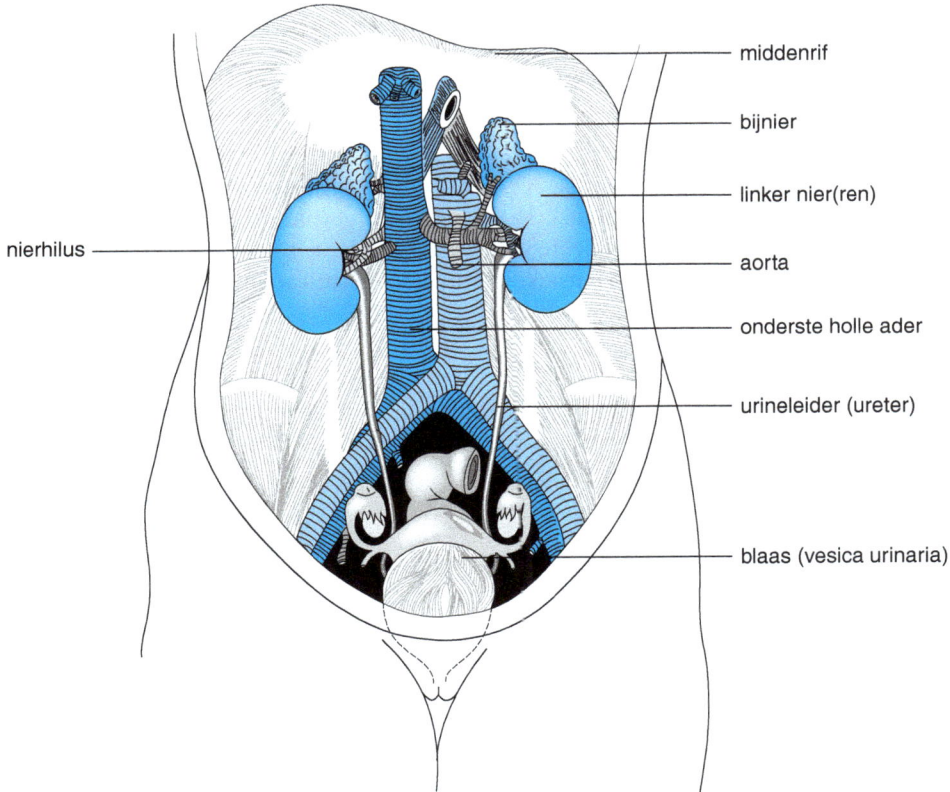

Figuur 10.1 Ligging van de nieren en urinewegen

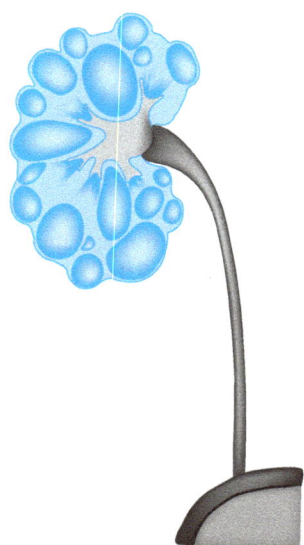

Figuur 10.2 Cystenier

10.2 Aandoeningen van de nieren en urinewegen

10.2.1 Aangeboren afwijkingen

Cystenieren

Van de aangeboren afwijkingen is de cystenier de belangrijkste (fig. 10.2). Hierbij zijn in de nieren heel veel zogenoemde *cysten* (met vocht gevulde holten) aanwezig. Wanneer de capaciteit van de nieren niet te veel wordt beperkt, kunnen de cysten symptoomloos aanwezig zijn. Bij groei of ontsteking kunnen verschijnselen van nierinsufficiëntie optreden.

Niercyste

Daarnaast kan het voorkomen dat er zich één (grote) cyste in de nier bevindt. Deze niercyste heeft geen klinische betekenis en wordt meestal bij toeval gevonden (bijvoorbeeld bij CT-scan of obductie).

10.2.2 Ontstekingen

Een urineweginfectie (vaak afgekort als UWI) wordt meestal veroorzaakt door bacteriën, waarvan de darmbacterie *Escherichia coli* (E.coli) het meest voorkomt.

Ontstekingen van de nieren en de urinewegen worden beïnvloed door factoren als:
- onvoldoende legen van de blaas bij plassen;
- te lang de plas ophouden;
- de samenstelling van de urine;
- de lengte van de urinebuis;

- aangeboren afwijkingen;
- diabetes mellitus;
- zwangerschap;
- slechte sanitaire hygiëne;
- bedlegerigheid.

Blaasontsteking (cystitis)

Deze ontsteking van de blaas wordt besproken in ▶ par. 10.3.

Pyelitis en pyelonefritis

De door bacteriën veroorzaakte infecties ontstaan vaak doordat een ontsteking vanuit de blaas in de hogere urinewegen opstijgt naar het nierbekken of verder (*pyelitis* of *pyelonefritis*).

Bij nierbekkenontsteking (*pyelitis*) heeft de patiënt hoge koorts en voelt zich ziek. Kenmerkend hiervoor is ook de pijn in de zij, die soms spontaan wordt aangegeven en soms alleen bij lichamelijk onderzoek kan worden opgewekt als de onderzoeker met de zijkant van de hand een tik geeft in de nierloge (ruimte tussen onderzijde ribbenboog en wervelkolom waarin de nieren zijn gelegen). In de urine bevinden zich leukocyten, bacteriën en soms erytrocyten.

Bij uitbreiding van de pyelitis tot de nierschors (cortex renalis) en dus de nierlichaampjes (nefronen), spreekt men van een *pyelonefritis*. De ontsteking kan zich over de hele nier uitbreiden en ten slotte leiden tot nierfunctieverlies. De symptomen zijn die van een pyelitis, met daarnaast veel albuminen (bloedeiwit) in de urine (*albuminurie*).

Glomerulonefritis

Glomerulonefritis is een ontsteking van de glomeruluscapillairen en vaak een gevolg van een ontsteking elders in het lichaam, bijvoorbeeld een keelontsteking (angina) of belroos (erysipelas). Deze infecties worden veroorzaakt door een zogenaamde hemolytische streptokok die giftige stoffen (toxinen) afscheidt.

De infectie kan zowel acuut als chronisch optreden. Vaak gaat bij chronische glomerulonefritis de niercapaciteit voor een groot deel blijvend verloren. Er treedt nierinsufficiëntie op.

10.2.3 Nierinsufficiëntie

Nieren verwijderen afvalstoffen uit het lichaam en regelen de vochtbalans. Bij een *nierinsufficiëntie* is dit proces verstoord. In de meeste gevallen beginnen mensen zich pas ziek te voelen als hun nierfunctie tot minder dan 40 % van het normale is gedaald. Er hopen zich dan afvalstoffen en vocht op, met oedeem (bijvoorbeeld in de longen) en hoge bloeddruk tot gevolg. Er is sprake van een niervergiftiging (*uremie*).

Acute nierinsufficiëntie kan zich voordoen na een gecompliceerde operatie, bij ernstige verwondingen die gepaard gaan met bloeddrukdaling, gebruik van bepaalde geneesmiddelen, infectieziekten, of wanneer bloedvaten bij de nieren geblokkeerd of ontstoken raken. Dit kan levensbedreigend zijn en vereist directe behandeling door middel van (nier)dialyse. De dialyse zorgt voor zuivering van het bloed: de afvalstoffen en het teveel aan vocht worden verwijderd. De verslechtering van de nierfunctie is vaak tijdelijk.

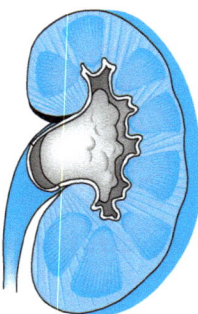

Figuur 10.3 Een vertakkende koraalsteen vanuit het nierbekken in de nierkelkjes

Chronische nierinsufficiëntie ontwikkelt zich geleidelijk, met aanvankelijk weinig verschijnselen. Hypertensie, atherosclerose, chronische glomerulonefritis en diabetes mellitus vormen de meest voorkomende oorzaken. De verslechtering van de nierfunctie is blijvend. Behandeling bestaat uit dieetmaatregelen, medicijnen, dialyse en eventueel een niertransplantatie.

10.2.4 Nierstenen (nefrolithiasis)

Door het neerslaan van kalkachtige stoffen uit de urine in het pyelum kunnen zich vaste kernen vormen: nierstenen (*nefrolithiasis*). De nierstenen kunnen, als ze losraken en zich verplaatsen, hevige kolieken veroorzaken.

De koliek ontstaat doordat het gladde spierweefsel in de wand van het orgaan waarin de 'steen' zich bevindt, samentrekt om de steen uit te scheiden. Dit kan het nierbekken zijn, maar ook de urineleider (fig. 10.3). De koliek kenmerkt zich door hevige, krampende en in golven opkomende pijn gedurende enkele ogenblikken, en gaat gepaard met bewegingsdrang en soms met misselijkheid en braken. Een ander symptoom van een niersteen is *hematurie*: bloed in de urine, vaak alleen microscopisch waarneembaar.

Soms lukt het om de niersteen spontaan uit te plassen. Soms moet de niersteen worden vergruisd of chirurgisch worden verwijderd. Bij vergruizen worden de nierstenen met uitwendige, energierijke schokgolven in heel kleine deeltjes uit elkaar getrild (lithotripsie). Deze kleine brokstukjes worden daarna met de urine uitgeplast.

10.2.5 Urinewegafsluiting (hydronefrose)

Een niersteen kan de urineweg afsluiten (fig. 10.4). Een afsluiting kan ook veroorzaakt worden door een tumor of een afsluitend proces in de verdere urineafvoerweg. De geproduceerde urine kan niet afvloeien en blijft dan in het pyelum. De nier stopt met zijn werking en er ontstaat door de stuwing een nier met een dunne wand, gevuld met 'urine': *hydronefrose*.

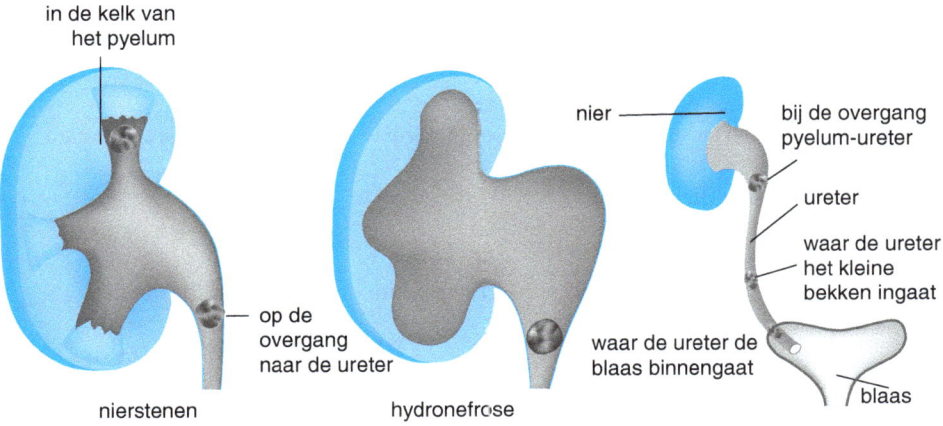

■ **Figuur 10.4** Hydronefrose, plaatsen waar zich een niersteen kan bevinden

10.2.6 Tumoren van de nieren

Er zijn goedaardige en kwaadaardige tumoren. Goedaardige tumoren in de nieren hebben in principe geen behandeling nodig. Alleen bij kwaadaardige tumoren is er sprake van een woekering van cellen die uitgaan van het nierweefsel. Niertumoren worden steeds vaker ontdekt als ze nog klein zijn, meestal bij toeval tijdens een ander onderzoek.

Zowel bij volwassenen als bij kinderen komen maligne niertumoren voor. Bij het kind is dit de *Wilmstumor* (nefroblastoom). Gewoonlijk treedt deze vorm van nierkanker op gedurende de eerste vijf levensjaren van het kind en meestal wordt er maar één nier aangetast. De tumor kan door het kapsel van de nier heen breken en naar andere organen toe groeien. Via de bloedbaan kan de tumor zich uitzaaien naar de longen en soms ook naar de lymfeklieren en de lever of de hersenen.

Bij volwassenen komt het niercelcarcinoom (*Grawitztumor*) voor. Overgewicht en roken zijn risicofactoren voor een niercarcinoom. Rokers hebben naar schatting een anderhalf keer zo grote kans op nierkanker dan niet-rokers.

In beide gevallen geven de tumoren vaak pas laat klachten, omdat er relatief veel ruimte rondom de nier is en pijnklachten pas optreden als er druk op het weefsel van omringende organen optreedt. Tumoren van de nier zijn vaak agressief en kunnen snel metastaseren. Bloed in de urine (*hematurie*) is meestal het eerste teken dat er iets mis is. Als de tumor zich tot de nier of het opvangsysteem van de nier beperkt, kan de patiënt over het algemeen genezen door (een deel van) de nier operatief te verwijderen. Het gedeeltelijk verwijderen van het aangedane deel van de nier is uiteraard voordelig voor het behoud van de nierfunctie.

10.3 Aandoeningen van de blaas

10.3.1 Ontsteking

De meest voorkomende blaasafwijking is de blaasontsteking (*cystitis*).

Bij cystitis, die meestal ontstaat door een opstijgende infectie via de urethra (vooral bij vrouwen), zijn de symptomen:
- pijn bij het plassen (*dysurie*);
- vaak kleine beetjes plassen (*pollakisurie*);
- pijnlijke, branderige aandrang tot plassen, terwijl er maar enkele druppels komen (*strangurie*);
- bloed in de urine (*hematurie*);
- pus in de urine (*pyurie*).

De cystitis kan via de ureter opstijgen naar het pyelum, zodat een pyelitis ontstaat.

10.3.2 Tumoren van de blaas

Zowel bij goedaardige als bij kwaadaardige blaastumoren staat hematurie op de voorgrond.

De meest voorkomende tumoren zijn goedaardige blaaspoliepen (of papillomen, die uitgaan van het slijmvlies) en kwaadaardige carcinomen. De diagnose kan worden gesteld door middel van cystoscopie en biopsie.

Microscopisch of macroscopisch bloed in de urine komt voor bij: nierstenen, blaasstenen, tumoren van de nier of de blaas en bij een ontsteking in de urinewegen. Dat laatste is verreweg de meest voorkomende oorzaak.

Rokers hebben ongeveer drie keer zoveel kans op blaascarcinoom dan niet-rokers.

10.3.3 Incontinentie

Een andere aandoening van de tractus urogenitalis is urine-incontinentie (*incontinentia urinae*). Hierbij is de patiënt niet in staat om de urine op te houden, met onvrijwillig urineverlies tot gevolg. Er zijn verschillende vormen:
- Stressincontinentie, ongewild urineverlies op momenten dat de druk in de buik wordt verhoogd, zoals bij hoesten, tillen, vrijen, sporten en lachen. Bij stressincontinentie werken de sfincter en/of de bekkenbodemspieren niet voldoende. Incontinentie van urine komt dan ook veel voor bij oudere mensen en bij vrouwen die lijden aan een verzakking van de baarmoeder (prolaps uteri). De verzakte uterus verandert de stand van de blaas, waardoor incontinentie optreedt, en er na de mictie urine in de blaas achterblijft. Dit laatste bevordert het ontstaan van blaasontstekingen.
- Urge-incontinentie is een vorm waarbij men op het moment dat men aandrang voelt om te urineren ook de urine laat lopen. Er is dan sprake van een overactieve blaas. Er kunnen lichamelijke, maar ook psychische oorzaken voor zijn.

10.4 Aandoeningen van de prostaat

De prostaat ligt bij de man rond de urethra (❏ fig. 10.5). Bovenop deze klier liggen de zaadblaasjes (vesiculae seminales) waarin zich het sperma mengt met vocht dat door de prostaat wordt geproduceerd voordat een zaadlozing (*ejaculatie*) plaatsvindt.

10.4 · Aandoeningen van de prostaat

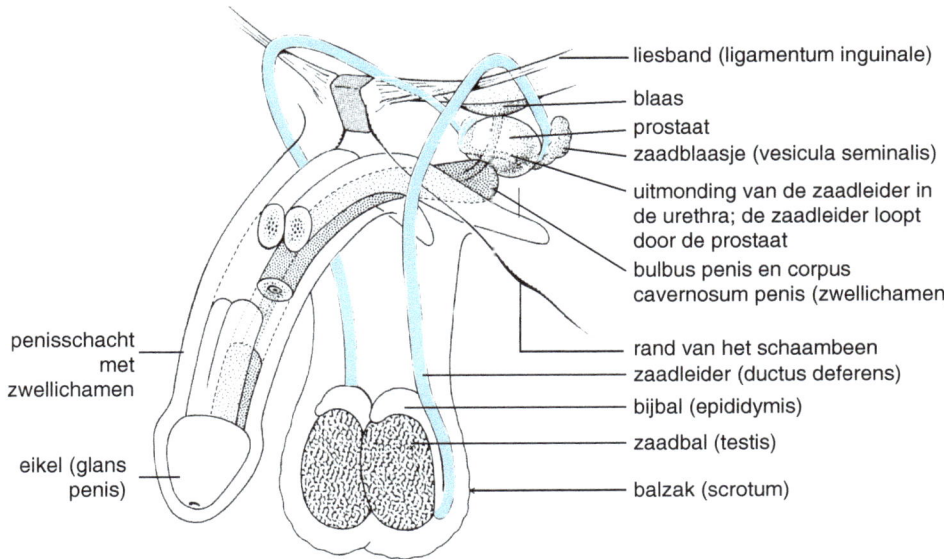

Figuur 10.5 De mannelijke geslachtsorganen

Als het lozen van de urine (*mictie*) wordt bemoeilijkt, wat blijkt uit het moeilijk opgang komen van de plas, een zwakke straal, een moeilijk te bedwingen aandrang, minder goed uitplassen en vaker plassen, wordt gesproken van LUTS (*lower urinary tract symptoms*).

10.4.1 Ontsteking

Ook bij de prostaat kan een ontsteking voorkomen (*prostatitis*). Dit kan op elke leeftijd optreden. De oorzaak is vaak een ontsteking met een darmbacterie (E. coli, dus net als bij de andere urineweginfecties). Ook gonorroe kan de oorzaak zijn. Door de ontsteking zwelt de prostaat op en kan de urethra dichtgedrukt worden. Er is vaak sprake van *dysurie, strangurie* en *pyurie*. Er kan daarnaast branderige pijn in het perineum (het gebied tussen het scrotum en de anus) optreden. De ejaculatie kan pijn in het onderlichaam en in de liezen veroorzaken. De oorzaak van een prostatitis is soms een bacterie, maar soms ook niet duidelijk aanwijsbaar.

10.4.2 Vergroting van de prostaat

Vergroting van de prostaat (*prostaathyperplasie*) is een veelvoorkomende aandoening (fig. 10.6). Bij een *benigne prostaathyperplasie* (BPH) is de gehele prostaat gelijkmatig vergroot. De urethra is hierdoor vernauwd, soms zelfs bijna helemaal dicht gedrukt. De urine komt moeilijker, de straal wordt minder krachtig, het duurt langer voor het plassen

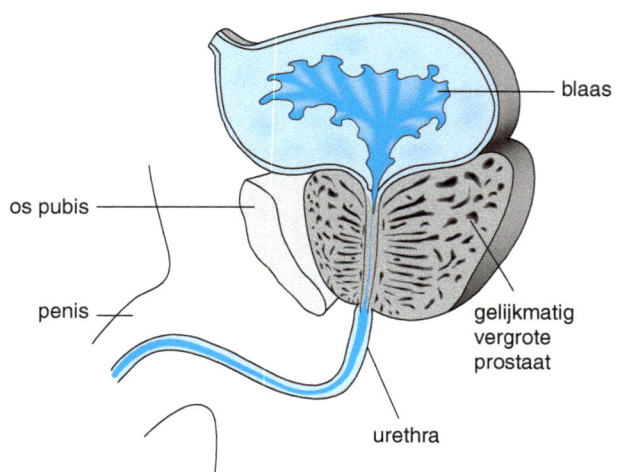

Figuur 10.6 Benigne prostaathyperplasie

op gang wil komen, terwijl er toch aandrang is. Typisch verschijnsel is ook dat aan het einde van de mictie er nog wat urine kan nadruppelen. Soms moet men ook 's nachts vaker naar het toilet.

Bij lichamelijk onderzoek door middel van een *rectaal toucher* voelt de prostaat vergroot, maar glad en vast aan.

De behandeling vindt plaats via de penis om de vernauwing van de urethra op te heffen. Dit kan door middel van transurethrale resectie van de prostaat (TURP).

10.4.3 Prostaatcarcinoom

Bij prostaatcarcinoom (*maligne hyperplasie*) lijken de klachten sterk op die van de benigne prostaathyperplasie, maar bij een rectaal toucher voelt de prostaat ongelijk vergroot, onregelmatig en verhard aan. Het PSA (prostaatspecifiek antigeen) in het bloed is meestal verhoogd. De diagnose wordt bevestigd door middel van een prostaatbiopsie.

Prostaatkanker is een van de meest voorkomende vormen van kanker bij de man. Ieder jaar wordt bij ongeveer 10.000 mannen prostaatcarcinoom vastgesteld. Veruit de meeste van die mannen zijn boven de 55 jaar. De meeste prostaatkankers zitten binnen de prostaat en groeien langzaam. Ze veroorzaken meestal geen klachten en hebben ook niet altijd behandeling nodig. Er is een grote kans op uitzaaiingen als de tumor door het kapsel van de prostaat heen is gegroeid. Prostaatkanker zaait meestal uit naar de botten (fig. 10.7). De uitzaaiingen kunnen ook voorkomen in de lymfeklieren van de buik, borst en hals. Als de tumor is gemetastaseerd, is de prognose ongunstig (*infaust*). De behandeling bestaat afhankelijk van het stadium uit een prostatectomie, radiotherapie, hormoontherapie en/of chemotherapie.

10.5 · Aandoeningen van het uitwendig mannelijk geslachtsorgaan

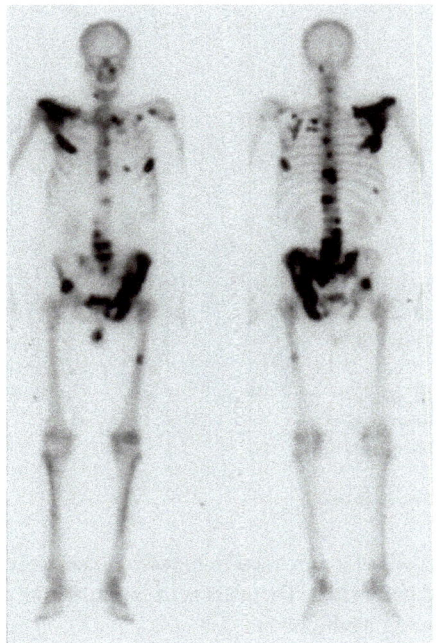

◘ **Figuur 10.7** Botscan van een patiënt met prostaatcarcinoom; de zwartgekleurde plekken zijn botmetastasen

10.5 Aandoeningen van het uitwendig mannelijk geslachtsorgaan

Het uitwendig mannelijk geslachtsorgaan bestaat uit twee testikels (*testes* of *gonaden*) waarin de zaadcellen (*spermatozoa*) worden gevormd (◘ fig. 10.8). Deze verplaatsen zich via een kanaalsysteem naar de bijbal (*epididymis*), die tegen de testikel aanligt. De epididymis doet dienst als opslagplaats voor de spermatozoa. Via de ductus deferens worden ze verder afgevoerd, totdat ze via de urethra door een ejaculatie buiten het lichaam komen. De testikels hangen in een huidzakje, het scrotum.

10.5.1 Aangeboren afwijkingen

Bij ongeboren jongetjes ontwikkelen de testes zich in de buik. Voor de geboorte verhuizen ze door het lieskanaal naar het scrotum: de testes 'dalen in'. Het kan gebeuren dat één of beide testes bij de geboorte nog niet ingedaald is/zijn. Als een zaadbal niet is ingedaald, zit die niet in de balzak. Dit bedreigt de normale ontwikkeling van de zaadbal en daarmee de productie van zaadcellen en mannelijk geslachtshormonen. Het kan leiden tot onvruchtbaarheid.

Er zijn verschillende vormen van het niet indalen van de testis:

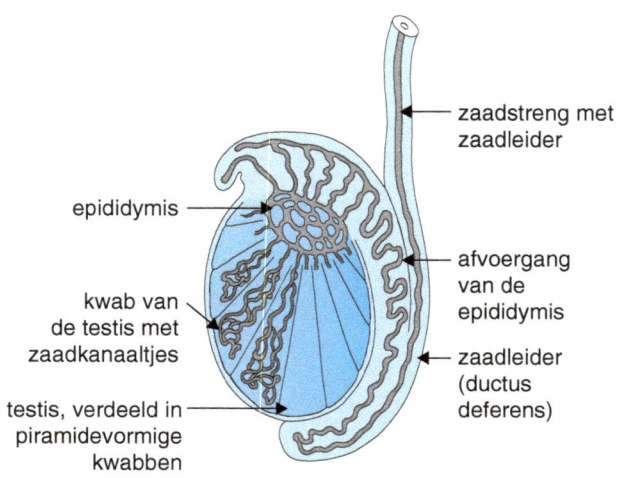

Figuur 10.8 Doorsnede van de testis

- Retractiele testis: de zaadbal is normaal ingedaald, maar wordt door spierwerking hoog in het lieskanaal getrokken. De testis is in het scrotum te masseren, waardoor geen verdere behandeling nodig is.
- Retentio testis: de testis is ergens in het lieskanaal blijven steken. Een operatie (orchidopexie) is dan nodig.
- Cryptorchisme: de testis ligt niet in het scrotum, niet in het lieskanaal, maar verborgen in de buik.

10.5.2 Ontsteking

Het virus dat de bof (*parotitis epidemica*) veroorzaakt, kan ook de testikels aantasten, waardoor een ontsteking van de testikel (*orchitis*) ontstaat. De belangrijkste symptomen zijn: zwelling van de testikels en hevige pijn die gepaard gaat met koorts. Een afwezigheid van zaadcellen in het sperma (*azoöspermie*) kan het gevolg zijn van de bindweefselvorming die door de ontsteking is ontstaan. Hierdoor ontstaat onvruchtbaarheid (*infertiliteit*).

Ook de epididymis kan ontstoken raken, waardoor een *epididymitis* ontstaat, die gepaard gaat met vooral pijn, zwelling en koorts. Vaak is deze ontsteking samen met een urethritis en prostatitis aanwezig.

10.5.3 Zaadcyste (spermatokèle)

Wanneer een afvoergang van een testikel afgesloten raakt, kan een zaadcyste (*spermatokèle*) optreden in de testikel. Deze met slijm en sperma gevulde holte kan opzwellen tot forse afmetingen.

10.5.4 Waterzakbreuk (hydrokèle testis)

Bij een *hydrokèle testis* hoopt zich vocht op binnen het vlies rond de testis en de epididymis. Het Nederlandse woord is waterzakbreuk. Wanneer de hydrokèle erg groot wordt, kan hij door compressie van de testis een verschrompeling van de testikel (*testisatrofie*) veroorzaken, met infertiliteit tot gevolg.

10.5.5 Torsio testis

Bij een *torsio testis* is de testis in het scrotum dusdanig gedraaid, dat de bloedvaatjes in de zaadstreng worden afgekneld. Dit komt vooral voor bij jonge mannen en veroorzaakt een heftige pijn in het scrotum. Er moet dan snel chirurgisch worden ingegrepen, omdat de gedraaide testis anders afsterft.

10.5.6 Tumor

De belangrijkste maligne tumor van de testikel is het *seminoom*, een carcinoom dat uitgaat van het spermavormend epitheel. Dit seminoom heeft de neiging snel te metastaseren via lymfogene weg naar de regionale lymfeklieren ter hoogte van de tweede tot vierde lumbale wervel (op die plaats zijn de testes vóór de geboorte ontstaan). Karakteristiek is een langzaam toenemende, pijnloze vergroting van de testis.

10.5.7 Voorhuidvernauwing (fimosis)

De voorhuid (preputium) die het verdikte einde van de penis (glans penis) bedekt, kan te nauw zijn, zodat deze niet teruggeschoven kan worden. We spreken dan van een *fimosis*. In deze toestand kan gemakkelijk een infectie optreden tussen voorhuid en glans penis (*balanitis*). De behandeling bestaat uit besnijdenis (*circumcisie*), waarbij het preputium rondom wordt weggesneden.

Bij een parafimosis (Spaanse kraag) zwelt de te nauwe voorhuid op na over de eikel geschoven te zijn. Hierdoor kan de voorhuid niet meer over de eikel teruggeschoven worden. De eikel wordt verder afgekneld en de voorhuid zwelt nog meer op. Er ontstaat een sterk opgezette ring vlak onder de eikel.

10.5.8 Erectiestoornis

Bij een erectiestoornis heeft een man er moeite mee een erectie te krijgen of te houden. Een man ervaart een erectiestoornis als vervelend. Hij heeft vaak het gevoel dat hij faalt in zijn man zijn en dat hij zijn partner tekort doet. Het onbezorgde, natuurlijke gevoel van zin in vrijen kan door een erectiestoornis verdwijnen. Een erectiestoornis kan een lichamelijke (bijvoorbeeld diabetes) of een psychische oorzaak hebben, of een combinatie van deze twee oorzaken.

De belangrijkste oorzaken zijn:
- afwijkingen van de bloedvaten, zoals door roken en bij diabetes mellitus suikerziekte.
- bijwerking van medicijnen, zoals bepaalde antidepressiva, kalmeringsmiddelen en middelen tegen hoge bloeddruk
- te weinig mannelijke geslachtshormonen.
- afwijkingen van de zenuwen (zie ook H. 14). Voor een erectie zijn zenuwen nodig die niet beschadigd zijn. Bij een dwarslaesie, een CVA of zenuwaandoeningen, zoals Multipele Sclerose, worden de erecties verstoord. Ook bij een polyneuropathie (bijv. door alcoholmisbruik of slecht gereguleerde diabetes), na bestraling en bij blaas- en/of prostaatkankerbehandelingen kunnen de zenuwen die nodig zijn voor een erectie beschadigd worden.

10.5.9 Priapisme

Bij priapisme heeft een man een zeer langdurige, soms pijnlijke erectie, ook wanneer hij niet seksueel opgewonden is. De oorzaak is meestal een geneesmiddel, maar het kan ook voorkomen door een stolsel in een van de zwellichamen.

10.6 Woordenlijst

In ▶ H. 1 zijn algemene regels voor de uitspraak van Latijnse woorden gegeven. In deze woordenlijst vind je nog extra aanwijzingen voor een juiste uitspraak:
- Een onderstreping betekent dat de klemtoon op de onderstreepte klinker ligt, bijvoorbeeld: erytrocyt.
- Een 'woord' tussen rechte haken geeft (bij benadering) de letterlijke uitspraak van de medische term, bijvoorbeeld: [eerietroosiet].

albumine	– bloedeiwit dat niet uit de bloedhaarvaten kan treden en daardoor een belangrijke rol speelt bij de handhaving van de juiste colloïd-osmotische druk in de bloedvaten
albuminurie	– aanwezigheid van albumine in de urine; een maat voor de ernst van een nierbeschadiging
azoöspermie	– afwezigheid van zaadcellen in het sperma [aazoowoospèrmie]
balanitis	– ontsteking van de eikel van de penis
blaaspoliep	– gesteelde, goedaardige tumor in de blaaswand
circumcisie	– besnijdenis bij mannen [sirkumsiesie]
cyste	– met vocht gevulde holte [sieste, ook kieste]
cystitis	– blaasontsteking [siestietis]
dialyse	– kunstmatige bloedzuivering door filtering van het bloed, toegepast bij ernstige nierinsufficiëntie [diejaaliese]
dysurie	– pijn bij het plassen [disuurie]
ejaculatie	– zaadlozing [eejakuulaatsie]

10.6 · Woordenlijst

epididymitis	– ontsteking van de epididymis (bijbal) [eepiediedimietis]
excretie	– uitscheiding naar buiten [èkskreetsie]
fimosis	– vernauwde voorhuid
glomerulonefritis	– ontsteking van de glomeruli in de nierschors
Grawitztumor	– carcinoom uitgaande van het nierweefsel
hematurie	– lozen van urine vermengd met bloed
hydrokèle	– waterzakbreuk [hiedrookele]
hydronefrose	– uitzetting van het nierbekken door belemmerde afvoer van de urine
hyperplasie	– volumevermeerdering van weefsel door toename van het aantal cellen
infertiliteit	– onvruchtbaarheid
koliek	– hevige, krampende en in golven opkomende pijn gedurende enkele ogenblikken, die gepaard gaat met bewegingsdrang
LUTS	– lower urinary tract symptoms, bemoeilijkte mictie
mictie	– urinelozing [miksie]
nefrolithiasis	– nierstenen [neefroolietiejaasis]
nefron	– urineproducerende eenheid in de nier
nierinsufficiëntie	– gestoorde nierfunctie
orchitis	– ontsteking van de testikel [orgietis]
pollakisurie	– vaak kleine beetjes plassen
priapisme	– aanhoudende pijnlijke erectie van de penis
prostaathyperplasie	– benigne vergroting van de prostaat
prostatitis	– ontsteking van de prostaat
pyelitis	– nierbekkenontsteking [piejelietis]
pyelonefritis	– nierbekken- en nierweefselontsteking [piejelooneefrietis]
pyurie	– mictie met pus in de urine [piejuurie]
rectaal toucher	– onderzoeksmethode waarbij de arts met een vinger via de anus prostaat en endeldarm onderzoekt [rèktaal toesjee]
resorptie	– opname van voorurinebestanddelen in de bloedsomloop [resorpsie]
seminoom	– maligne tumor die uitgaat van de testikel
spermatokèle	– zaadcyste [spèrmaatookele]
strangurie	– pijnlijke, branderige aandrang tot plassen
testisatrofie	– verschrompeling van de testikel
torsio testis	– draaiing van de testikel waardoor de bloedvaatjes in de zaadstreng (boven de testikel) worden afgekneld [torsiejoo tèstis]
uremie	– niervergiftiging
urine-incontinentie	– onvermogen om de urine op te houden; onvrijwillig urineverlies
Wilmstumor	– nefroblastoom; maligne tumor in de nier bij kinderen

- **Vragen en opdrachten**
    1. Wat is een cystenier en wat kunnen de gevolgen ervan zijn?
    2. Hoe ontstaat nierinsufficiëntie? Welke symptomen zijn er?
    3. Noem enige ontstekingen van het nierweefsel.
    4. Hoe ontstaan nierstenen en wat zijn de symptomen?
    5. Welke tumoren in de nieren en urineafvoerwegen ken je? Welke zijn maligne?
    6. Wat zijn de symptomen van een cystitis? Waarom komt een cystitis vaker voor bij vrouwen dan bij mannen?
    7. Noem mogelijke oorzaken van onvruchtbaarheid bij de man.
    8. Waar staan de letters PSA voor en bij welke afwijkingen is er sprake van een verhoogde PSA-concentratie?
    9. Wat is een torsio testis en wat is het gevaar van deze aandoening?
    10. Noem vijf oorzaken van hematurie.
    11. Noem drie aandoeningen waarbij een pyurie kan optreden.

Huid

11.1 Bouw en functie – 126

11.2 Aandoeningen van de huid – 127
11.2.1 Aangeboren afwijkingen – 127
11.2.2 Ontstekingen – 127
11.2.3 Reacties van de huid – 130
11.2.4 Tumoren – 132
11.2.5 Psoriasis – 133

11.3 Woordenlijst – 133

© Bohn Stafleu van Loghum is een imprint van Springer Media B.V., onderdeel van Springer Nature 2021
G. H. Mellema, *Medische terminologie pathologie*, Basiswerk AG,
https://doi.org/10.1007/978-90-368-2576-4_11

11.1 Bouw en functie

De huid (◐ fig. 11.1) bedekt het hele lichaam en heeft enkele belangrijke functies:
- De huid biedt bescherming tegen invloeden van buiten (zoals bacteriën), maar ook tegen vochtverlies van het lichaam (voorkomt uitdroging).
- In de huid zitten de zogenoemde lichaampjes van Meissner, waarmee elke aanraking van de huid kan worden geïnterpreteerd.
- De huid is een warmteregulerend orgaan; met het uitzetten of samentrekken van de bloedvaatjes in de huid regelen we onze lichaamstemperatuur.
- De huid draagt bij aan de vorming van vitamine D.
- De huid bevat vet, dat isolerend werkt en kan dienen als reservevoedsel.

De huid (*cutis*) is opgebouwd uit:
- opperhuid (*epidermis*);
- lederhuid (*corium of dermis*);
- onderhuidse bindweefsel (*subcutis*).

In de huid bevinden zich zweetklieren, talgklieren en haarfollikels.
Bijzondere klieren bij de vrouw zijn de borstklieren (mammae), die tijdens de zwangerschap sterk zwellen en na de bevalling moedermelk produceren voor de pasgeborene.

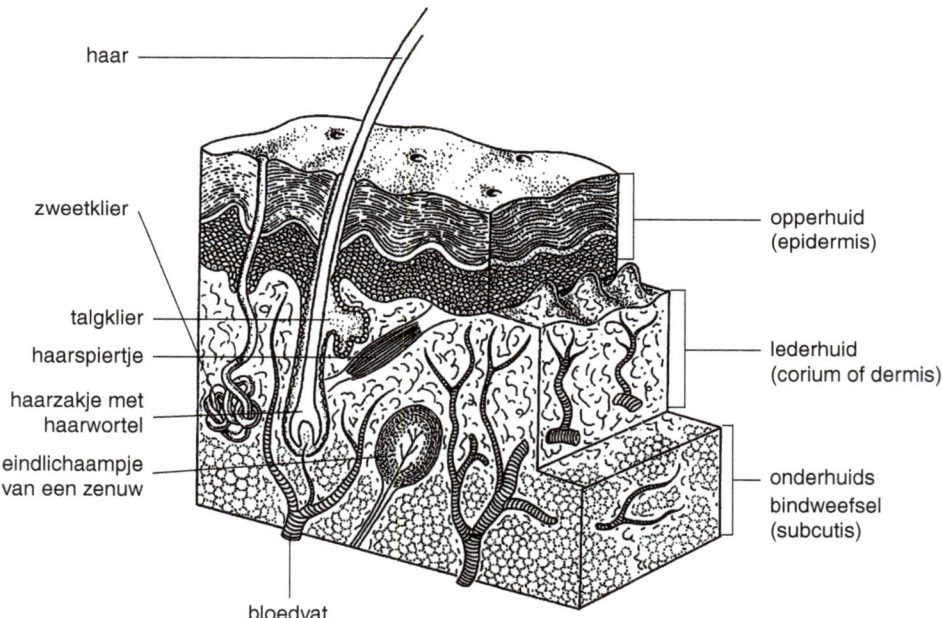

◐ **Figuur 11.1** Schematische doorsnede van de huid

11.2 Aandoeningen van de huid

De ziekten van de huid zijn vaak het gevolg van inwerking van exogene factoren op de beschermende barrière die de huid voor ons lichaam is. Maar dat hoeft niet altijd zo te zijn.

11.2.1 Aangeboren afwijkingen

Het *hemangioom* is een goedaardig gezwel van bloedvaten. Het begint met een of meer kleine rode vlekjes, die snel dikker en groter worden. Hemangiomen komen het meest voor op het hoofd en in de nek, maar ze kunnen overal op de huid voorkomen, soms zelfs in organen, bijvoorbeeld in de lever.

De wijnvlek, ook wel *naevus vinosus* genoemd, wordt veroorzaakt door plaatselijke verwijdingen van haarvaatjes (*teleangiëctasieën*).

De ziekte van Von Recklinghausen, ook wel neurofibromatose genoemd, wordt gekenmerkt door zogenoemde café-au-laitvlekken (egaal lichtbruin gepigmenteerde vlekken van 0,5 tot 1,5 cm doorsnede) en goedaardige tumoren die uitgaan van de uiteinden van het zenuwstelsel. Deze op zichzelf goedaardige tumoren liggen in de huid en zijn pas na het tiende levensjaar merkbaar (neurofibromen).

Het ehlers-danlossyndroom is een erfelijke aandoening waarbij het bindweefsel een afwijkende samenstelling heeft, waardoor de elasticiteit fors is toegenomen. Dit betekent bijvoorbeeld dat de huid en de banden die gewrichten en botten op hun plaats houden, eenvoudig zijn uit te rekken. Dit zorgt voor overbeweeglijkheid van gewrichten, die soms zo maar uit de kom kunnen schieten (dit wordt een *luxatie* genoemd). Er zijn verschillende types van het ehlers-danlossyndroom.

11.2.2 Ontstekingen

Bacteriële infecties komen regelmatig voor, zeker bij een huid die er vatbaar voor is. In deze paragraaf bespreken we enkele bacteriële en virale infecties van de huid.

Jeugdpuistjes (acne vulgaris)

Jeugdpuistjes (*acne vulgaris*) zijn meestal het gevolg van hormoonveranderingen tijdens de puberteit die ervoor zorgen dat:
- de talgkliertjes in de huid meer talg aanmaken;
- de opperhuid dikker wordt;
- de talgkliertjes verstopt kunnen raken door talg en huidschilfers;
- er mee-eters (*comedonen*) ontstaan die ontstoken kunnen raken.

Steenpuist (furunkel)

Steenpuist (*furunkel*) en negenoog (*karbunkel*) zijn ontstekingen die vooral worden veroorzaakt doordat stafylokokken een of meer haarfollikels of talgklieren binnendringen. Kenmerkend is de steenharde, pijnlijke, vuurrode zwelling in de huid.

Belroos of wondroos (erysipelas)

Belroos of wondroos (*erysipelas*) wordt (meestal) veroorzaakt door een streptokok. De huid vertoont rode, gezwollen en pijnlijke plekken bij een koortsige en zieke patiënt. De schadelijke stoffen (toxinen) van deze streptokokken kunnen de nieren zodanig aantasten, dat ze niet meer functioneren (*acute glomerulonefritis*).

Krentenbaard (impetigo)

Krentenbaard (*impetigo*) is een oppervlakkige bacteriële huidinfectie in het gelaat of op de ledematen (handen). Er ontstaan kleine blaasjes (*pustels*) met een etterige inhoud. Als de pustels openbreken, zorgt dat weer voor verdere verspreiding. Vooral bij kinderen gaat de besmetting gemakkelijk over op anderen.

Nagelbedontsteking (paronychia)

Een etterige ontsteking van het nagelbed noemt men een *paronychia* (omloop). Ze ontstaat meestal als gevolg van een wondje bij de nagelriem, waarbij bacteriën de huid binnendringen. De huid rond de nagel wordt rood en pijnlijk. Na enige tijd kan er etter onder de huid of onder de nagel ontstaan.

Herpes

Herpes is een ontsteking van de huid die door een virus wordt veroorzaakt en waarbij (op de huid) blaasjes verschijnen. De bekendste vorm is de koortslip (*herpes labialis*), waarbij op of rond de lippen (labia) blaasjes ontstaan. De blaasjes zijn bij verminderde weerstand (bijvoorbeeld tijdens de menstruatie) enige dagen aanwezig. De koortslip wordt (meestal) veroorzaakt door het herpessimplexvirus type 1 (HSV-1).

Herpes genitalis is een soa (seksueel overdraagbare aandoening) die (meestal) wordt veroorzaakt door het herpessimplexvirus type 2 (HSV-2). Het virus veroorzaakt een infectie van de huid en slijmvliezen in en rond de geslachtsdelen, waardoor er blaasjes ontstaan.

Gordelroos (*herpes zoster*) wordt veroorzaakt door het varicellazostervirus, dat ook verantwoordelijk is voor de kinderziekte waterpokken. Patiënten met gordelroos hebben in hun jeugd meestal waterpokken gehad. Ze dragen het virus nog steeds bij zich. Iedereen kan gordelroos krijgen, maar de ziekte treedt vooral op als de weerstand is verminderd, bijvoorbeeld bij kankerpatiënten en ouderen. Het is een ontsteking die ook gekenmerkt wordt door de genoemde blaasjes, maar die een typisch verspreidingsgebied heeft in het verloop van een huidzenuw (dermatoom). Vooral de herpes zoster in het gelaat (in het verloop van een tak van de nervus trigeminus) en op de borst (in het verloop van een nervus intercostalis) zijn bekend (fig. 11.2). Bij een herpeszosterinfectie is er een afgebakend huidsegment met blaasjes. Dit segment voelt pijnlijk en branderig aan. Na genezing van de gordelroos kan de patiënt pijn houden in het betreffende gebied. Men spreekt dan van *postherpetische neuralgie*.

Oppervlakkige schimmelinfectie (dermatomycose)

Dermatomycose is een oppervlakkige schimmelinfectie van de huid. Ze wordt veroorzaakt door huidschimmels (dermatofyten). In onze leefomgeving zijn veel schimmels aanwezig en iedereen komt ermee in aanraking. Meestal leidt dat niet tot een infectie, omdat het bovenste laagje van de huid dik genoeg is om de schimmel buiten te houden. Maar wanneer de huid beschadigd of langdurig vochtig is, vermindert de bescherming.

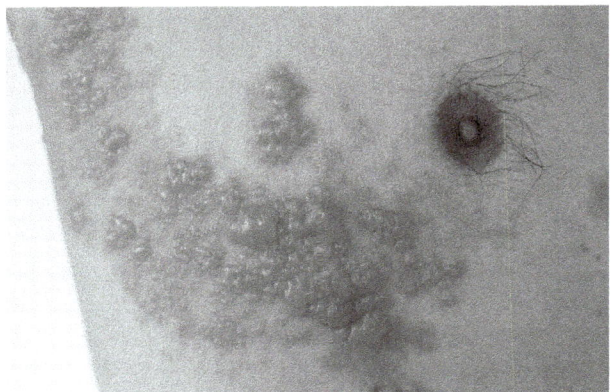

Figuur 11.2 Herpes zoster

Schimmel tast de buitenste laag van de huid, de hoornlaag, aan en dringt dan de huid binnen. De schimmel voedt zich met de cellen van de hoornlaag, waardoor de schimmel kan uitgroeien en een infectie veroorzaakt.

In het klassieke geval van dermatomycose (ringworm, *tinea corporis*) is er een verheven, schilferende en rode ring. Dat kan een kleine ronde plek zijn die zich aan de randen uitbreidt, maar het kan ook een groter, rond schilferend gebied met een rode rand zijn.

Zwemmerseczeem (*tinea pedis*) is een schimmelinfectie van de huid tussen de tenen. Ze wordt gekenmerkt door jeuk in combinatie met kleine witte schilfertjes tussen de tenen, meestal tussen de kleine teen en de teen ernaast. De huid is droog en rood en er kunnen kleine blaasjes of bultjes ontstaan. Alle factoren die de voeten warm en vochtig maken (zweetvoeten, synthetische sokken en schoenen, zwembaden), verhogen de kans op zwemmerseczeem.

Schimmelnagels (*onychomycose*) is een schimmelinfectie van de nagel en het nagelbed. Het is te herkennen aan verkleuring van de nagelranden (gelig, bruin of groen) en kleine vlekjes op de nagel. In een later stadium kan de nagel verkleuren van geelwit tot geelbruin. De nagel wordt vaak dikker en brokkeliger. In sommige gevallen kan de infectie zich over de hele nagel uitbreiden, waardoor de nagel kan afbrokkelen of zelfs loslaten.

Pityriasis versicolor is een onschuldige, niet besmettelijke huidziekte, die wordt veroorzaakt door een gist. Het leidt tot licht schilferende, soms jeukende plekken op het lichaam, in grootte variërend van enkele millimeters tot tientallen centimeters. Deze plekken zijn (niet blijvend) lichter van kleur, omdat het huidpigment bij pityriasis wordt afgebroken. De afwijking wordt vooral op de romp en bovenarmen gezien.

Smetplek (intertrigo)

Smetplek, smetten (*intertrigo*) is een ontsteking van de huid (*dermatitis*) in de huidplooien (liezen, onder de borsten, buikplooien, bilnaad, soms oksels, tussen de tenen). Intertrigo ontstaat door de combinatie van vocht en warmte (broeien). Ook het schuren van de huid speelt een rol bij het ontstaan. Door de inwerking van vocht ontstaat *maceratie* van de huid: de huid verweekt door de langdurige inwerking van vocht en verliest zijn normale structuur en barrièrefunctie. In het vochtige en warme klimaat van de huidplooi kunnen bacteriën en/of schimmels (met name *Candida albicans*) gaan groeien. Bevorderende factoren voor intertrigo zijn: vetzucht (*adipositas*), overmatige transpiratie, incontinentie, onvoldoende hygiëne en strakzittende kleding. Klachten kunnen zijn: jeuk, branderige pijn en een onaangename geur.

11.2.3 Reacties van de huid

Eczeem

Eczeem is een acute of chronische, steriele ontstekingsreactie van de huid. Dat betekent dat er geen duidelijke oorzaak voor de ontsteking is aan te wijzen, zoals een bacterie of virus. Eczeem wordt gekenmerkt door rode, schilferige plekken in combinatie met (erge) jeuk. Het kan er wisselend uitzien en overal op de huid tot uiting komen. Zo zijn te onderscheiden: een droge en een natte (*exsudatieve*) vorm, met bultjes, blaasjes, soms met korsten of schilfers.

Bij *contacteczeem* is de patiënt overgevoelig voor bepaalde stoffen, zoals voor een nikkelen horlogeband of een knoop van een spijkerbroek bij een nikkelallergie. Dat uit zich dan in een jeukende, rode huid, uitsluitend op de plaats van het contact met de huid.

Eczema seborrhoicum is een vorm van eczeem waarbij de huid erg vettig of juist droog en schilferig kan zijn. De huidcellen delen zich sneller dan normaal. De bovenste laag cellen laat in kleine, droge plakjes los: de schilfers. Vaak zijn er enkele plekken op het hoofd die vrij scherp begrensd zijn, met daarnaast normale hoofdhuid. Het kan jeuken, maar verder is het een onschuldige aandoening. Roos is een lichte vorm van seborroïsch eczeem.

Atopisch eczeem (dauwworm, atopische dermatitis of constitutioneel eczeem) is een vorm van eczeem die voorkomt bij kinderen. Het eczeem wordt vooral gekenmerkt door een rode huid en hevige jeuk. Kinderen met atopisch eczeem hebben een grote kans om astma of een allergie te ontwikkelen, bijvoorbeeld voor huisstof of graspollen. Deze aanleg is erfelijk.

Luiereczeem (luierdermatitis) is een eczeem in de luierregio. Het wordt veroorzaakt door natte luiers die te lang zijn blijven zitten. Behalve bij baby's kan het ook voorkomen bij mensen die bedlegerig of incontinent zijn en onvoldoende vaak worden verschoond. De door inwerking van urine en feces beschadigde huid is 'lek' geworden. Het is vocht van binnenuit en niet de natte luier die de billen nat maakt! Een complicerende factor is dat de aangedane huid kan worden geïnfecteerd, bijvoorbeeld met *Candida*.

Couperose

Couperose is een huidafwijking waarbij kleine, gesprongen haarvaatjes (*teleangiëctasieën*) onder de huid een rode blos veroorzaken. De afwijking is onschuldig en neemt toe met het ouder worden. Couperose ontstaat voornamelijk op en rond de wangen en neus. Weersomstandigheden, aanleg en leefomstandigheden kunnen couperose verergeren.

Rosacea

Rosacea is een chronische aandoening van de huid van het gezicht. Kenmerkend is de opvallende, felrode verkleuring van wangen en neus. Rosacea (letterlijk: rood als een roos) wordt naast de roodheid gekenmerkt door kleine, uitgezette bloedvaatjes (couperose), bultjes (*papels*) en puistjes (*pustels*). De aandoening begint sluipend en verloopt met rustige periodes (*remissies*) en opvlammingen (*exacerbaties*). Rosacea kan lijken op acne vulgaris, maar het komt op latere leeftijd voor dan jeugdpuistjes: meestal niet voor het dertigste levensjaar. Vooral vrouwen van middelbare leeftijd hebben er last van. Bij mannen komt het minder vaak voor.

Striae
Striae of striemen zijn lijnvormige huidafwijkingen die ontstaan wanneer het onderhuids bindweefsel uit elkaar wordt getrokken. Dit kan voorkomen bij snelle groei, zoals in de puberteit, bij zwangerschap en bij overgewicht. Het komt vrij veel voor en is op zichzelf niet ernstig. Het kan ook voorkomen bij langdurig gebruik van corticosteroïden (huidzalf, prednison) en als symptoom bij de ziekte van Cushing, waarbij de bijnierschors te veel corticosteroïden produceert.

Galbulten (urticaria)
Galbulten of netelroos (*urticaria*) zijn sterk jeukende, snel opkomende, voorbijgaande, scherp begrensde, erythemateuze zwellingen (kwaddels, galbulten), die in grootte variëren van enkele millimeters tot enkele centimeters en kunnen samenvloeien tot grotere vlakken. Gelijktijdig met urticaria kunnen soms ook episoden van *angioneurotisch oedeem* optreden: een plotselinge, meer pijnlijke dan jeukende zwelling van de oppervlakkige en diepere huidlagen (gelaat, lippen, tong, handen, voeten en genitalia), die 24 tot 72 uur kan aanhouden. Als ook de slijmvliezen opzwellen (*Quincke's oedeem*), kan dit levensbedreigend zijn. Zeker als het slijmvlies van de luchtweg opzwelt en er oedeem van het strottenklepje optreedt (glottisoedeem).

Urticaria ontstaan meestal als reactie op contact met een stof waarvoor men erg allergisch is. Dit contact kan tot stand komen door inname (van bijvoorbeeld geneesmiddelen of voedingsmiddelen als schaaldieren, aardbeien en noten) of door direct huidcontact (bijvoorbeeld latex handschoenen). Urticaria komen ook voor als reactie op contact met brandnetels, berenklauw of kwallen.

Erythema
Bij *erythema* zijn er egaal rode vlekken op de huid te zien die ontstaan door het plaatselijk verwijden van bloedvaten in de huid, zoals bij blozen en bij een teveel aan zonlicht.

Exanthema
Exanthema of *rash* is een gegeneraliseerd erytheem met rode vlekken (*maculae*) en bultjes (*papels*). Het ontstaat bij kinderziekten als mazelen en rodehond.

Petechiën
Petechiën, ook wel purpura genoemd, zijn kleine paars-rode, puntvormige verkleuringen van de huid. Ze worden veroorzaakt door een bloedinkje in de huid. Er is een verschil met een blauwe plek (hematoom): bij petechiën zit de bloeding oppervlakkiger in de huid. In tegenstelling tot de vlekjes bij een kinderziekte zijn petechiën niet wegdrukbaar, dat wil zeggen dat het vlekje niet meer te zien is als je een glas stevig op het vlekje drukt. Petechiën kunnen een onschuldige oorzaak hebben, maar kunnen ook wijzen op een aandoening. Verschillende (ernstige) aandoeningen kunnen petechiën geven, zoals de ziekte van Henoch-Schönlein, een hersenvliesontsteking (meningitis) of stollingsproblemen.

11.2.4 Tumoren

De tumoren van de huid kunnen goedaardig (*benigne*) of kwaadaardig (*maligne*) zijn. De meest voorkomende benigne tumoren van of in de huid zijn:
- *Wrat* (*verruca vulgaris*): een plaatselijke verdikking van de epidermis, veroorzaakt door een virus.
- *Fibroom*: een goedaardig, klein en zacht onderhuids bindweefselgezwel. Meestal in de hals, de oksel of de lies.
- *Vetbult* (*lipoom*): een goedaardig onderhuids gezwel dat bestaat uit vetcellen.
- *Atheroomcyste*: een cyste onder de huid, gevuld met talg. De cyste heeft geen afvoergang en kan soms ontstoken raken.
- *Papilloom* en *poliep* zijn meestal goedaardige gezwellen van het epitheel van de huid of het slijmvlies. Het zijn wratachtige (*papilloom*) of gesteelde (*poliep*) uitgroeisels. Ze ontstaan door celwoekering en zijn zelden kwaadaardig.
- Moedervlekken (*naevus pigmentosus,* meervoud: *naevi pigmentosi*) worden veroorzaakt door een plaatselijke woekering van pigmentcellen, waardoor er een donkere verkleuring van de huid optreedt.

Premaligne dermatosen

Premaligne dermatosen zijn huidaandoeningen die, als ze niet behandeld worden, op de lange duur kwaadaardig kunnen worden. Een voorbeeld daarvan is *aktinische keratose*. Dit is een verhoornings- en uitrijpingsstoornis van de huid. De laesies zijn meestal lichtbruin gepigmenteerd en voelen ruw aan. De afwijkingen ontstaan voornamelijk op de huid die aan de zon blootstaat, zoals de huid van het gezicht en de rug van de hand. De verhoorningsstoornis ontstaat door DNA-schade als gevolg van langdurige blootstelling aan ultraviolet licht en kan na jaren (tien tot twintig jaar) overgaan in een plaveiselcelcarcinoom.

Carcinomen

Er zijn drie vormen van huidcarcinoom die vaak voorkomen:
- *Basaalcelcarcinoom* (BCC) is de meest voorkomende vorm van huidcarcinoom. In meer dan 90 % van de gevallen ontstaan de carcinomen door de ultraviolette straling van het zonlicht en ze komen daarom het meest voor op de huid van de handrug, de oren en het gezicht. Het basaalcelcarcinoom groeit langzaam en alleen plaatselijk dieper in de onderliggende lagen. Het zaait niet uit. Het begint met een roze, huidkleurig of lichtbruin knobbeltje dat geleidelijk groter wordt. In het midden van het bultje ontstaat er een donker korstje, dat al bloedt bij lichte aanraking. Meestal zijn er geen klachten van jeuk of pijn. Bij verdere groei kunnen niet-genezende wondjes of zweertjes ontstaan.
- *Plaveiselcelcarcinoom* komt ook vooral voor op die gedeelten van de huid die veel aan het zonlicht zijn blootgesteld, zoals, gezicht, oren, lippen en de bovenkant van de handen. In het begin ziet een plaveiselcelcarcinoom eruit als een bleekroze, ruw knobbeltje, dat langzaam groter wordt en vaak pijn doet. Het plaveiselcelcarcinoom lijkt erg op het basaalcelcarcinoom, maar groeit sneller. Als er niet behandeld wordt, kan een plaveiselcelcarcinoom uitzaaien. Dat gebeurt meestal via de lymfeklieren in de buurt van de tumor. Het plaveiselcelcarcinoom is daardoor kwaadaardiger dan het basaalcelcarcinoom.

– *Maligne melanoom* (letterlijk: kwaadaardig, zwart gezwel) is de meest kwaadaardige vorm van huidcarcinoom en kan overal op het lichaam voorkomen. Het kan zelfs op slijmvliezen voorkomen. Een melanoom ontstaat uit pigmentcellen van de huid (melanocyten). In de melanocyten, die gelijkmatig zijn verdeeld over de huid, wordt een bruin pigment aangemaakt dat kleur geeft aan de huid. Dit pigment beschermt de huid tegen de schadelijke effecten van zonlicht. In moedervlekken liggen heel veel van deze pigmentcellen in een kluitje bij elkaar. Er is sprake van een melanoom als een groep pigmentcellen maligne is ontaard (is veranderd in kankercellen). Omdat de pigmentcellen overal voorkomen, komt een melanoom ook overal voor waar die cellen zijn ontstaan. Het melanoom komt het meeste voor in de huid, maar een melanoom kan zich ook ontwikkelen door maligne degeneratie van de pigmentcellen in het oog. Soms (dus niet altijd) ontstaat een melanoom in een al bestaande naevus pigmentosus. De naevus verandert dan, wordt onregelmatig van vorm en/of kleur, bloedt soms gemakkelijk en kan ook jeuken.

11.2.5 Psoriasis

In de huid worden voortdurend oude huidcellen vervangen door nieuwe. Dit is een normaal proces waar niemand iets van merkt. Bij psoriasis is dit vervangingsproces verstoord en gaat het abnormaal snel. Zo ontstaan teveel huidcellen en deze krijgen niet de kans om volledig uit te groeien. De huid gaat daardoor zichtbaar afschilferen. In de psoriasishuid is er sprake van ontsteking; de huid is namelijk dik en rood. Er bestaan aanwijzingen dat de ontstekingsprocessen bij psoriasis medeverantwoordelijk zijn voor het ontstaan en in stand houden van de huidafwijkingen. Het is onbekend waardoor de versnelde groei wordt veroorzaakt. Emotionele stress, griep, keelontsteking (met streptokokken) en sommige medicijnen (lithium en bètablokkers) kunnen psoriasis verergeren. Erfelijkheid speelt mogelijk een belangrijke rol. Ook wordt gedacht aan een auto-immuunziekte. Dat wil zeggen dat het immuunsysteem lichaamseigen cellen als lichaamsvreemd ziet. Het lichaam gaat dan antistoffen tegen de eigen weefsels vormen, waardoor ziekteverschijnselen ontstaan.

Psoriasis is een chronische huidaandoening waarbij plakken huid met een dikke laag huidcellen ontstaan. Deze ronde, licht verheven, met schilfers bedekte plekken veroorzaken soms veel jeuk. De ziekte kan zich voordoen over het hele lichaam, maar vooral de ellebogen, knieën, de behaarde hoofdhuid en de nagels worden aangetast. Ook de gewrichten kunnen worden aangedaan. Er ontstaat dan een artritis psoriatica.

11.3 Woordenlijst

In ▶ H. 1 zijn algemene regels voor de uitspraak van Latijnse woorden gegeven. In deze woordenlijst vind je nog extra aanwijzingen voor een juiste uitspraak:
– Een onderstreping betekent dat de klemtoon op de onderstreepte klinker ligt, bijvoorbeeld: erytrocyt.
– Een 'woord' tussen rechte haken geeft (bij benadering) de letterlijke uitspraak van de medische term, bijvoorbeeld: [eerietroosiet].

acne vulgaris	– vetpuistje [aknee]
adipositas	– vetzucht, overgewicht
aktinische keratose	– premaligne huidafwijking met een verstoorde verhoorning; kan zich ontwikkelen tot een plaveiselcelcarcinoom
angioneurotisch oedeem	– door een allergische reactie sterk opzwellen van de oppervlakkige en diepere huidlagen
atheroomcyste	– cyste gevuld met talg [ateroomsieste]
comedo	– mee-eter [koomeedoo]
couperose	– zichtbare toename van de kleine bloedvaatjes in de huid van het gelaat [koeperoose]
dermatitis	– ontsteking van de huid
dermatomycose	– oppervlakkige schimmelinfectie van de huid [dèrmaatoomiekoose]
eczeem	– acute of chronische, steriele ontstekingsreactie van de huid [èkzeem]
erysipelas	– wondroos of belroos, besmettelijke huidziekte [eeriesiepelas]
erythema	– egaal rode huiduitslag [eerieteemaa]
exantheem	– vlekkerige rode huiduitslag bij besmettelijke kinderziekten [èksanteem]
fibroom	– goedaardig, klein en zacht, onderhuids bindweefselgezwel
furunkel	– steenpuist
hemangioom	– goedaardig gezwel van bloedvaten [heemangiejoom]
herpes	– huiduitslag bestaande uit kleine, met vocht gevulde blaasjes [hèrpès]
herpes labialis	– koortslip [hèrpès labiejaalis]
herpes zoster	– gordelroos [hèrpès]
impetigo	– krentenbaard; bacteriële huidinfectie met blaasjes gevuld met pus
intertrigo	– smetplek, smetten
karbunkel	– negenoog
lipoom	– vetbult
maceratie	– verweking van de huid door (langdurige) inwerking van vocht [maseraatsie]
macula	– rode vlek van de huid [maakuulaa]
maligne melanoom	– kwaadaardig uitgegroeide moedervlek
naevus pigmentosus	– moedervlek, plaatselijke afwijking van het huidpigment [neevus]
naevus vinosus	– wijnvlek [neevus]
onychomycose	– schimmelnagel [ooniegoomiekoose]
papel	– huidknobbeltje
papilloom	– wratachtige uitgroeisel in de huid
paronychia	– omloop; ontsteking van de nagelriem [paarooniegiejaa]

11.3 · Woordenlijst

petechiën	– puntvormige bloedinkjes in de huid; niet wegdrukbare vlekjes in de huid
premaligne dermatose	– huidaandoening die kwaadaardig kan worden
poliep	– gesteeld uitgroeisel
postherpetische neuralgie	– zenuwpijn, die ontstaat bij of na herpes zoster [nuiralgie, ook neuralgie]
psoriasis	– huidziekte, gekenmerkt door rode, ronde, licht verheven, met schilfers bedekte plekken, die soms veel jeuk veroorzaken [psooriejaasis]
pustula	– puistje
pityriasis versicolor	– oppervlakkige gistinfectie van de huid leidend tot plaatselijke, niet blijvende ontkleuring
Quincke's oedeem	– angioneurotisch oedeem, waarbij, naast de huid en de diepere lagen ook de slijmvliezen opzwellen
remissie	– vermindering of verdwijning van ziekteverschijnselen
rosacea	– chronische aandoening van de huid, vooral gekenmerkt door een opvallend felrode verkleuring van wangen en neus [rosaasejaa]
striae	– huidstriemen (enkelvoud: stria) [striejee]
teleangiëctasieën	– plaatselijke verwijdingen van haarvaatjes
tinea corporis	– ringworm [tieneejaa korpooris]
tinea pedis	– zwemmerseczeem; voetschimmel [tieneejaa]
urticaria	– netelroos, een allergische huidreactie die zich uit als galbulten, blaasjes op de huid, die veel jeuk veroorzaken [urtiekaariejaa]
verruca vulgaris	– wrat [vèrruukaa]

■ Vragen en opdrachten

1. Noem enkele symptomen van huidziekten.
2. Wat versta je onder een maligne melanoom? Waaruit ontstaat dit? Wat zijn de gevaren ervan?
3. Noem een veelvoorkomende huidziekte bij jonge mensen. Bij wat voor type huid komt deze vooral voor?
4. Geef de (klassieke) ontstekingssymptomen die bij een furunkel horen en verklaar ze.
5. Welke huidziekte komt vaak voor bij mensen die astmatisch zijn?
6. In welke omgeving is de kans op een impetigo vergroot?
7. Welke vormen van herpesinfectie ken je?
8. Wat is het verschil tussen erytheem en exantheem?
9. Wat is eczeem? Noem enkele vormen.

Skelet

12.1 Bouw en functie – 138

12.2 Aandoeningen van het skelet – 138
12.2.1 Afwijkingen door interne oorzaken – 138
12.2.2 Aandoeningen van de rug – 143
12.2.3 Osteoporose – 145
12.2.4 Tumoren – 145

12.3 Traumatologie – 145
12.3.1 Polytrauma – 146
12.3.2 Fracturen – 146
12.3.3 Verstuiking (distorsie) – 148
12.3.4 Ontwrichting (luxatie) – 149
12.3.5 Traumata van het kniegewricht – 149
12.3.6 Traumata van het hoofd – 149

12.4 Woordenlijst – 151

© Bohn Stafleu van Loghum is een imprint van Springer Media B.V., onderdeel van Springer Nature 2021
G. H. Mellema, *Medische terminologie pathologie*, Basiswerk AG,
https://doi.org/10.1007/978-90-368-2576-4_12

12.1 Bouw en functie

Ons skelet bestaat uit:
- beenweefsel;
- kraakbeen.

Beenweefsel is hard. Het skelet of geraamte zorgt voor stevigheid in het lichaam en het beschermt de vitale delen, zoals hersenen (in de schedel) en hart en longen (binnen de ribbenkast) (fig. 12.1).
We kennen drie soorten beenderen:
- korte en lange pijpbeenderen (fig. 12.2);
- platte beenderen;
- onregelmatig gevormde beenderen.

Beenweefsel bevat zelf geen bloedvaten. Herstel (*regeneratie*) van beenweefsel vindt plaats vanuit het beenvlies (periost).
Beenweefsel bestaat voor het grootste deel uit kalk. Bij kinderen bevat het beenweefsel nog meer elastisch bindweefsel: collagene vezels. Op latere leeftijd wordt deze elasticiteit steeds kleiner en wordt het beenweefsel steeds minder buigzaam.
Kraakbeen bevindt zich op de gewrichtsvlakken van een gewricht, tussen de wervels en tussen de ribben en het borstbeen. Op al deze plaatsen is een bepaalde soepelheid in het verder stijve skelet noodzakelijk.

12.2 Aandoeningen van het skelet

Bij aandoeningen van het skelet zijn er grofweg twee groepen te onderscheiden:
- Aandoeningen die ontstaan door een oorzaak vanuit het lichaam zelf.
- Aandoeningen die ontstaan na geweld van buitenaf, zoals een verwonding (*trauma*). De leer van de verwondingen noemen we de *traumatologie*.

12.2.1 Afwijkingen door interne oorzaken

Aangeboren afwijkingen

- 'Open rug' (*spina bifida*) is een aangeboren afwijking waarbij de wervelbogen niet goed zijn gesloten. Daardoor wordt het ruggenmerg niet goed beschermd en kan het makkelijk beschadigen. Het gevolg van een ruggenmergbeschadiging is dat zenuwen niet goed meer functioneren of zelfs uitvallen. Hierdoor kunnen verlammingen van het onderlichaam en incontinentie voor urine en/of feces ontstaan.
- *Achondroplasie* is een afwijking in de chromosomen die leidt tot dwerggroei. Achondroplasie betekent letterlijk: geen kraakbeenvorming. Aan de uiteinden van de pijpbeenderen bevinden zich normaal gesproken groeischijven, die tot en met de puberteit kraakbeen vormen. Dit kraakbeen wordt vervolgens omgezet in (hard) bot. Hierdoor worden de pijpbeenderen steeds langer. Bij achondroplasie is dit proces verstoord en blijft de groei uit. Bij mensen met achondroplasie blijven de armen en benen daarom kort, terwijl de romp wel een normale grootte bereikt.

12.2 · Aandoeningen van het skelet

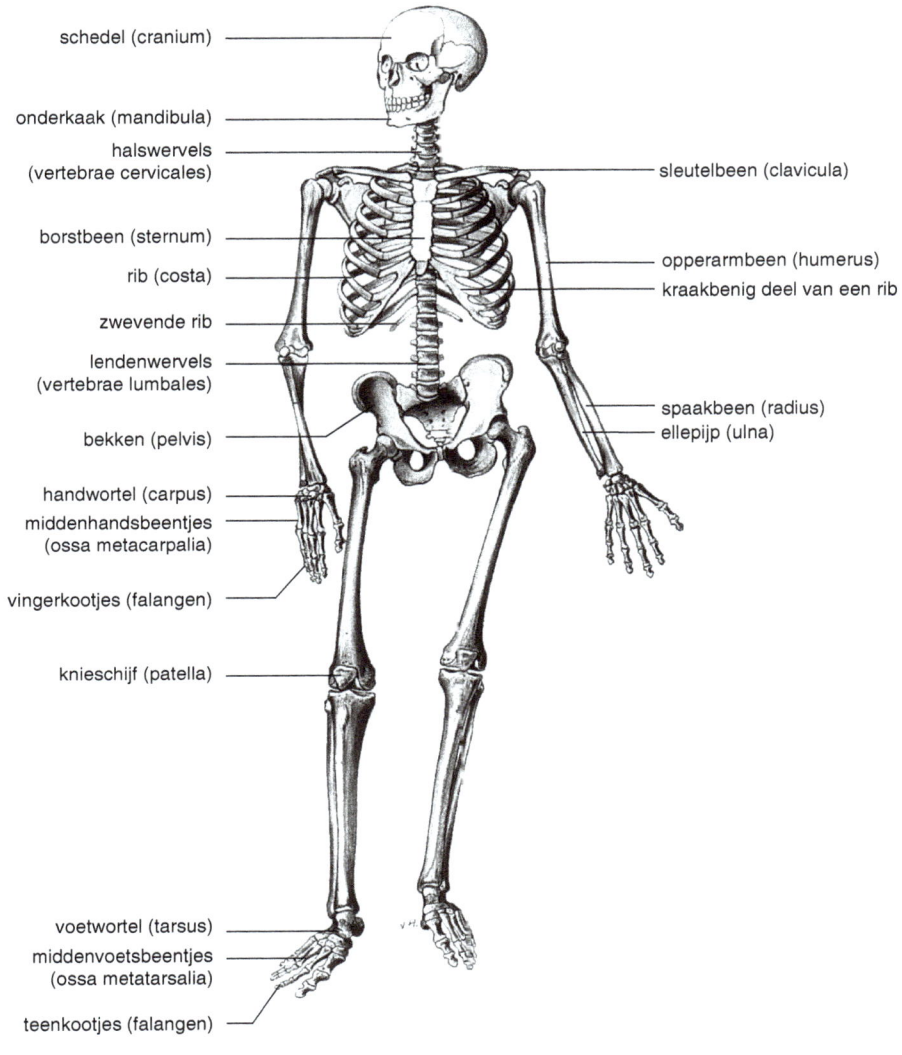

Figuur 12.1 Het geraamte: (a) vooraanzicht; (b) achteraanzicht

- *Congenitale heupdysplasie* (CHD), ook wel *developmental dysplasia of the hip* (ontwikkelingsstoornis van de heup, DDH) genoemd, is een aangeboren storing in de verhouding tussen heupkop en heupkom. Hierdoor groeit het heupgewricht niet goed uit. Dit kan leiden tot problemen op latere leeftijd, zoals het uit de kom schieten (*heupluxatie*) of vroegtijdige *artrose* (slijtage). Als er voor het tweede levensjaar behandeling wordt ingesteld (meestal door een zogenaamde spreidbroek), wordt de heupkom vaak alsnog goed aangelegd.

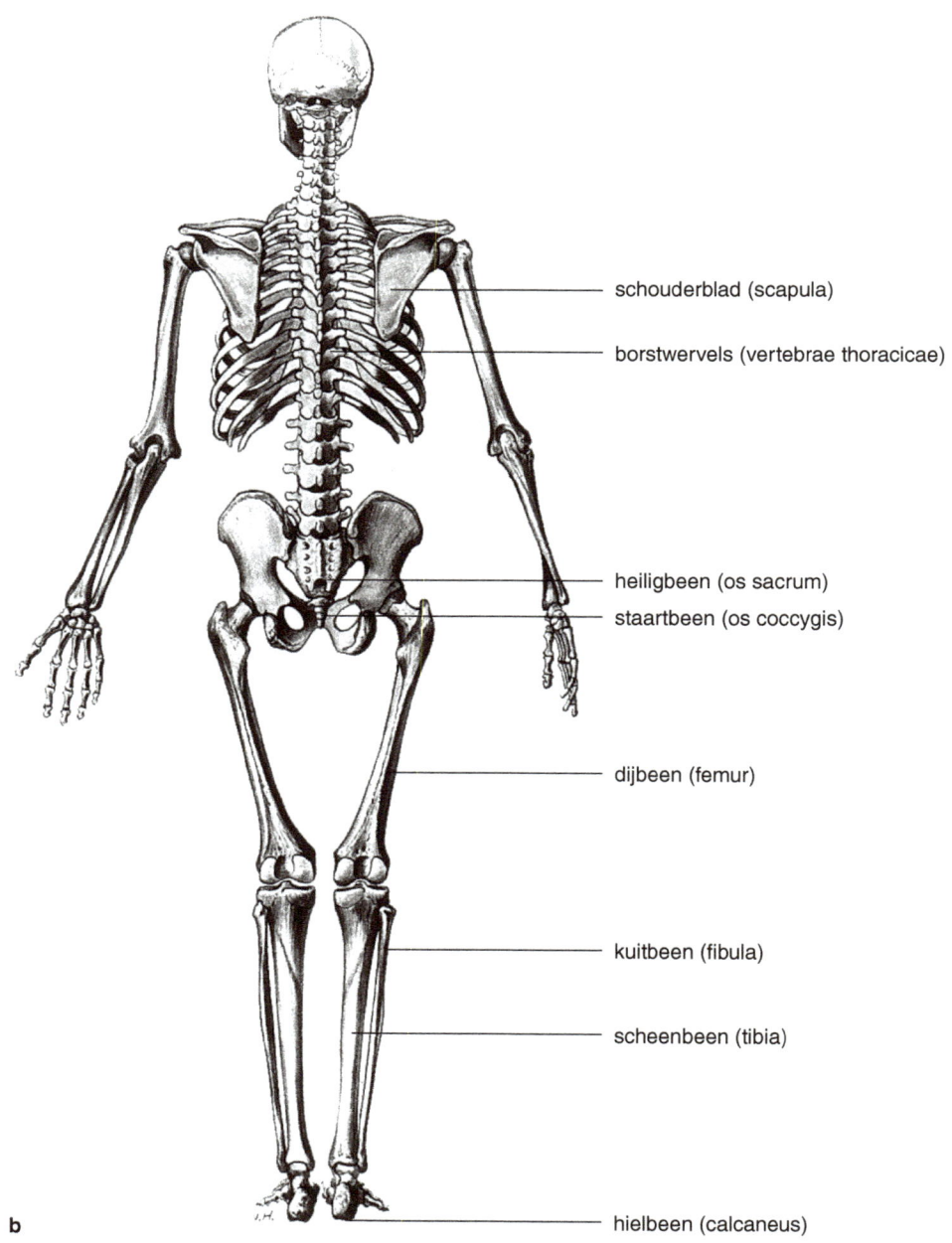

b

◘ Figuur 12.1   Vervolg.

— De *klompvoet* is een aangeboren afwijking waarvan de oorzaak onbekend is. De afwijking wordt gekenmerkt door een spitsstand van de voet, waarbij de hiel en voorvoet naar binnen zijn gekanteld. Een klompvoet is door middel van een echo al voor de geboorte herkenbaar. In eerste instantie wordt een klompvoet met gips behandeld. Is dit onvoldoende, dan kan op latere leeftijd een operatie noodzakelijk zijn.

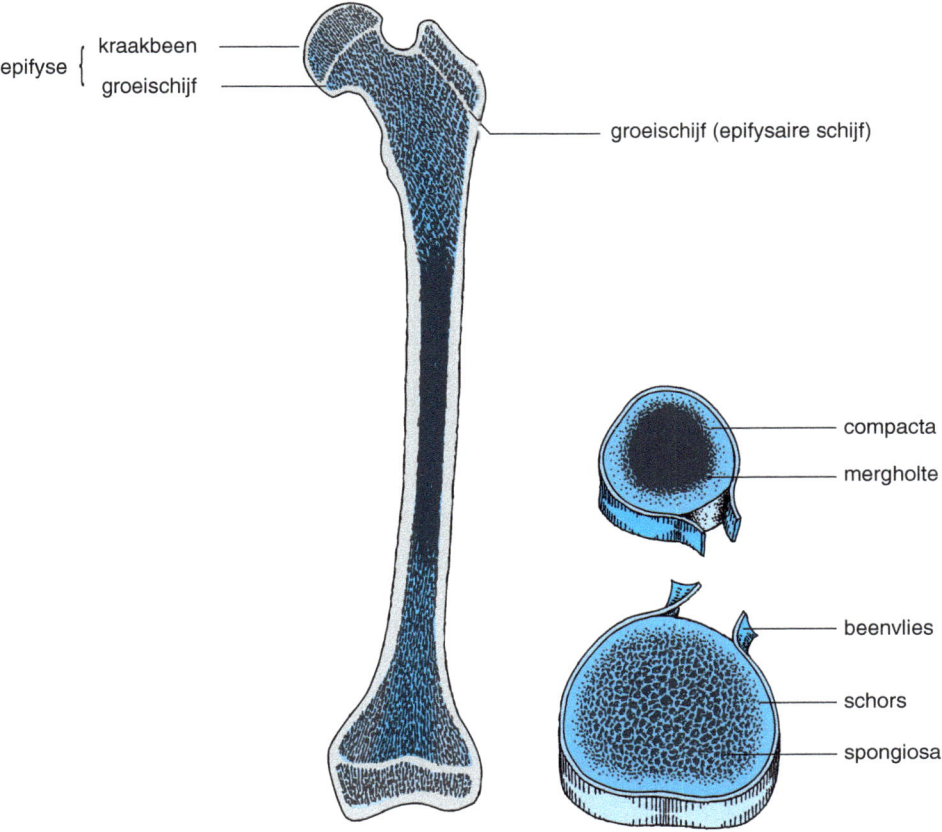

● **Figuur 12.2** Een pijpbeen (dijbeen) met doorsneden

Verworven afwijkingen

- *Osteomyelitis* is een bacteriële ontsteking van het bot, beenmerg en/of het beenvlies. Soms bevindt de oorspronkelijke infectiehaard zich ergens anders in het lichaam (bijvoorbeeld een steenpuist) en verspreidt de infectie zich via het bloed naar het bot. Osteomyelitis kan ook direct optreden bij een (open) fractuur of na een operatie aan het bot. Bij patiënten met diabetes mellitus of een verminderde afweer bestaat een groter risico op het ontstaan van osteomyelitis.
- *Rachitis* (Engelse ziekte) is geen ontsteking (zoals het achtervoegsel -itis doet vermoeden), maar een stoornis in de fosfor-kalkstofwisseling bij kinderen door een tekort aan vitamine D. De kraakbeengrondstof verbeent te traag. Er treden groeistoornissen van de botten op. Deze blijven zacht en buigbaar, met als gevolg: misvormingen van het lichaam door verkrommingen in de aangetaste beenderen, onder meer door het inwerken van de zwaartekracht en het lichaamsgewicht.
- *Bursitis* is een ontsteking van de slijmbeurs (zie ▶ H. 13).

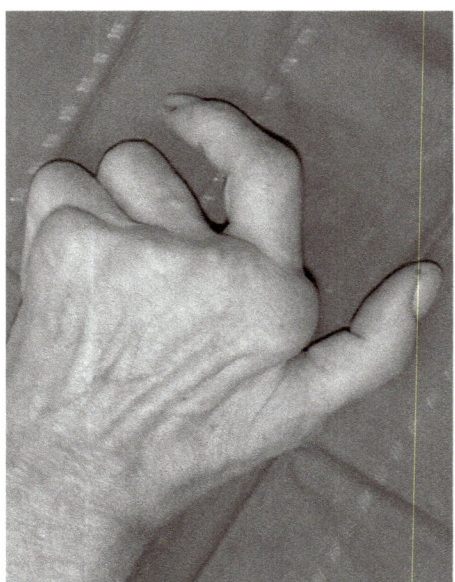
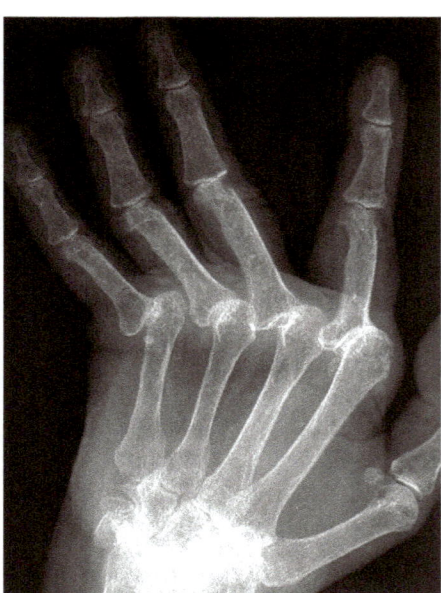

Figuur 12.3 Reumatoïde artritis. (Bron: dr. Frederik Verstreken, Hand Surgery)

Reumatische aandoeningen

Reuma is een verzamelnaam voor meer dan honderd afwijkingen aan de gewrichten en de omliggende weefsels en wordt gekenmerkt door zwelling van een of meer gewrichten, die vaak ook pijnlijk en stijf zijn.

- *Reumatoïde artritis* (RA) is een veelvoorkomende vorm van reuma en is een auto-immuunziekte. Het lichaam maakt afweerstoffen tegen het eigen weefsel aan. In dit geval ontstaan er ernstige ontstekingen in de gewrichten. Vooral het kraakbeen van de kleinere gewrichten (handwortel, voeten) wordt aangetast, waardoor het gewricht uiteindelijk misvormd raakt. De spieren van hand of voet kunnen dan vaak hun functie niet meer goed vervullen. Er treedt een verschrompeling van weefsel op (*atrofie*). Soms groeien de aangetaste gewrichtsuiteinden aan elkaar, zodat er een onbeweeglijke verbinding ontstaat (*ankylose*) (fig. 12.3). Typerend voor reumatoïde artritis is dat de aandoening meestal symmetrisch is, dat wil zeggen dat vaak dezelfde gewrichten van de linker en de rechter lichaamshelft zijn aangedaan. De klachten bestaan uit pijn, ochtendstijfheid, zwelling en bewegingsbeperking van de aangedane gewrichten. Reumatoïde artritis komt meestal op volwassen leeftijd voor en meer bij vrouwen dan bij mannen. Bij de diagnostiek is bloedonderzoek van belang, met name om de zogenoemde RA-factor aan te tonen. Afhankelijk van de uitslag wordt gesproken van een seropositieve of seronegatieve RA.
- *Acuut reuma* heeft niets te maken met reumatoïde artritis, maar is een gevolg van een infectie met streptokokken elders in het lichaam. De infectie treedt vooral bij kinderen op, bijvoorbeeld als complicatie bij een streptokokkenontsteking van de keelamandel (*angina tonsillaris*). Hierbij worden grote gewrichten, zoals elleboog en knie, aangetast. Het gewricht is ontstoken (pijnlijk, warm, rood en gezwollen), waardoor het stijf wordt en er bewegingsbeperking optreedt (*artritis*). Vaak springt de afwijking van het ene naar het andere gewricht over, bijvoorbeeld van de rechterelleboog naar

12.2 · Aandoeningen van het skelet

de linker pols. Vrijwel altijd geneest de gewrichtsontsteking zonder restverschijnselen. Dezelfde streptokokkeninfectie kan ook een endocarditis veroorzaken (waardoor blijvende hartklepbeschadigingen kunnen ontstaan) of een acute glomerulonefritis (waardoor nierinsufficiëntie kan ontstaan).
- De *ziekte van Bechterew* is een auto-immuunziekte die wordt gekenmerkt door ontstekingen in de gewrichten van de wervelkolom en het bekken. Hierdoor ontstaan klachten van pijn en stijfheid. Uiteindelijk treedt er door de ontsteking een verkleving van de gewrichtjes op, met een verstijving en verkromming van de wervelkolom in voor-achterwaartse richting (*kyfose*) als gevolg. Er ontstaat een typerende, sterk voorovergebogen houding. Door de verstijving van de rib-wervelgewrichtjes wordt ook de thoracale ademhalingsbeweging belemmerd. Een andere klacht waar mensen met de ziekte van Bechterew last van kunnen hebben, is oogontsteking (*uveïtis*). Het oog is dan rood, pijnlijk, traant en men kan geen licht verdragen. De ziekte heet ook wel axiale spondyloartritis (spondyl = wervel).
- *Artritis psoriatica* is een auto-immuunziekte die wordt gekenmerkt door een combinatie van psoriasis (zie ▶ H. 11) en chronische ontstekingen in de gewrichten van voornamelijk handen, voeten, ellebogen of knieën. Het ontstoken gewricht is pijnlijk, en voelt dik en stijf aan. Het gewricht, bijvoorbeeld van de hand, is moeilijker te bewegen. Daarnaast kunnen klachten voorkomen van vermoeidheid en kunnen ontstekingen elders in het lichaam optreden.
- *Jicht* (*artritis urica*) is een reumatische aandoening die wordt gekenmerkt door plotselinge aanvallen van pijnlijke ontstekingen van een of meer gewrichten. Dit is het gevolg van een stofwisselingsstoornis waarbij een teveel aan urinezuur ontstaat. Dit urinezuur hoopt zich als kristallen op in de gewrichtsholten. Die kunnen daardoor ontstoken raken en ook het bewegen van deze gewrichten kan dan erg pijnlijk worden. Vooral in de grote teen doet zich vaak jicht voor.
- Het *syndroom van Tietze* is een onschuldige aandoening waarbij een of meer kraakbeenverbindingen tussen het borstbeen en de ribben iets opgezwollen en pijnlijk zijn. Het kan op elke leeftijd ontstaan. De klachten worden erger bij bewegen, diep zuchten of hoesten. Ze verdwijnen meestal na enkele maanden spontaan.
- *Artrose* (gewrichtsslijtage) (◘ fig. 12.4) is een vooral bij ouderen voorkomende aandoening waarbij het gewrichtskraakbeen in kwaliteit achteruitgaat en uiteindelijk zelfs kan verdwijnen. De aandoening komt voornamelijk voor in de gewrichten van de handen, knieën, heupen en de nek- en lendenwervels. Ze gaat gepaard met (ochtend)stijfheid, pijn en bewegingsbeperking van het aangedane gewricht. Artrose ontstaat vooral door overbelasting van een gewricht (overgewicht, verkeerde houding), eerder doorgemaakte gewrichtsontsteking of -beschadiging, of door congenitale gewrichtsafwijkingen (*congenitale heupluxatie*).

12.2.2 Aandoeningen van de rug

Door allerlei oorzaken kan iemand abnormale krommingen van de wervelkolom vertonen (◘ fig. 12.5):
- *Scoliose* is een zijwaartse kromming van de wervelkolom. Er ontstaat een 'slag' in de rug.
- *Kyfose* is de natuurlijke voor-achterwaartse kromming van de wervelkolom.

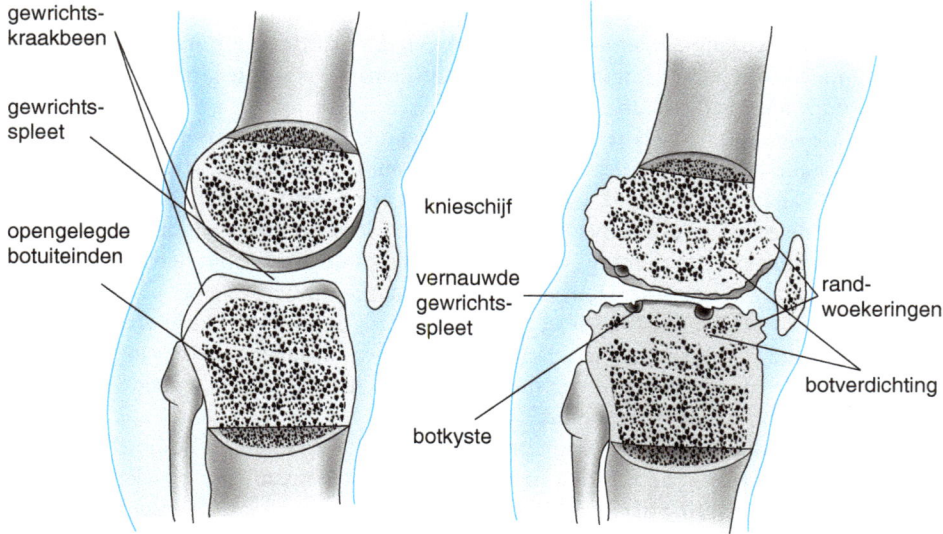

Figuur 12.4 Schematische voorstelling van een normaal en van een door artrose aangetast kniegewricht

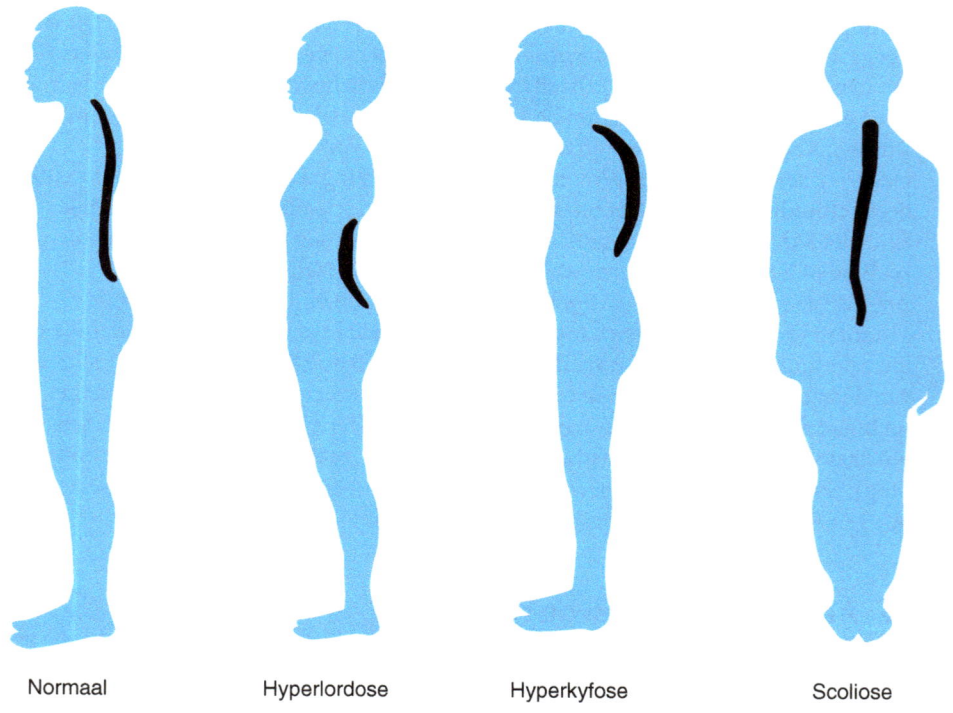

Normaal   Hyperlordose   Hyperkyfose   Scoliose

Figuur 12.5 Houdingsafwijkingen van de rug

- *Hyperkyfose* is een te sterke achterwaartse verkromming, zoals bij de ziekte van Bechterew.
- *Lordose* is de natuurlijke kromming van de wervelkolom naar voren.
- *Hyperlordose* is een te sterke voorwaartse verkromming: een holle rug.

12.2.3 Osteoporose

Osteoporose (botontkalking) betekent letterlijk poreus bot. Het is een aandoening waarbij de hoeveelheid botweefsel afneemt en de bouw van het bot verandert. Het bot wordt daardoor steeds minder sterk. Het bot kan dan ook snel breken (vooral pols en heup) of inzakken (ruggenwervels).

Osteoporose geeft op zich geen klachten, maar wordt vaak pas opgemerkt na een botbreuk of plotseling ontstane lage rugpijn door een ingezakte wervel. Ook ontwikkelt zich vaak een kyfose door wervelinzakkingen en blijkt de patiënt kleiner te zijn geworden. De aandoening komt vooral voor bij vrouwen na de menopauze en bij mensen boven de 65 jaar. Als deze ouderen bijvoorbeeld hun heup breken, overlijdt zelfs 20 % aan de gevolgen en/of de complicaties ervan. Een andere oorzaak van osteoporose is langdurig medicijngebruik (corticosteroïden) of bedlegerigheid.

Osteoporose kan worden vastgesteld aan de hand van een DEXA-meting.

12.2.4 Tumoren

Maligne tumoren die uit een soort bindweefsel ontstaan, noemen we *sarcomen*. De *osteosarcomen* (uitgaande van het botweefsel) en *chondrosarcomen* (uitgaande van kraakbeenweefsel) zijn, mede door de slechte doorbloeding van het bot, vaak slecht te behandelen.

Tumormetastasen van primaire tumoren elders in het lichaam kunnen ook in het bot voorkomen. Ze kunnen aanleiding geven tot spontane fracturen en veroorzaken vaak hevige pijn. Een berucht voorbeeld zijn de botmetastasen van een prostaatcarcinoom.

12.3 Traumatologie

De traumatologie houdt zich bezig met de heelkundige behandeling van ongevalsletsels. Dit betreft naast bijvoorbeeld botbreuken ook een lever- of miltverscheuring (*ruptuur*). Dergelijke rupturen kunnen ernstige inwendige bloedingen tot gevolg hebben en zo tot een shock leiden. Spieren en pezen kunnen ook afscheuren, waardoor functieverlies optreedt.

Aan het lichaam en met name de huid, de spieren, het skelet en de gewrichten kunnen zich allerlei beschadigingen voordoen. De ernst is afhankelijk van de plaats van de inwerking en de kracht waarmee het letsel wordt toegebracht.

Een *trauma* (meervoud: *traumata*) is een gewelddadige inwerking op het lichaam met als gevolg een verwonding (overigens ook in psychische zin). Is de inwerking licht, dan is de beschadiging van het weefsel meestal klein (*laesie*), bijvoorbeeld een schaafwond of een blauwe plek (onderhuidse bloeduitstorting, *subcutaan hematoom*). Is het erger, dan kan er sprake zijn van een kneuzing (*contusie*), een scheuring (*ruptuur*), een verstuiking van een gewricht (*distorsie*), of zelfs een ontwrichting (*luxatie*). Is bij het trauma een bot betrokken, dan kan er sprake zijn van een botbarst (*fissuur*) of botbreuk (*fractuur*).

12.3.1 Polytrauma

Men spreekt van een *polytrauma* bij traumatische letsels van minstens twee lichaamsdelen of orgaansystemen die afzonderlijk of gezamenlijk levensbedreigend zijn. Een dergelijke ernstige en levensbedreigende toestand vereist een intensieve behandeling door een multidisciplinair team. Zo'n team bestaat uit: chirurg, orthopeed, neuroloog, intensivist en soms neurochirurg, thoraxchirurg en/of andere specialisten.

12.3.2 Fracturen

Een fractuur waarbij een botuiteinde door de huid naar buiten steekt, noemen we een *open* of *gecompliceerde* fractuur. Hierbij bestaat een grote kans op infectie, niet alleen van de wond zelf, maar ook van de dieper gelegen delen, zoals spieren of beenmerg (*osteomyelitis*).

We spreken van een *gesloten* of *ongecompliceerde fractuur* als de botstukken onder de huid blijven. Doordat de huid intact is, kunnen er geen ziektekiemen van buitenaf het lichaam binnendringen. Dat geeft uiteraard minder complicaties.

Wanneer de twee botuiteinden van hun plaats zijn verschoven, spreken we van *dislocatie*. Om de stand van deze twee uiteinden weer goed in elkaars verlengde te brengen, moet men de twee gebroken delen weer op hun plaats zetten (*reponeren*). De gereponeerde botstukken worden vastgezet (*gefixeerd*) door een ondersteunende spalk, meestal een gipsspalk. Fixatie kan ook operatief door middel van zogenoemd osteosynthesemateriaal, zoals platen en schroeven.

De aard van de fractuur kan variëren van een scheur in een bot (*fissuur*) tot een verbrijzelingsfractuur, waarbij het bot in stukjes is uiteengevallen (◘ fig. 12.6 en 12.7).

Een fractuur kan beschadigingen van het omliggend weefsel veroorzaken. Zo kan een fractuur van de schedel de hersenen beschadigen en een fractuur van de schedelbasis de bloedvaten en zenuwen die hier doorheen lopen. De gevolgen van een fractuur kunnen dus levensbedreigend zijn. Ook al lijkt op de röntgenfoto de breuk maar klein, de plaats van de breuk en de schade van het omliggende weefsel zijn bepalend voor de totale schade.

Voorbeelden van fracturen zijn:
- *Green-stick fracture* (ook wel: twijgfractuur) (◘ fig. 12.8). Bij jonge kinderen kan door een trauma aan de onderarm een breuk in het bot optreden waarbij het periost intact blijft en de botdelen niet verschoven zijn ten opzichte van elkaar. Het is te vergelijken met het effect van het buigen van een jonge twijg, vandaar de naam.
- *Impressiefractuur*. Dit is een breuk waarbij door een trauma een plat bot (bijvoorbeeld de schedel) wordt ingedrukt.
- *Compressiefractuur*. Dit is een breuk die ontstaat door een trauma dat de botdelen samendrukt. Een compressiefractuur van een wervel (*vertebra*) zorgt ervoor dat het wervellichaam wordt samengedrukt. De verzwakking van het wervellichaam is vaak het gevolg van osteoporose, maar kan ook een andere oorzaak hebben.
- *Collumfractuur*. De dijbeenhalsfractuur is meestal een gevolg van een valpartij van een oudere patiënt.
- *Avulsiefractuur*. Bij een avulsiefractuur wordt een deel van het bot afgescheurd op de plaats waar een pees aanhecht. Een avulsiefractuur ontstaat meestal door een harde landing of bij een krachtige afzet tijdens het sporten.

12.3 · Traumatologie

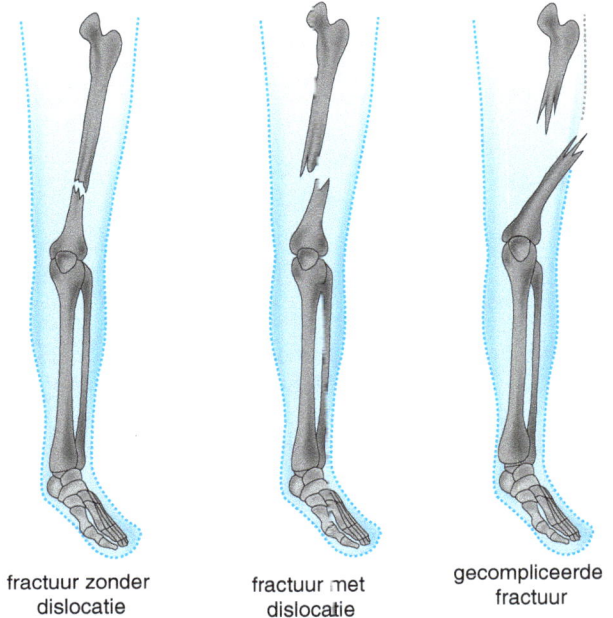

fractuur zonder dislocatie   fractuur met dislocatie   gecompliceerde fractuur

Figuur 12.6 Verschillende soorten fracturen

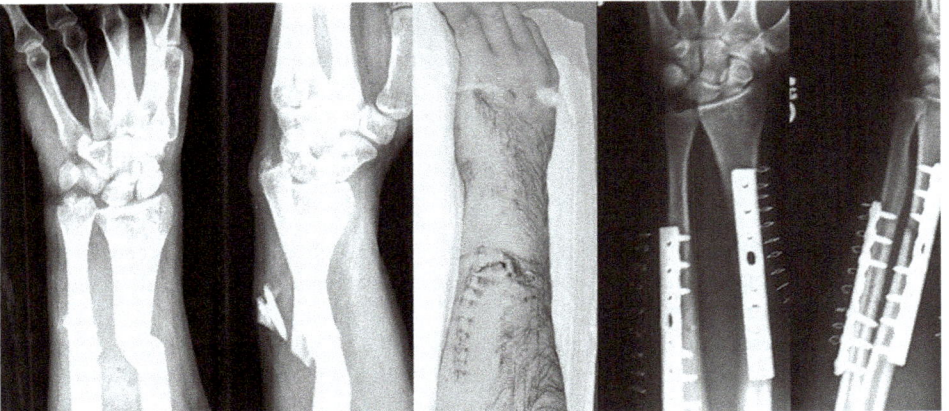

Figuur 12.7 Links: fractuur van de linker onderarm (situatie voor de operatie). Rechts: dezelfde fractuur na operatieve repositie en fixatie met een pen en plaat met schroeven

Verschijnselen

Bij een botbreuk scheurt ook het botvlies af dat eromheen ligt. Hierdoor scheuren de bloedvaten af en ontstaat een bloeduitstorting (*hematoom*). De verschijnselen die optreden bij een botbreuk zijn:
- pijn; zowel bij druk rondom de plaats waar het bot gebroken is, als bij druk in de lengterichting van het bot (asdrukpijn);
- zwelling rondom de plaats van de botbreuk ten gevolge van de ontstane bloeduitstorting ter plaatse;

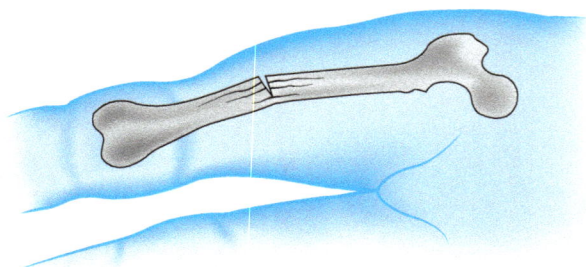

◘ **Figuur 12.8** Green-stick fracture

– abnormale stand van het betrokken lichaamsdeel;
– gestoorde functie, doordat het desbetreffende lichaamsdeel niet of maar beperkt is te gebruiken;
– abnormale beweeglijkheid: de botstukken bewegen ten opzichte van elkaar zonder dat er een gewricht tussen zit.

Weefselherstel na een fractuur

Een fractuur geneest in stappen. Na enkele dagen wordt er eerst zachte *callus* gevormd: capillairen groeien in het hematoom dat zich direct na het ontstaan van de fractuur heeft gevormd. Ook maken fagocyten het wondgebied schoon. Tegelijkertijd groeien er fibroblasten en osteoblasten vanuit het periost in het gebied van de fractuur. De fibroblasten produceren collageenvezels die de fractuur overbruggen. De osteoblasten vormen nieuw botweefsel. Op deze manier wordt binnen een week de zachte callus geleidelijk in benige callus omgezet. De vorming van benige callus stopt wanneer er een stevige verbinding tussen de botstukken is gerealiseerd. Dit duurt ongeveer twee maanden. Daarna wordt de benige callus weer afgebroken en herstelt het bot zich definitief, zo veel mogelijk in de oorspronkelijke vorm en structuur.

Complicaties

Bij een open fractuur is er een grote kans op infectie. Het gevolg hiervan is een *osteomyelitis,* een ontsteking van het bot, inclusief beenmerg en periost, waardoor de fractuurgenezing ernstig wordt vertraagd.

Door een vertraagde fractuurgenezing, door welke oorzaak dan ook, kan de botvorming tussen de fractuuruiteinden niet op gang komen. Door de bindweefselverbindingen die wel ontstaan, zitten de twee uiteinden als het ware los aan elkaar. Dit heet een *pseudartrose.*

12.3.3 Verstuiking (distorsie)

Men spreekt van een verstuiking (*distorsie*) bij overrekking of scheuring van de gewrichtsbanden. Het gewricht wordt door een bloeduitstorting (*hematoom*) dik en warm en de huid eromheen zal hierdoor na enige tijd blauw verkleuren.

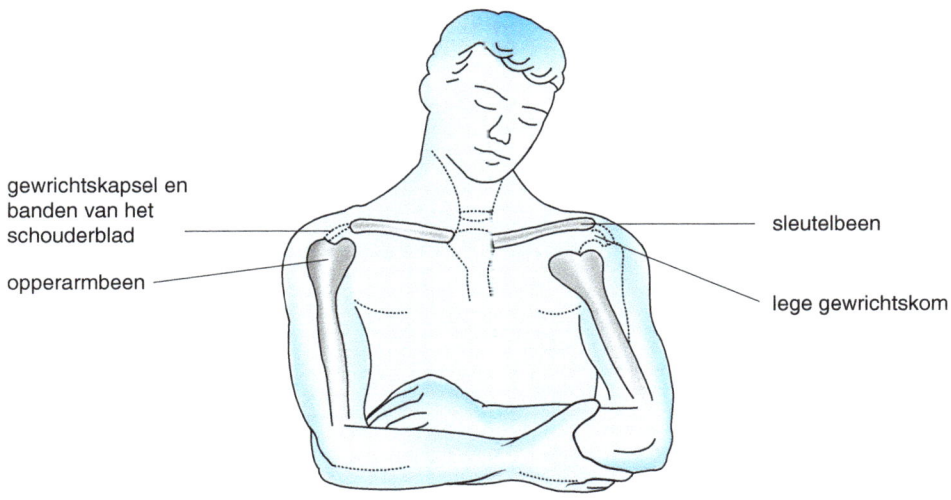

 Figuur 12.9   Schouderluxatie (naar midden voor)

12.3.4 Ontwrichting (luxatie)

Een ontwrichting (*luxatie*) is de verplaatsing van boteinden die samen een gewricht vormen ten opzichte van elkaar (vaak kop en kom) (fig. 12.9). Hierdoor wordt het gewrichtskapsel opgerekt en bewegingen kunnen niet meer worden uitgevoerd. Er treedt pijn op en aan de contouren van het gewricht kan men zien dat er iets aan de hand is.

12.3.5 Traumata van het kniegewricht

Een bijzondere afwijking is de verscheuring van de kraakbeenschijf (*meniscus*) in het kniegewricht (fig. 12.10). Het zogenoemde voetbalknietje ontstaat door onverwachte draaibewegingen van de knie. Zowel de laterale als de mediale meniscus kunnen zijn beschadigd. Dit veroorzaakt pijn en *hydrops* (zwelling van het kniegewricht door vocht- afscheiding). Als door een scheur van de meniscus een deel in het kniegewricht klem komt te zitten, kan de knie niet meer gestrekt worden en staat de knie 'op slot'. Deze zogenaamde slotklachten kunnen ook ontstaan door een 'gewrichtsmuis' (*corpus liberum*). Dit is vaak een losliggend stukje kraakbeen.

Ook de kruisbanden in de knie kunnen scheuren door plotselinge, krachtige bewegingen; vaak zijn dit onverwachte draaibewegingen. Gescheurde kruisbanden zijn vervelende blessures, omdat ze een abnormale beweeglijkheid van het kniegewricht toelaten. De knie wordt instabiel en dat kan leiden tot een artrose op relatief jonge leeftijd.

12.3.6 Traumata van het hoofd

Een hoofdletsel (*trauma capitis*) kan gevaarlijk zijn: de hersenen, maar ook de hersenvliezen, kunnen worden beschadigd (zie ▶ H. 14). Er kan ook een fractuur van de schedel optreden. Dat kan een impressiefractuur zijn, maar ook een schedelbasisfractuur.

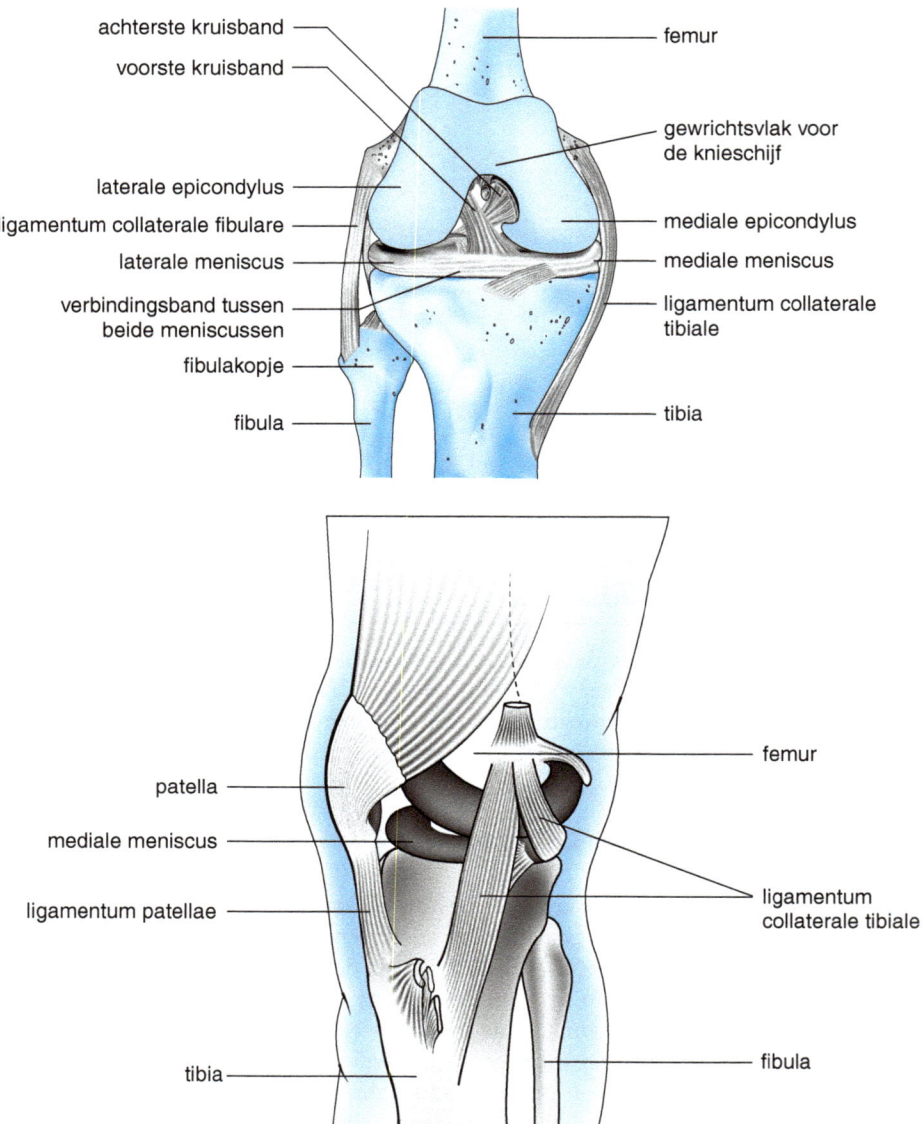

◘ **Figuur 12.10** Overzicht van het bandapparaat en de meniscussen van de rechterknie: (a) het kniegewricht van voren (frontaal) gezien: de knieschijf is weggelaten; (b) zijaanzicht van de rechterknie, mediaal gezien

Een *schedelbasisfractuur* is een botbreuk in het onderste gedeelte van de hersenschedel. Het kan bloedingen uit de neus, oren of mond veroorzaken. Als de fractuur door de orbita (oogkas) loopt, ontstaat er een bloeduitstorting rond de oogkassen. Dit veroorzaakt een zichtbaar hematoom rondom het oog: een brilhematoom. Ook achter de oren kunnen hematomen verschijnen.

Een voorin gelegen schedelbasisfractuur kan door het bovenste gedeelte van de neusholte lopen. Daardoor kan een open verbinding tussen de neusholte en de schedelinhoud ontstaan, waardoor hersenvocht uit de neus of oren loopt. Zo'n liquorlekkage heeft het risico dat er bacteriën in het hersenvocht kunnen komen en er een hersenvliesontsteking (*meningitis*) optreedt.

Bij een schedelbasisfractuur ontstaan soms ook beschadigingen van de hersenzenuwen die vanuit de hersenen door de schedelbasis naar buiten gaan.

Symptomen van een schedelbasisfractuur kunnen zijn:
- Er komt een heldere vloeistof uit neus, oren en/of mond.
- Er komt bloed uit neus, oren of mond.
- Blauwe plekken rond de ogen of achter de oren.
- Bewusteloosheid.
- Epileptische aanvallen.
- Hoofdpijn.
- Niet meer kunnen ruiken of zien.

12.4 Woordenlijst

In ▶ H. 1 zijn algemene regels voor de uitspraak van Latijnse woorden gegeven. In deze woordenlijst vind je nog extra aanwijzingen voor een juiste uitspraak:
- Een onderstreping betekent dat de klemtoon op de onderstreepte klinker ligt, bijvoorbeeld: erytrocyt.
- Een 'woord' tussen rechte haken geeft (bij benadering) de letterlijke uitspraak van de medische term, bijvoorbeeld: [eerietroosiet].

angina tonsillaris	– ontsteking van de keelamandel; tonsillitis
ankylose	– gewrichtsvergroeiing [ankieloose]
artritis	– ontsteking van een gewricht [artrietis]
artritispsoriatica	– auto-immuunziekte, gekenmerkt door een combinatie van psoriasis en chronische ontstekingen in de gewrichten van voornamelijk handen, voeten, ellebogen of knieën [artrietis psooriejaatiekaa]
artritis urica	– jicht, gewrichtsaandoening door neerslag van urinezuur in gewrichten [artrietis uuriekaa]
artrose	– degeneratie (slijtage) van gewrichten
atrofie	– verschrompeling van weefsel of een orgaan
callus	– nieuw weefsel dat na een fractuur de breukvlakken met elkaar verbindt [kallus]
chondrosarcoom	– maligne tumor uitgaande van kraakbeenweefsel [gondroosarkoom]
collumfractuur	– botbreuk van de dijbeenhals [kollumfraktuur]
compressiefractuur	– breuk, waarbij het bot wordt samengedrukt [komprèssiefraktuur]
corpus liberum	– los stukje kraakbeen of botweefsel dat vrij door het gewricht zwerft [korpus lieberum]
dislocatie	– verplaatsing; verschuiving [dislookaatsie]

distorsie	– verstuiking
fissuur	– barst in een bot
fixeren	– onbeweeglijk vastzetten [fikseeren]
fractuur	– botbreuk [fraktuur]
hematoom	– bloeduitstorting
heupluxatie	– uit de kom schieten van de heupkop [luksaatsie]
hydrops	– abnormale vochtophoping in gewricht of lichaamsholte [hiedrops]
(hyper)kyfose	– (overmatige) voor-achterwaartse, bolle kromming van de wervelkolom [hieperkiefoose]
(hyper)lordose	– holle rug, (overmatige) voorwaartse kromming van de wervelkolom
impressiefractuur	– breuk, waarbij door het trauma het platte bot naar binnen wordt gedrukt
laesie	– weefselbeschadiging, letsel [leesie]
luxatie	– ontwrichting [luksaatsie]
meniscus	– halvemaanvormig stukje kraakbeen aan de mediale en de laterale zijde van het kniegewricht (meervoud: menisci of meniscussen) [meeniskus]
osteomyelitis	– ontsteking van beenmerg [osteejoomiejeelietis]
osteoporose	– botontkalking [osteejoopooroose]
osteosarcoom	– maligne tumor uitgaande van botweefsel [osteejoosarkoom]
polytrauma	– verwondingen van minstens twee lichaamsdelen of orgaansystemen die afzonderlijk of gezamenlijk levensbedreigend zijn
pseudartrose	– vals gewricht; vorming van gewrichtachtige structuur na slechte genezing van een botbreuk [psuidartroose, ook pseudartroose]
rachitis	– Engelse ziekte; vertraagde verbening van botten bij kinderen door gebrek aan vitamine D [ragietis]
regeneratie	– herstel; genezing
reponeren	– terugplaatsen
reumatoïde artritis	– chronische ontstekingsachtige aandoening van gewrichten en bindweefselstructuren die typische misvormingen teweegbrengt [ruimaatoowiede, ook reumaatoowiede]
ruptuur	– verscheuring van weefsel
sarcoom	– kwaadaardige tumor van steun- en tussenweefsels of van de weke delen [sarkoom]
schedelbasisfractuur	– botbreuk in het onderste gedeelte van de hersenschedel
scoliose	– zijwaartse kromming van de wervelkolom [skooliejoose]
spina bifida	– open rug; aangeboren afwijking waarbij de wervelbogen niet goed zijn gesloten
syndroom van Tietze	– aandoening waarbij een of meer kraakbeenverbindingen tussen borstbeen en de ribben pijnlijk zijn
trauma	– letsel, verwonding (meervoud: traumata of trauma's)
trauma capitis	– hoofdletsel

12.4 · Woordenlijst

traumatologie	– geneeskundig specialisme dat zich bezighoudt met door traumata veroorzaakte afwijkingen
ziekte van Bechterew	– verstijving en verkromming op lumbaal niveau van de wervelkolom, door verbeende tussenwervelschijven.

■ **Vragen en opdrachten**

1. Noem enkele ziekten waarbij er een verandering van de stand van beenderen ontstaat.
2. Geef aan waardoor bij reumatoïde artritis handen of voeten vaak een sterk afwijkende vorm hebben gekregen.
3. Waarom bestaat er bij oudere mensen een grotere kans op fracturen?
4. Wat zijn de gevaren van metastasering van maligne tumoren in de wervels?
5. Welke soorten fracturen ken je?
6. Bij welke soort fracturen is de kans op een osteomyelitis sterk vergroot en waarom?
7. Noem enkele soorten verscheuringen van onderhuids weefsel. Wat zijn de gevolgen?
8. Wat betekent het als men zegt dat de knie 'op slot' zit.
9. Noem twee aandoeningen waardoor een grotere kans bestaat op artrose.
10. Wat is het verschil tussen een luxatie en een distorsie?

Spierstelsel

13.1 Bouw en functie – 156

13.2 Aandoeningen van de spieren – 156
13.2.1 Aangeboren afwijkingen – 156
13.2.2 Afwijkingen van de spier – 159
13.2.3 Afwijkingen van de slijmbeurs – 160
13.2.4 Afwijkingen van de pees – 161

13.3 Woordenlijst – 162

© Bohn Stafleu van Loghum is een imprint van Springer Media B.V., onderdeel van Springer Nature 2021
G. H. Mellema, *Medische terminologie pathologie*, Basiswerk AG,
https://doi.org/10.1007/978-90-368-2576-4_13

13.1 Bouw en functie

We kunnen het spierstelsel onderverdelen in drie soorten spieren (◘ fig. 13.1):
- Willekeurige of dwarsgestreepte spieren. Dit zijn vooral de skeletspieren. De spieren komen in actie onder invloed van onze wil. De vezels van deze spieren zijn onder een microscoop te herkennen aan hun dwarse streping.
- Onwillekeurige of gladde spieren. Deze spieren staan onder invloed van het autonome zenuwstelsel. We vinden deze spieren in alle holle organen, zoals de bronchiën, de darmen, de kleine slagaders (arteriolen) en de baarmoeder (uterus). We hebben er geen invloed op. Onder een microscoop is de gladde spoelvorm (◘ fig. 13.1) kenmerkend.
- De hartspier. Deze spier werkt autonoom en we hebben er dus geen invloed op, maar de hartspiervezels vertonen wel een dwarse streping.

13.2 Aandoeningen van de spieren

In dit hoofdstuk beperken we ons tot de aandoeningen van de skeletspieren (◘ fig. 13.2).

13.2.1 Aangeboren afwijkingen

Sommige spierziekten zijn erfelijk bepaald. In de plaats van spierweefsel vormt zich dan bijvoorbeeld vet en bindweefsel.

Een bekende erfelijke spierziekte is de ziekte van Duchenne. Dit is een geslachtsgebonden erfelijke spierziekte die alleen bij jongens voorkomt. Door de progressieve spierdystrofie vallen allerlei spiergroepen uit. Lopen gaat steeds moeizamer en lukt na

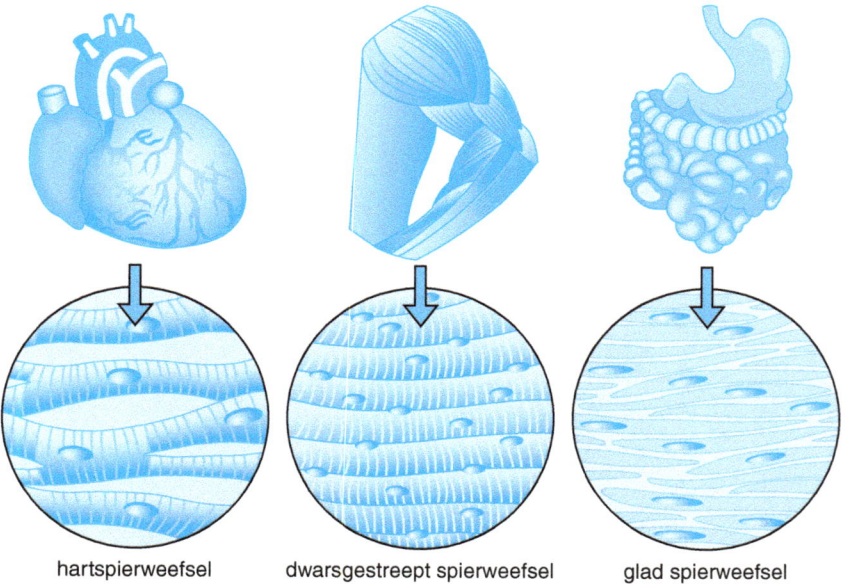

◘ **Figuur 13.1** De drie soorten spierweefsel; hartspierweefsel, dwarsgestreept spierweefsel; en glad spierweefsel

13.2 · Aandoeningen van de spieren

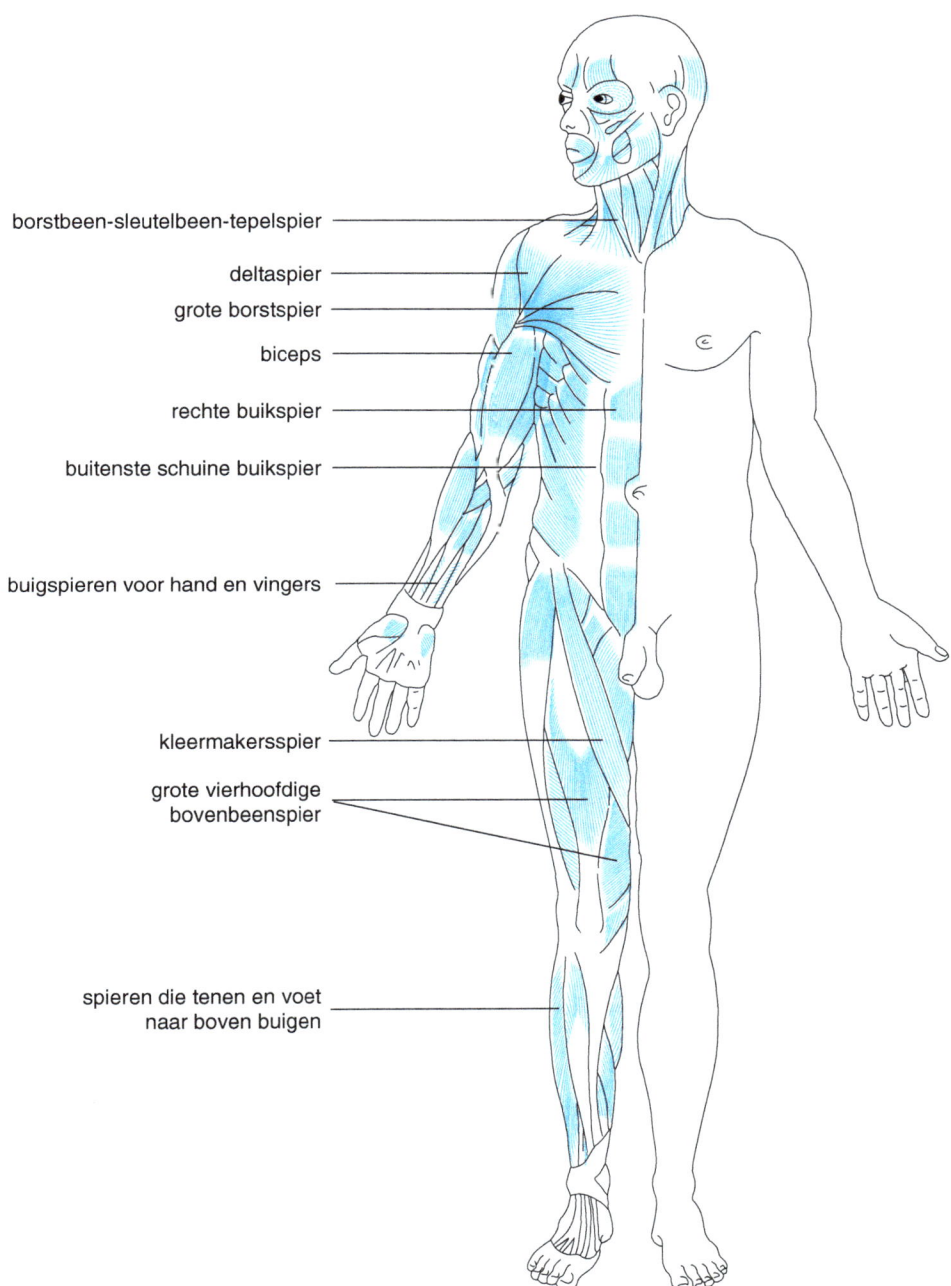

· Figuur 13.2 De belangrijkste spieren en spiergroepen

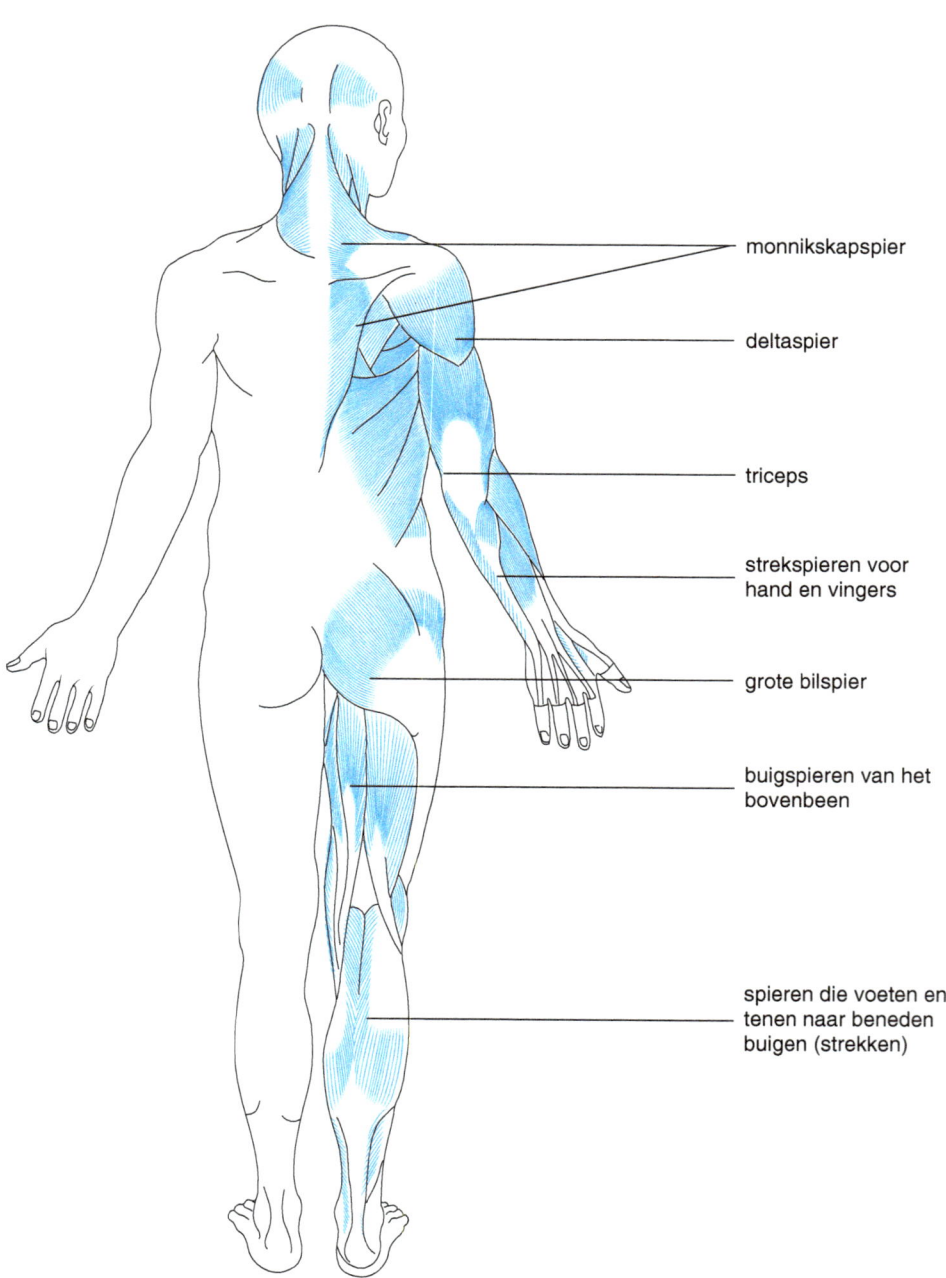

◘ Figuur 13.2 Vervolg.

verloop van tijd niet meer. Daarna wordt het rechtop zitten en staan steeds moeilijker. Uiteindelijk wordt de patiënt volledig rolstoelafhankelijk. Op den duur worden de ademhalingsspieren aangetast en volgt de dood, of er ontstaat als gevolg van een afwijking van de hartspier een acute hartdood.

13.2.2 Afwijkingen van de spier

De spanning die normaliter in spieren aanwezig is, noemt men spiertonus. Is de spanning verhoogd, dan spreken we van *hypertonie* van de spieren. Een verlaagde spierspanning noemen we *hypotonie*.

Spierpijn (*myalgie*) is vaak het gevolg van onvoldoende doorbloeding van de spier. Daardoor voelt de spier koud aan. Doordat afvalstoffen, zoals melkzuur, slecht worden afgevoerd, wordt de spier ook pijnlijk en stijf. Spierpijn kan ontstaan door overbelasting bij zware en/of langdurige lichamelijke inspanning (lichamelijke arbeid, sporten), maar ook door langdurig verkeerd gebruik van bepaalde spieren, een verkeerde houding of tocht met daardoor plaatselijke afkoeling (stijve nek). Een scheurtje in de spier kan erg pijnlijk zijn. Als deze in de kuitspier zit, noemen we het een zweepslag.

Pijnlijke, stijve spieren komen ook voor bij stress. Er is dan vaak sprake van *hypertonie*. Verder komt spierpijn voor als symptoom van influenza en sommige spierziekten (onder andere spierreuma).

Een spier die een langere tijd zijn functie niet uitoefent, verandert. De spiervezels worden dunner en gaan schrompelen. We spreken dan van een *spieratrofie*.

Sportmensen en bodybuilders hebben vaak erg sterk ontwikkelde spieren. We spreken dan van een hypertrofische musculatuur.

Complex regionaal pijnsyndroom (CRPS) (ook wel posttraumatische dystrofie of Sudeck-dystrofie genoemd) kan ontstaan na een relatief klein en onbetekenend trauma (verstuiking, intramusculaire injectie), een operatie, maar ook zonder duidelijk aanwijsbare oorzaak. De belangrijkste klacht is pijn die niet in verhouding staat tot het trauma of de operatie. Het aangedane gebied heeft een abnormale kleur (meestal rood-blauw), is soms opgezet, heeft een andere (hogere of juist lagere) temperatuur en soms is er sprake van lokaal zweten. De pijn wordt erger bij aanraking of beweging. Posttraumatische dystrofie kan leiden tot ernstig functieverlies door degeneratie van spieren en andere weefsels.

Wanneer door een blijvende verkorting of constante samentrekking van een spier of van bindweefsel een onnatuurlijke (dwang)stand in een gewricht ontstaat, spreekt men van een *contractuur*. Dit kan optreden bij een aangeboren afwijking, een verlamming, of bij posttraumatische bindweefselvorming van een spier. De specifieke verschrompeling van de bindweefselplaat in de handpalm leidt tot de zogeheten *contractuur van Dupuytren*.

Tetanie

Tetanie gaat gepaard met het in aanvallen samentrekken van bepaalde spiergroepen. Dit wordt veroorzaakt door calciumgebrek in het bloed. De verlaging van de calciumspiegel (hypocalciëmie) kan verschillende oorzaken hebben: gebrek aan vitamine D, verminderde of geen productie van het bijschildklierhormoon dat de calciumstofwisseling regelt, hyperventilatie (overmatige in- en uitademing) of vergiftiging (bijvoorbeeld door atropine, ether of koolmonoxide).

Tetanie kan ook een gevolg zijn van een infectie met de tetanusbacterie Clostridium tetani.

Reumatische polymyalgie

Polymyalgia rheumatica of reumatische polymyalgie is een syndroom met ontstekingen van spieren en plotseling optredende symmetrische spierpijnen in met name schouders, heupen en bovenbenen; dit in combinatie met stijfheid en een verhoogde bloedbezinkingssnelheid (BSE) en/of CRP. Polymyalgie komt vrijwel uitsluitend voor bij mensen ouder dan 50 jaar. De precieze oorzaak is onbekend.

Fibromyalgie

Fibromyalgie is een syndroom met chronische pijn en stijfheid van het bewegingsapparaat, maar ook met andere (aspecifieke) klachten, zoals moeheid, slaapstoornissen en stemmingsveranderingen. Het is een spierafwijking die vooral bij volwassenen/ouderen ontstaat en waarvan de oorzaak onbekend is. Wel zijn er criteria vastgesteld waaraan het ziektebeeld moet voldoen. Er moet sprake zijn van:
- chronische pijn op drie verschillende locaties van het bewegingsapparaat;
- overgevoeligheid (pijn) in ten minste elf van achttien gedefinieerde gevoelspunten (tender points). Dit zijn kenmerkende pijnpunten in nek, schouders, lendenstreek en heupen.

13.2.3 Afwijkingen van de slijmbeurs

Bursitis is een ontsteking van de slijmbeurs, die meestal ontstaat door lichamelijke overbelasting (bijv. zwaar werk en intensief sporten). Bursitis kan ook voorkomen bij een reumatische aandoening of een trauma. De belangrijkste verschijnselen van een bursitis zijn zwelling, pijn en stijfheid. Soms voelt de zwelling rood en warm aan. Er zijn verschillende vormen van bursitis:
- Bursitis olecrani: ook wel studentenelleboog. Dit komt door veel op de elleboog te leunen of tegen de elleboog te stoten.
- Bursitis prepatellaris. Dit komt voor als er veel en lang op harde oppervlaktes gekropen of geknield moet worden, zoals bij tapijtleggen, stratenmaken of bij het schrobben van vloeren. De voortdurende druk op de knie kan de ontsteking veroorzaken. Ook door hard stoten of vallen op de knie kan een bursitis ontstaan.

- Bursitis subacromialis: ontsteking van de slijmbeurs die zich onder het acromion ('dakje' van het schouderblad) bevindt. Het is een van de meest voorkomende schouderklachten en wordt dit ook wel het impingement syndroom genoemd. De oorzaak is buiten een trauma niet altijd duidelijk. Soms spelen functiestoornissen van de cervicale wervelkolom een rol.
- Bursitis trochanterica: een slijmbeursontsteking van de heup en wordt gekenmerkt door pijn aan de buitenzijde van de heup, die erger wordt bij het lopen of bij het liggen op de heup.

Bursitis en *tendinitis* (ontsteking van de pees) komen nogal eens tegelijkertijd voor.

13.2.4 Afwijkingen van de pees

Tendinitis

Tendinitis is een ontsteking van de pees van een buigspier (flexor) of strekspier (extensor), zonder dat er een bacteriële infectie aanwezig is. De belangrijkste symptomen zijn pijn en functieverlies in de betrokken pees bij het gebruik van de spier. Dit kan de functie van het betreffende lichaamsdeel ernstig belemmeren.

Tendovaginitis

Bij overbelasting van een spier kan door irritatie vochtafscheiding in een peesschede ontstaan; dit noemen we *tendovaginitis*. Bewegingen van de pees door deze schede worden dan pijnlijk. Dit komt regelmatig voor in de pols, bij overbelasting door gebruik van de computermuis. Er is dan sprake van CANS (complaints of arms, neck and shoulder), ook wel RSI (repetitive strain injury) genoemd.

Tennisarm

Een zogenoemde 'tenniselleboog' (*epicondylitis lateralis*) ontstaat door overdreven veel draaibewegingen van de onderarm. Dit geeft irritatie op de aanhechtingsplaats van de pezen van de lange buigspieren van de onderarm, de epicondylus lateralis.

Een zogenoemde 'golferselleboog' (*epicondylitis medialis*) ontstaat eveneens door een verkeerde belasting van de armbuigspieren, maar dan met overbelasting aan de epicondylus medialis.

Peesruptuur

Door een trauma kan een pees afscheuren. Voorbeeld daarvan is de achillespeesruptuur, waarbij de achillespees geheel of gedeeltelijk is gescheurd en iemand zijn voet niet meer goed kan neerzetten.

Frozen shoulder

Een zogenoemde 'frozen shoulder' is een aandoening van het schoudergewricht met een sterk verminderde bewegingsmogelijkheid van de arm. De bewegingsbeperking ontstaat doordat, meestal als gevolg van een ontsteking, het kapsel rond het schoudergewricht dikker wordt en samentrekt. Dit laat minder ruimte over voor de bovenarm om te bewegen. Dit merkt men als men de arm tot boven het hoofd wil tillen, of de arm voor het lichaam langs of tot achter de rug wil bewegen. De oorzaak is soms een periode van gedwongen onbeweeglijkheid (*immobiliteit*), zoals na een gebroken arm of een operatie, maar is meestal niet bekend.

13.3 Woordenlijst

In ▶ H. 1 zijn algemene regels voor de uitspraak van Latijnse woorden gegeven. In deze woordenlijst vind je nog extra aanwijzingen voor een juiste uitspraak:
- Een onderstreping betekent dat de klemtoon op de onderstreepte klinker ligt, bijvoorbeeld: erytrocyt.
- Een 'woord' tussen rechte haken geeft (bij benadering) de letterlijke uitspraak van de medische term, bijvoorbeeld: [eerietroosiet].

atrofie	– verschrompeling door (meestal) inactiviteit van een deel van het lichaam, zoals spier, huid
contractuur	– verkorting van spieren, pezen en/of gewrichtskapsels [kontraktuur]
contractuur van Dupuytren	– verschrompeling van bindweefsel in de handpalm waardoor de vingers in een buigstand worden gedwongen [duupwietrè]
dystrofie	– aandoening die wordt gekenmerkt door slecht functionerend weefsel of het verval daarvan [distroofie]
epicondylitis lateralis	– tenniselleboog [eepiekondielietis]
epicondylitis medialis	– golferselleboog [eepiekondielietis]
fibromyalgie	– syndroom met chronische pijn en stijfheid van het bewegingsapparaat [fiebroomiejalgie]
hypertonie	– verhoogde (spier)spanning
hypertrofie	– zeer sterke ontwikkeling van een spier of orgaan [hiepertroofie]
hypotonie	– verlaagde (spier)spanning [hiepootoonie]
hypotrofie	– onvoldoende groei van een spier of orgaan [hiepootroofie]
myalgie	– spierpijn [miejalgie]
immobiliteit	– onbeweeglijkheid
polymyalgia rheumatica	– reumatische polymyalgie, syndroom met spierontstekingen en spierpijn in schouder- en/of bekkengordel [poolie-miejalgiejaa ruimaatiekaa]

13.3 · Woordenlijst

tendinitis	– ontsteking van een pees
tendovaginitis	– ontsteking van de peesschede
tetanie	– in aanvallen samentrekken van bepaalde spiergroepen, veroorzaakt door calciumgebrek in het bloed
ziekte van Duchenne	– erfelijke spierziekte die bij jongens voorkomt [dusjèn]

■ **Vragen en opdrachten**

1. Welke afwijkingen in de functie van een spier ken je?
2. Noem een erfelijke spierziekte.
3. Bij disfunctie van een hormoonproducerende klier kunnen spierafwijkingen ontstaan. Over welke klier praten we en welke afwijking past hierbij?
4. Wat is de contractuur van Dupuytren?
5. Noem een oorzaak en een gevolg van CANS.
6. Waardoor kan spierpijn optreden? Noem drie omstandigheden.

Zenuwstelsel

14.1 Bouw en functie – 166

14.2 Aandoeningen van het zenuwstelsel – 166
14.2.1 Aangeboren afwijkingen – 166
14.2.2 Ontstekingen – 169
14.2.3 Afwijkingen door circulatiestoornissen – 170
14.2.4 Hersenschudding en hersenkneuzing (commotio cerebri en contusio cerebri) – 171
14.2.5 Dwarslaesie – 171
14.2.6 Multipele sclerose (MS) – 172
14.2.7 Amyotrofe laterale sclerose (ALS) – 172
14.2.8 Syndroom van Guillain-Barré – 172
14.2.9 Ziekte van Parkinson – 173
14.2.10 Epilepsie – 174
14.2.11 Koortsstuip – 174
14.2.12 Hoofdpijn – 175
14.2.13 Hersentumoren – 176
14.2.14 Lumbosacraal radiculair syndroom (LRS) – 176
14.2.15 Lumbago – 177
14.2.16 Neuropathie – 177
14.2.17 Carpaletunnelsyndroom – 178
14.2.18 Dementie – 178

14.3 Woordenlijst – 179

© Bohn Stafleu van Loghum is een imprint van Springer Media B.V., onderdeel van Springer Nature 2021
G. H. Mellema, *Medische terminologie pathologie*, Basiswerk AG,
https://doi.org/10.1007/978-90-368-2576-4_14

14.1 Bouw en functie

Het zenuwstelsel bestaat uit het centrale en het perifere zenuwstelsel (◘ fig. 14.1, 14.2 en 14.3).
Het centrale zenuwstelsel bestaat uit:
- grote hersenen (*cerebrum*);
- kleine hersenen (*cerebellum*);
- hersenstam (*truncus cerebri*);
- verlengde merg (*medulla oblongata*);
- ruggenmerg (*medulla spinalis*).

Het perifere zenuwstelsel omvat alle zenuwen die zich vanuit het ruggenmerg uitstrekken door het hele lichaam. Door en via het zenuwstelsel worden allerlei processen in het lichaam bestuurd.

14.2 Aandoeningen van het zenuwstelsel

14.2.1 Aangeboren afwijkingen

Tijdens de zwangerschap kunnen stoornissen optreden in de aanleg van het zenuwstelsel van de baby.
Bij *anencefalie* ontbreken de grote hersenen en het schedeldak bijna geheel. Deze toestand is niet met het leven verenigbaar. Bij *microcefalie* is er sprake van een abnormaal klein hoofd. Dit kan een gevolg zijn van een aangeboren afwijking, maar er zijn

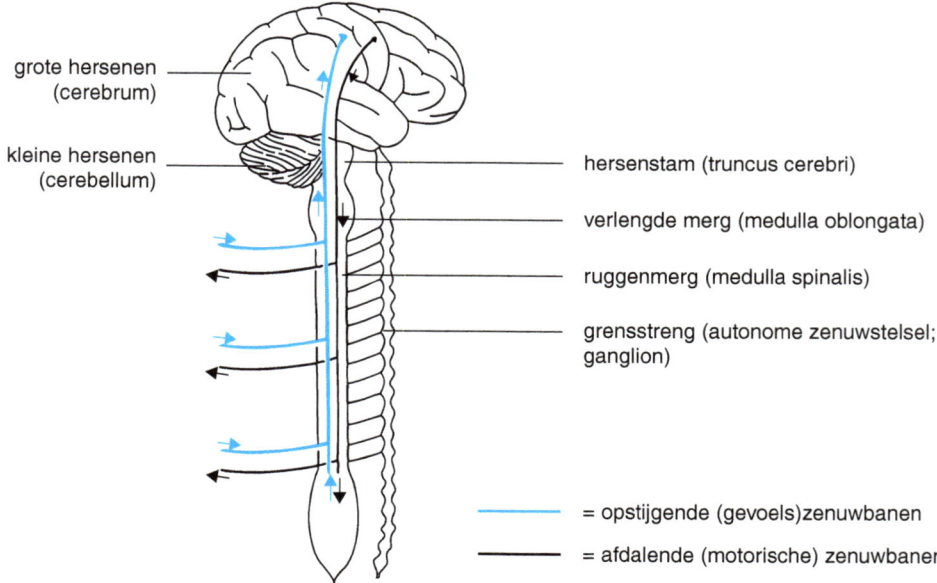

◘ **Figuur 14.1** Overzicht van het centrale zenuwstelsel

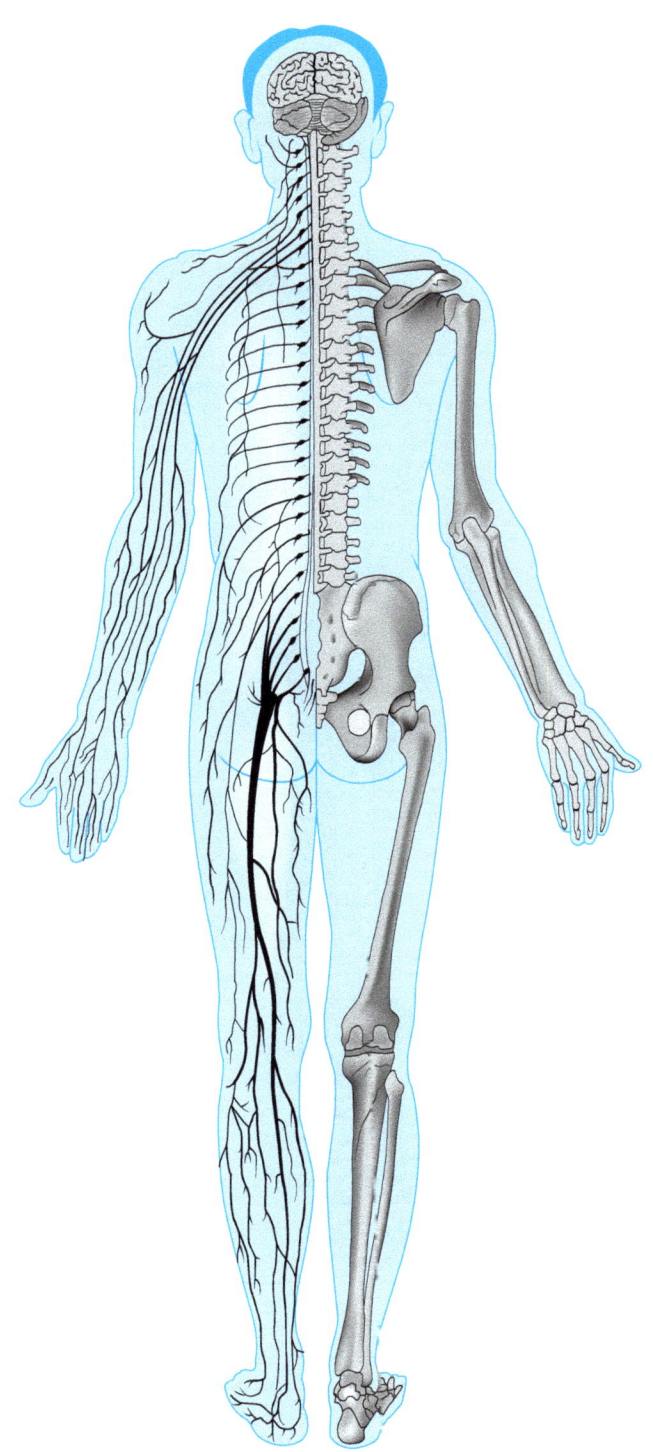

Figuur 14.2 Schema van het perifere zenuwstelsel

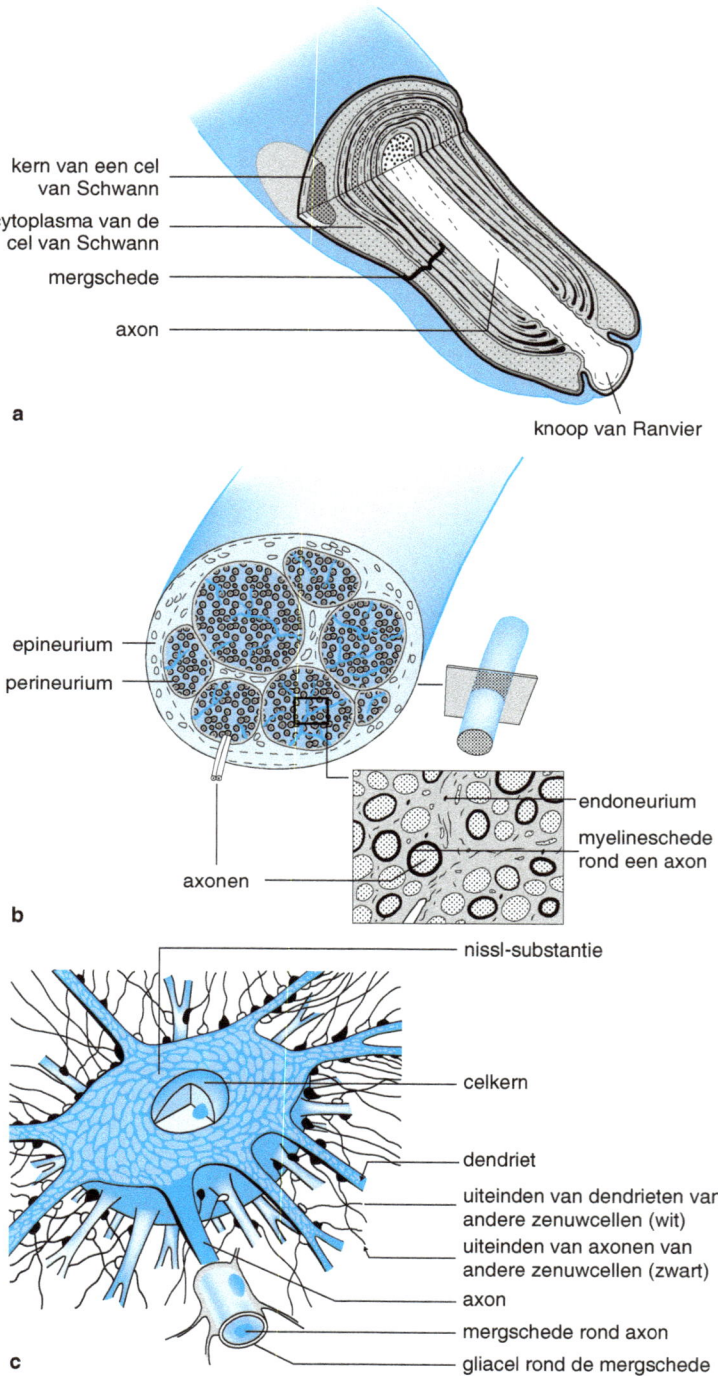

◘ **Figuur 14.3** (a) Doorsnede door een perifere zenuw. (b) Dwarse doorsnede van een perifere zenuw. (c) Schema van het cellichaam van een zenuwcel

ook aanwijzingen dat het veroorzaakt kan worden door een infectie tijdens de zwangerschap, zoals door het zikavirus. Baby's die met deze afwijkingen worden geboren, zijn vaak zwaar gehandicapt.

In de verbinding tussen de hersenen en het ruggenmerg stroomt het hersenvocht (*liquor cerebrospinalis*). Als meer liquor wordt aangemaakt dan afgevoerd (door diverse oorzaken), worden de liquorruimten in de hersenen vergroot. Hierdoor zal de druk van binnen op de schedel en op de hersenen toenemen. De schedelbeenderen van de baby zetten uit en het hoofd wordt groter. Er ontstaat een waterhoofd (*hydrocephalus*). Door de druk op de grote hersenen treden hersenfunctiestoornissen op, die blijvend zijn als er geen behandeling plaats vindt.

Een open rug (*spina bifida*) ontstaat in de eerste drie maanden van de zwangerschap. Hierbij is een aantal wervelbogen niet gesloten. Het ruggenmerg en de vliezen eromheen zijn slecht ontwikkeld en slecht beschermd. Er kunnen allerlei verlammingsverschijnselen optreden van de benen of het onderlichaam (van de motorische spieren, maar ook van de sluitspier van blaas en darmen).

Bij de (erfelijke) *ataxie van Friedreich* bestaat er een coördinatiestoornis in de spieren ten gevolge van een verharding van het weefsel (*sclerosering*) van de ruggenmergbanen.

De erfelijke *chorea van Huntington* wordt gekenmerkt door plotselinge, sierlijke, maar ongecoördineerde spierbewegingen. Dit noemt men *chorea* (Grieks voor dans). Deze worden veroorzaakt door een afwijking in de hersenen. De ziekte openbaart zich pas op latere leeftijd en naast de bewegingsafwijking ontstaat er ook een verscheidenheid van psychiatrische symptomen, waaronder persoonlijkheidsveranderingen en verstandelijke achteruitgang.

14.2.2 Ontstekingen

Hersenvliesontsteking (meningitis)

Hersenvliesontsteking (*meningitis*) is een ontsteking van de *meningen* (hersenvliezen). Gevreesd is de door een meningokok veroorzaakte nekkramp (*meningitis cerebrospinalis epidemica*). De bacterie kan worden overgedragen bij langdurig en intensief contact via de lucht door bijvoorbeeld hoesten, niezen, spreken of door direct contact (bijvoorbeeld zoenen, mond-op-mondbeademing).

De verschijnselen zijn:
- hoofdpijn;
- braken;
- nekstijfheid, de kin voorover buigen naar de borst is onmogelijk;
- hoge koorts;
- stuipen (insulten);
- overprikkelbare spieren;
- bewustzijnsstoornissen;
- petechiën (niet wegdrukbare paars-rode bloedinkjes in de huid)

Hersenontsteking (encefalitis)

Bij hersenontsteking (*encefalitis*) is het hersenweefsel zelf ontstoken. Ook hier zijn hoofdpijn en koorts belangrijke symptomen, evenals verwardheid, tot coma aan toe. De virussen die bof (*parotitis epidemica*), mazelen (*morbilli*) en waterpokken (*varicella*) veroorzaken, kunnen ook leiden tot encefalitis.

Kinderverlamming (poliomyelitis)

Kinderverlamming (*poliomyelitis*) is een (door een virus veroorzaakte) ontsteking van het merg (*myelum*), met name van de motorische voorhoorncellen van het ruggenmerg. De ziekte veroorzaakt verlammingen van de spieren die worden geïnnerveerd door het aangetaste myelum.

Vroeger kwam deze ziekte veel voor, vooral bij kinderen. Tegenwoordig is ze dankzij vaccinatie vrijwel uitgeroeid. Poliomyelitis begint met klassieke ontstekingsverschijnselen: koorts, hoofdpijn, lendenen en rug. Daarna treden de verlammingen op. Soms raken de ademhalingsspieren verlamd, waardoor beademing noodzakelijk wordt. De ziekte geneest na enige tijd, maar de gevolgen – verlammingen – blijven levenslang.

14.2.3 Afwijkingen door circulatiestoornissen

Orthostatische klachten

Orthostatische klachten zijn klachten van een licht gevoel in het hoofd en duizeligheid die zo'n 5 tot 10 seconden optreden na het snel opstaan uit liggende of zittende houding. Ze trekken binnen enkele seconden weer weg. De klachten worden veroorzaakt doordat er even een verminderde doorstroming van de hersenen optreedt.

Vasovagale collaps

Bij een tijdelijke onvoldoende doorbloeding van de hersenen kan er ook een plotseling, maar kortdurend bewustzijnsverlies opreden (*vasovagale collaps, syncope*). Dit komt meestal voor bij heftige emoties en lang stil staan (bijv. bij een erewacht).

Cerebrovasculair accident (CVA)

De hersenvaten die de hersenen van brandstof en zuurstof voorzien, kunnen verstopt raken, bijvoorbeeld door een embolus vanuit een locatie elders in het lichaam, of door atherosclerose in een hersenarterie, die vaak samengaat met een daar ontstane trombose. Er treedt onvoldoende doorbloeding (*ischemie*) op, die bij langdurig voortbestaan leidt tot weefselversterf (herseninfarct). Beschadiging van hersenweefsel kan ook ontstaan door een lekkend of geknapt bloedvat. Dit leidt tot een hersenbloeding. In beide gevallen spreekt men van *cerebrovasculair accident* (CVA), ofwel een beroerte.

De meest voorkomende verschijnselen van een CVA zijn:
- een scheve mond door een halfzijdige verlamming in je gezicht
- warrig spreken, een gestoorde articulatie (*dysartrie*) of onvermogen tot spreken (*afasie*)
- verlamming in één arm of been.

Andere verschijnselen kunnen zijn:
- plotselinge ongewoon hevige hoofdpijn;
- tintelingen of gevoelloosheid;
- duizeligheid;
- misselijkheid of braken;
- slikproblemen;
- problemen met de coördinatie van bewegingen of het evenwicht.

De ernst van een CVA is afhankelijk van de locatie, de functie en de hoeveelheid van het uitgevallen weefsel. Er kan uitval optreden van slechts enkele spiertjes, maar een CVA kan ook leiden tot een verlamming en zelfs de dood. Bij de volledige verlamming van één lichaamshelft spreekt men van een halfzijdige verlamming (*hemiplegie*); bij een gedeeltelijke halfzijdige verlamming van een *hemiparese*.

De verlamming is (behalve in het gezicht) aan de tegenovergestelde zijde van het aangetaste hersendeel (CVA links = verlamming rechts). Dit is een gevolg van de kruisende motorische piramidebaan.

Transiënte ischemische aanval (TIA)

Een kortdurende afsluiting van een bloedvat in de hersenen (minder dan 24 tot 48 uur) veroorzaakt een *transiënte ischemische aanval* (TIA). Hierbij treden lichte, voorbijgaande CVA-verschijnselen op. Duren de uitvalsverschijnselen langer, dan spreekt men van een CVA.

Subarachnoïdale bloeding (SAB)

Een *subarachnoïdale bloeding* is meestal het gevolg van een scheur in een bloedvatverwijding (aneurysma). Een dergelijk aneurysma is meestal aangeboren en treft vooral jonge mensen tussen twintig en veertig jaar. De verschijnselen zijn ernstige hoofdpijn, braken, bewustzijnsverlies of zelfs overlijden.

Subduraal hematoom

Een *subduraal hematoom* is een bloeding tussen de hersenvliezen, namelijk tussen de dura mater en de arachnoïdea, en treedt meestal enige tijd na een schedeltrauma op, zonder in eerste instantie al te veel klachten te veroorzaken. In een later stadium neemt het hematoom in omvang toe en oefent dan druk uit op de hersenen, waardoor ernstige hoofdpijn, braken en misselijkheid ontstaan. De patiënt kan comateus worden en zelfs overlijden.

14.2.4 Hersenschudding en hersenkneuzing (commotio cerebri en contusio cerebri)

Een hevige klap tegen het hoofd kan een hersenschudding (*commotio cerebri*) veroorzaken. De verschijnselen zijn: verlies van herinnering aan hetgeen voorafgaand aan het trauma is gebeurd (*retrograde amnesie*), (kortdurende) bewusteloosheid, hoofdpijn, misselijkheid en braken. Er is geen duidelijke (blijvende) beschadiging van hersenweefsel.

Bij de hersenkneuzing (*contusio cerebri*) treedt wel beschadiging van hersenweefsel op. De verschijnselen zijn ernstiger dan die bij een commotio cerebri. Er zijn bovendien vaak uitvalsverschijnselen.

Bij de commotio en contusio cerebri geldt dat de diepte en de duur van de bewusteloosheid een indicatie zijn van de ernst van het trauma. Men dient verder altijd waakzaam te zijn voor een zich ontwikkelend subduraal of subarachnoïdaal hematoom. Deze kunnen namelijk pas uren na het trauma verschijnselen geven. Vandaar ook het advies om mensen na een schedeltrauma regelmatig te controleren op hun bewustzijn. Dit wekadvies geldt voor de eerste 24 uur gerekend vanaf het trauma.

14.2.5 Dwarslaesie

Een dwarslaesie is een 'dwarse' beschadiging van het ruggenmerg, waardoor de prikkels, die via de zenuwen verlopen. niet verder kunnen worden doorgegeven. Deze beschadiging kan ernstig (een complete dwarslaesie) of minder ernstig (een incomplete dwarslaesie) zijn. De beschadiging kan op iedere hoogte optreden. Bij een hoge, complete dwarslaesie kan iemand volledig verlamd zijn vanaf zijn nek. Bij een lage dwarslaesie is alleen het onderlichaam verlamd.

De dwarslaesie wordt meestal veroorzaakt door een trauma, waarbij er een fractuur in de wervelkolom is opgetreden. In andere gevallen kan het komen door een storing in de bloedsomloop, een ontsteking of een tumor.

14.2.6 Multipele sclerose (MS)

Multipele sclerose (MS) is een aandoening van het centrale zenuwstelsel en wordt gekenmerkt door veelvuldige kleine verhardingen in de witte stof van het ruggenmerg en de hersenen. Deze sclerosering ontstaat doordat de isolatielaag (de myelineschede) rondom de zenuwbanen wordt aangetast door het eigen immuunsysteem. Dit leidt tot weglekken van zenuwimpulsen en beschadiging van de zenuwen. Wat deze auto-immuunreactie veroorzaakt, is niet bekend.

MS is een meestal grillig en onvoorspelbaar verlopende ziekte. Het ziektebeeld kan dan ook van persoon tot persoon erg verschillen. MS begint vaak tussen het twintigste en veertigste levensjaar. De eerste symptomen kunnen vage klachten zijn, zoals: moeheid, plotselinge (meestal tijdelijke) vermindering van het gezichtsvermogen door aantasting van de oogzenuw, *neuritis optica*, krachtsverlies en gevoelsstoornissen in de armen en/of benen, maar soms ook plotselinge verminderde controle over de blaas.

Meestal volgt na de eerste periode met klachten een periode van volledig of bijna volledig herstel (remissie) waarna de ziekte weer erger terug kan komen.. Daarna verbetert de situatie weer iets, maar er blijven telkens meer restverschijnselen achter. Uiteindelijk kan ernstige invaliditeit ontstaan.

14.2.7 Amyotrofe laterale sclerose (ALS)

Amyotrofe laterale sclerose (ALS) is een aandoening van het ruggenmerg. Ze tast de vezels van de piramidebaan aan, samen met de motorische voorhoorncellen. Deze chronische ziekte, die vooral bij volwassen mannen voorkomt, breidt zich langzaam uit naar de motorische cellen van het ruggenmerg (medulla spinalis), waardoor de verlammingen van spieren zich steeds verder uitbreiden. In het laatste stadium van de ziekte worden de ademhalingsspieren aangetast. Ook slikken en spreken wordt steeds meer bemoeilijkt.

14.2.8 Syndroom van Guillain-Barré

Het *syndroom van Guillain-Barré* (*polyradiculoneuropathie*) is een ontstekingsachtige aandoening van de motorische wortels van de medulla spinalis. Hierdoor ontstaan verlammingen van spieren. Bij verlamming van de ademhalingsspieren treden ademhalingsmoeilijkheden op, waardoor kunstmatige beademing nodig is. Er doen zich ook veel andere verschijnselen van hersen- en ruggenmerguitval voor. Het bijzondere van deze ziekte is dat de patiënt, na een erg alarmerende fase, weer (meestal helemaal) geneest.

14.2.9 Ziekte van Parkinson

De ziekte van Parkinson is een aandoening van de hersenen. In bepaalde hersenkernen sterven dopamineproducerende cellen langzaam af. Dopamine is noodzakelijk voor onder meer het controleren van lichaamsbewegingen. Door het tekort aan dopamine treden er allerlei verschijnzelen op, zoals:
- trillingen (*tremoren*) in rust van de handen, benen, kin of tong;
- geldtelbewegingen van de handen;
- trager worden van bewegingen (*bradykinesie*);
- moeite met inzetten van bewegingen (*akinesie*);
- ontbreken van automatische bewegingen (*hypokinesie*);
- moeite met fijne vingerbewegingen, waardoor bijvoorbeeld het handschrift klein en kriebelig wordt;
- starre gelaatsuitdrukking (maskerachtig);
- stijve spieren (*rigor*);
- moeilijk in beweging komen, maar eenmaal ingezet is de beweging moeilijk af te remmen;
- lopen met kleine, schuifelende pasjes, voorovergebogen, waarbij de armen minder meebewegen;
- houdings- en evenwichtsproblemen en soms vallen bij langer bestaan van de ziekte;
- 'bevriezen' van de benen tijdens lopen (*freezing*), waardoor het lijkt alsof de voeten aan de vloer blijven plakken;
- zachtere en monotone spraak.

Naast de lichamelijke symptomen treft Parkinson ook het denken (cognitie) en het dagelijks functioneren. Dit uit zich in:
- trager denken;
- verminderde reuk;
- slaapstoornissen;
- obstipatie;
- stemmingsproblemen en depressie;
- verandering van seksuele behoeften.

De ziekte treedt sluipend op. De ziekte van Parkinson verergert naarmate meer dopamineproducerende hersencellen in de getroffen kernen aangetast worden. Het is een langzaam progressieve ziekte. Dit proces gaat niet bij iedereen even snel en de klachten zijn met de juiste behandeling – zeker in het begin – vaak redelijk te beheersen. De behandeling is medicamenteus met fysiotherapeutische ondersteuning.

Aandoeningen die lijken op de ziekte van Parkinson worden parkinsonismen genoemd. Ze komen onder andere voor bij het gebruik van bepaalde medicijnen zoals antipsychotica en lithium. Na het stoppen van de medicatie verdwijnt het parkinsonisme bijna altijd, hoewel dit maanden kan duren.

14.2.10 Epilepsie

Onder *epilepsie* (vallende ziekte) kan men een soort kortsluiting in de hersenen verstaan, waarbij hersencellen zich plotseling en ongecontroleerd ontladen. Afhankelijk van de plaats kunnen symptomen optreden die verschillen van vallen, schokken, vreemde bewegingen maken, iets vreemds ruiken, even afwezig zijn of buiten bewustzijn raken. Pas als iemand bij herhaling dergelijke aanvallen heeft, spreekt men van epilepsie.

De oorzaak van epilepsie is vaak onduidelijk. Soms is er een beschadiging in de hersenen aantoonbaar, bijvoorbeeld door een ontsteking of een tumor. Een aangeboren afwijking, complicaties tijdens de bevalling, een hersentrauma of een CVA kunnen ook epilepsie veroorzaken. Een epileptische aanval kan worden uitgelokt door onder andere gebrek aan nachtrust, stress, lichtflitsen, alcohol en koorts.

Men kan epilepsie grofweg indelen naar de aard van de aanvallen. Er zijn aanvallen waarbij alleen een deel van de hersenen is betrokken (partiële of focale aanvallen) en er zijn gegeneraliseerde aanvallen, waarbij beide hersenhelften zijn betrokken. Focale aanvallen zijn moeilijk te herkennen en kunnen op verschillende manieren voorkomen. De persoon is zich er ook niet altijd van bewust.

De gegeneraliseerde aanvallen zijn te onderscheiden in:
- *Absence* of *petit mal*: korte aanval van afwezig zijn, waarbij de patiënt gaat staren en het contact met de omgeving verliest, zonder daarbij bewusteloos te raken en te vallen. Absences kunnen verschillende malen per dag optreden.
- *Insult* of *grand mal*: een ernstige vorm van epilepsie waarbij de aanval langer duurt dan bij de petit mal. Ook zijn de symptomen heftiger. De patiënt kan kort voorafgaand aan een aanval een aura krijgen. Dit kan bestaan uit een vieze smaak in de mond krijgen, een vieze reuk, of een kleurenvisioen zien. Hierna komt heel snel een aanval, waarbij de patiënt zonder waarschuwing omvalt en heftig met gespannen spieren schokkend op de grond ligt. Door dit verschijnsel, waarbij eerst de hoge spierspanning op de voorgrond staat (*tonische fase*) en daarna de krampen (*clonische fase*), worden blaas en darmen geledigd. Gedurende de tonische fase van het insult kan de patiënt zichzelf verwonden (tongbeet!). Na enige tijd ontspannen de spieren, maar de patiënt is dan nog niet aanspreekbaar. Ten slotte komt hij weer bij. Hij herinnert zich nauwelijks iets, vaak heeft hij hoofdpijn en is hij wat suf. Gaat het ene insult over in het volgende zonder dat de patiënt bijkomt, dan spreken we van een *status epilepticus*. Dit is een gevaarlijke toestand, omdat onvoldoende ademhalingsbewegingen gemaakt worden door de gestoorde prikkeloverdracht in de hersenen, waardoor zuurstofgebrek in het lichaam kan ontstaan en de hersenen hierbij ernstig kunnen worden beschadigd.

14.2.11 Koortsstuip

Bij een koortsstuip zijn er plotseling optredende bewegingen van armen en benen bij een kind met snel oplopende koorts. Dit duurt meestal enkele minuten en kan lijken op een epileptisch insult, maar is het niet. Na een koortsstuip is een kind vaak wat suf en niet goed te wekken.

Een koortsstuip komt voor bij kinderen van zes maanden tot zes jaar.

14.2.12 Hoofdpijn

Hoofdpijn komt vaak voor, heeft vaak geen duidelijk aanwijsbare oorzaak en is meestal onschuldig.

Hoofdpijn kan ook wel een duidelijk oorzaak en/of klachtenpatroon hebben:
- *Tension headache*: spierspanningshoofdpijn. Dit is een drukkende of knellende, matige hoofdpijn over het hele hoofd, gedurende minuten tot dagen, waarbij de spieren van de nek en schedel strak gespannen (hypertoon) zijn. De spierspanningshoofdpijn neemt niet toe bij lichamelijke activiteit en gaat niet gepaard met misselijkheid. De hoofdpijn kan activiteiten storen, maar niet verhinderen. Deze vorm van hoofdpijn kan een gevolg zijn van bijvoorbeeld stress, maar ook van oververmoeidheid of een verkeerde houding.
- *Clusterhoofdpijn*: herhaaldelijk optredende aanvallen van zeer heftige en plaatselijke pijn in het gezicht. De aanvallen kunnen sterk verschillen in frequentie en duur. De pijn gaat vaak gepaard met andere verschijnselen, zoals een rood en/of tranend oog, een onrustig gevoel en bewegingsdrang.
- *Migraine*: dit is een frequent voorkomende, chronische aandoening waarbij hoofdpijnaanvallen gepaard kunnen gaan met misselijkheid, braken, overgevoeligheid voor licht of geluid, of uitvalsverschijnselen. Meestal is deze hoofdpijn kloppend van aard en eenzijdig gelokaliseerd. Migraine verergert bij inspanning en kan de dagelijkse activiteiten onmogelijk maken.
- Hoofdpijn als gevolg van een ontsteking:
  - *voorhoofdsholteontsteking* (sinustis frontalis) kan hoofdpijn veroorzaken. Deze is boven de ogen gelokaliseerd. Kenmerkend is dat kauwen of bukken de pijn kan opwekken of verergeren;
  - *meningitis* (zie eerder).
- Hoofdpijn door drukverhoging binnen de schedel. Dit komt voor bij:
  - *hersenoedeem*, bijvoorbeeld als gevolg van:
    - CVA;
    - HELLP-syndroom (zie ▶ H. 17);
    - extreem hoge bloeddruk;
    - hoofdletsel (trauma capitis);
  - ruimte-innemend proces (RIP), zoals bij:
    - hersentumor;
    - metastase in de hersenen;
    - hersenbloeding.
- *Medicatieovergebruikshoofdpijn*: hoofdpijn veroorzaakt door overmatig gebruik van (meestal) pijnmedicatie, juist in verband met een aanvalsgewijze hoofdpijn die langzaam in frequentie is toegenomen en die bij de minste lichamelijke of geestelijke inspanning verergert.
De medicijnen zijn normaal werkzaam tegen die hoofdpijn, maar als de bloedspiegel te laag wordt, treedt als onttrekkingsverschijnsel weer hoofdpijn op, waardoor er opnieuw medicatie wordt ingenomen, etc. Er ontstaat een vicieuze cirkel. De behandeling van medicatieovergebruikshoofdpijn is gericht op het doorbreken van die vicieuze cirkel.

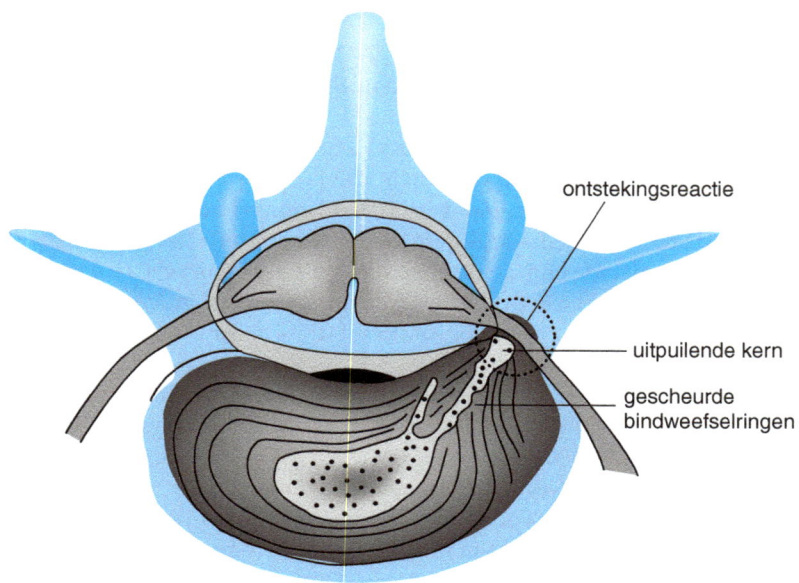

◧ **Figuur 14.4** Hernia nuclei pulposi

14.2.13 Hersentumoren

Het gevaar van hersentumoren, of ze nu benigne of maligne zijn, is dat de groeiende tumor binnen de hersenschedel druk gaat uitoefenen op de hersenen. Een hersentumor groeit niet door bestaande barrières heen en metastaseert ook vrijwel nooit. De kwaadaardigheid wordt veroorzaakt doordat een hersentumor na operatieve verwijdering bijna altijd weer terugkomt en leidt tot aantasting van het omliggende hersenweefsel. Hierdoor treden verschijnselen op als hoofdpijn, bewegingsuitval, geestelijke veranderingen, verminderd bewustzijn, tot coma aan toe. Ook metastasen van tumoren elders in het lichaam kunnen deze verschijnselen veroorzaken.

Voorbeelden van hersentumoren zijn: een *glioom*, uitgaande van het bindweefsel (glia). Klachten van deze tumoren zijn afhankelijk van hun lokalisatie in de hersenen. De prognose is meestal niet gunstig, omdat het vaak niet mogelijk is om al het weefsel operatief te verwijderen. Verder zijn er nog het *meningeoom*, uitgaande van de hersenvliezen (meningen) en de hypofysetumor (*adenoom*). Een meningeoom is meestal goedaardig, maar de lokalisatie is bepalend voor de prognose. Een adenoom van de hypofyse kan de productie van hormonen verstoren en daardoor heel verschillende verschijnselen hebben.

14.2.14 Lumbosacraal radiculair syndroom (LRS)

Bij het *lumbosacraal radiculair syndroom* (LRS) zijn er symptomen die wijzen op een aandoening van een lumbosacrale zenuwwortel. Een oorzaak kan zijn een hernia nuclei pulposi (HNP), afwijkingen van wervels, overbelasting van de rug of tumormetastasen.

Hernia nuclei pulposi (HNP)

Een *hernia nuclei pulposi* (HNP; ◘ fig. 14.4) of discushernia is een breuk in de tussenwervelschijf, waardoor de geleiachtige kern uitpuilt en er druk ontstaat op een of meer ruggenmergswortels. Bij een hernia in het lumbale gebied ontstaat door compressie van de zenuw, pijn in de rug die uitstraalt langs een been. Er kunnen gevoelsstoornissen optreden en er kan spierzwakte optreden. De uitvalsverschijnselen komen overeen met het verzorgingsgebied van de zenuw waar de hernia op drukt. Dit noemt men radiculaire (radix = ruggenmergswortel) symptomen. Een hernia kan ook cervicaal gelokaliseerd zijn.

Ischias

Door druk op de nervus ischiadicus wordt deze geprikkeld, waardoor pijn optreedt in het verloop van deze zenuw (*ischias*). De pijn heeft vaak de vorm van een pijnscheut, die loopt via de bil en doorloopt tot in het been. De pijnscheut is soms licht, soms hevig en voelt stekend of branderig aan. De pijnscheuten kunnen ervoor zorgen dat het moeilijk is om rechtop te staan. Daarnaast kunnen er andere klachten optreden, zoals spierzwakte, een verdoofd gevoel of tintelingen in been, voet of teen. Soms is er sprake van spierkramp in bil of been en van verminderde reflexen in knieën en enkels. Ook al is de pijn soms hevig, ischias gaat bijna altijd vanzelf over.

Om de oorzaak van een LRS op te kunnen sporen is vaak een MRI (*magnetic resonance imaging*) noodzakelijk. Op een MRI zijn namelijk niet alleen de botdelen, maar ook de weke delen, zoals zenuwen, spieren en pezen te zien.

14.2.15 Lumbago

Onder *lumbago* wordt lage rugpijn verstaan, vaak het gevolg van een hypertonie van de spieren onderin de rug. De oorzaak is meestal een verkeerde houding of lichamelijke of geestelijke overbelasting.

14.2.16 Neuropathie

Neuropathie is het verzamelbegrip voor alle aandoeningen van het perifere zenuwstelsel waarbij de aangetaste zenuwen niet of minder goed functioneren. Is één enkele zenuw aangedaan, dan noemt men dit een *mononeuropathie*. Wanneer meer zenuwen zijn aangetast, spreekt men van een *polyneuropathie*. Diverse ziekten (diabetes) of vergiftigingen (alcohol) kunnen de perifere zenuwen aantasten. Neuropathieën kunnen *paresthesieën* (stoornissen in de gevoelswaarneming, zoals een doof gevoel, maar soms ook tintelingen) veroorzaken in het gebied van de aangetaste zenuw. Ook kunnen de zenuwen erg pijnlijk zijn en is verzwakking of uitval van spieren mogelijk.

Een voorbeeld van een mononeuropathie is de ziekte van Bell (perifere facialisparese). Hierbij is de nervus facialis (de aangezichtszenuw) uitgevallen. Dit veroorzaakt een eenzijdige gezichtsverlamming: de mond kan aan één kant niet normaal worden bewogen en het oog kan niet goed worden gesloten. Een scheef gezicht kan ook komen door een CVA, maar daarbij zijn alleen de spieren rond de mond verlamd. De spieren rond en boven de ogen worden vanuit beide hersenhelften aangestuurd.

14.2.17 Carpaletunnelsyndroom

Het carpaletunnelsyndroom (CTS) is ook een voorbeeld van een mononeuropathie. Het wordt veroorzaakt door inklemming van de middelste armzenuw (nervus medianus) in het verloop van een nauwe tunnel die wordt gevormd door de handwortelbeentjes (ossa carpalia) en een stevig peesblad tussen pink en duim. Door deze carpale tunnel lopen de buigpezen van de vingers en de nervus medianus. Door omstandigheden kan het vlies dat om de pezen heen ligt (synovium) opzwellen. Hierdoor wordt de ruimte in de tunnel kleiner en wordt de zenuw tegen de bindweefselband gedrukt. Dit veroorzaakt tintelingen, een doof gevoel, onhandigheid en pijn.

CTS kan worden veroorzaakt door repeterende bewegingen van de pols, een gebroken pols, hormonale veranderingen (zoals bij zwangerschap, in de menopauze, bij een traag werkende schildklier en diabetes mellitus), maar ook door ontstekingsachtige verschijnselen, zoals bij reumatoïde artritis.

14.2.18 Dementie

Dementie is de naam voor een combinatie van symptomen (een syndroom), waarbij de hersencellen trager gaan werken en ten slotte kunnen afsterven. Bij dementie kunnen de hersenen de informatie niet meer goed verwerken en opslaan. Er zullen vooral stoornissen optreden in het onthouden van dingen die zich kortgeleden hebben afgespeeld. Dementie wordt gezien als een ziekte die hoort bij ouderdom. Meestal is dit ook zo, maar ook bij mensen jonger dan 65 jaar kunnen symptomen van dementie voorkomen. Er zijn verschillende vormen.

Oorzaken van dementie zijn voor een groot deel terug te voeren op de verslechterende bloedcirculatie in de hersenen door atherosclerotische vaatveranderingen (*vasculaire dementie*). Een ernstige vorm van dementie is de dementie die wordt veroorzaakt door de (familiaire) *ziekte van Alzheimer*. Bij deze aandoening sterven hersencellen door ophopingen van een bepaald eiwit en gaan de hersenfuncties achteruit. Daarnaast komen frontotemporale dementie (FTD) en Lewy body-dementie veel voor.

Bij de ziekte van Alzheimer krijgt iemand moeite met zaken als plannen maken, beslissingen nemen en een gesprek volgen. Vaak is er al enige tijd sprake van geheugenstoornissen. Daarnaast kan het karakter en het gedrag veranderen en kunnen er problemen optreden met taal. In het begin van de ziekte van Alzheimer zijn de verschijnselen vaak niet duidelijk aanwezig. De verschijnselen worden duidelijker naarmate de dementie erger wordt. Sommige mensen met Alzheimer gaan snel achteruit. Anderen hebben nog lang een redelijk gewoon leven.

Welke symptomen iemand met vasculaire dementie heeft, hangt af van het hersengebied en de mate waarin dat beschadigd is geraakt. Deze vorm van dementie komt door een reeks van kleine infarctjes van de hersenen. Er zijn veel verschillen tussen mensen met deze ziekte. Opvallend is dat iemand langzamer gaat denken, spreken en handelen. Naast de geestelijke achteruitgang kan iemand ook lichamelijke verschijnselen hebben, zoals wankeler of langzamer lopen. Ook kan bijvoorbeeld verlamming of gevoelsverlies ontstaan, vaak ook door infarctjes in de desbetreffende hersengebieden.

Frontotemporale dementie (FTD) komt vaak voor op jongere leeftijd. Veranderingen in het gedrag vallen meestal als eerste op. Ook taal en spraak kunnen aangetast zijn. Deze vorm van dementie ontstaat doordat hersencellen in de frontaalkwab (gedragsgebied) en de temporaalkwab (taalgebied) afsterven. Lewy body-dementie is te herkennen aan schommelingen in iemands geestelijke achteruitgang. Ook heeft iemand met Lewy body-dementie vaak verschijnselen van de ziekte van Parkinson.

De eerste verschijnselen van dementie verschillen per persoon en per ziekte. De belangrijkste symptomen zijn:
- degeneratie van de persoonlijkheid;
- achterdocht, wantrouwen;
- verwaarlozing;
- verstoorde uitvoering van allerlei dagelijkse handelingen (*apraxie*);
- verlies van het vermogen om personen, voorwerpen, geluiden et cetera te herkennen, terwijl de zintuiglijke waarneming grotendeels wel intact is (*agnosie*);
- onvermogen zich in het spreken of schrijven uit te drukken (*afasie*);
- verlies van gevoel van fatsoen (*decorumverlies*);
- stoornissen in het gevoelsleven:
  - depressie;
  - agressie;
  - angst;
- desoriëntatie in:
  - persoon, weet niet wie hij/zij is of wie de personen in zijn/haar omgeving zijn;
  - plaats, weet niet waar hij/zij is;
  - tijd, weet niet hoe laat het is;
- geheugen- en inprentingsstoornissen;
- onrust.

Het sociale leven en de relaties met de omgeving kunnen hierdoor sterk worden verstoord.

14.3 Woordenlijst

In ▶ H. 1 zijn algemene regels voor de uitspraak van Latijnse woorden gegeven. In deze woordenlijst vind je nog extra aanwijzingen voor een juiste uitspraak:
- Een onderstreping betekent dat de klemtoon op de onderstreepte klinker ligt, bijvoorbeeld: erytrocyt.
- Een 'woord' tussen rechte haken geeft (bij benadering) de letterlijke uitspraak van de medische term, bijvoorbeeld: [eerietroosiet].

absence	– aanvalsgewijze kortdurende stoornis van het bewustzijn bij een epilepsiepatiënt [apsans]
afasie	– onvermogen zich door spreken of schrijven uit te drukken
amyotrofe laterale sclerose (ALS)	– chronische degeneratie van voorhoorncellen in het ruggenmerg, met als gevolg spierverlammingen [amiejootroofe lateeraale skleeroose]
anencefalie	– toestand, waarbij de hersenen en het schedeldak (bijna) geheel ontbreken [anènseefaalie]
agnosie	– verlies van het vermogen om personen, voorwerpen, geluiden et cetera, te herkennen

apraxie	– verstoorde uitvoering van allerlei dagelijkse handelingen [apraksie]
ataxie	– coördinatiestoornis, vooral bij lopen [ataksie]
cerebrovasculair accident (CVA)	– beroerte [seerebroovaskuulèr aksiedent]
clonische kramp	– op elkaar volgende spierkrampen bij een epileptische aanval [klooniese]
commotio cerebri	– hersenschudding [kommootsiejoo seerebrie]
contusio cerebri	– hersenkneuzing [kontuusiejoo seerebrie]
decorumverlies	– verlies van gevoel van fatsoen [deekoorum]
dementie	– verlies van hersenfuncties, zich uitend in o.a. geheugenstoornissen en degeneratie van de persoonlijkheid [deemèntsie]
dwarslaesie	– 'dwarse' beschadiging van de zenuwbanen in het ruggenmerg, waardoor de prikkelgeleiding wordt onderbroken
dysartrie	– gestoorde articulatie; onvermogen woorden goed uit te spreken [disartrie]
encefalitis	– hersenontsteking [ènsefaalietis]
epilepsie	– vallende ziekte [eepielèpsie]
glioom	– tumor die uitgaat van de gliacellen in het zenuwstelsel, met een doorgaans wijdvertakt ingroeipatroon [gliejoom]
hemiparese	– gedeeltelijke halfzijdige verlamming
hemiplegie	– volledige halfzijdige verlamming
hernia nuclei pulposi (HNP)	– breuk in de tussenwervelschijf, waardoor de geleiachtige kern uitpuilt en er druk op de (sensibele) achterwortel ontstaat [nuuklee-ie]
hydrocefalus	– waterhoofd [hiedrooseefalus]
insult	– epileptische aanval
ischemie	– geheel of gedeeltelijk verminderde bloedtoevoer, waardoor een gebrek aan zuurstof ontstaat
ischias	– pijn in het verloop van de nervus ischiadicus door druk op de uittredeplaats uit het ruggenmerg [isgiejas]
liquor cerebrospinalis	– hersen- en ruggenmergvloeistof
lumbago	– lage rugpijn
meningeoom	– benigne gezwel van de meningen (hersenvliezen) [meeningeejoom]
meningitis	– hersenvliesontsteking
microcefalie	– abnormaal kleine schedel, gepaard gaande met zwakzinnigheid [miekroseefalie]
multipele sclerose (MS)	– chronische ziekte waarbij verhardingen optreden in de witte stof van het ruggenmerg en de hersenen [multiepele skleeroose]
neuritis	– ontsteking van een zenuw [nuirietis, ook neurietis]

14.3 · Woordenlijst

neuritis optica	– ontsteking van de oogzenuw, vaak voorkomend als symptoom van MS
neuropathie	– aantasting van een of meer perifere zenuwen [nuiroopaatie, ook neuroopaatie]
paralyse	– verlamming [paaraaliese]
paraplegie	– verlamming van beide zijden van het lichaam
parese	– onvolledige verlamming met als gevolg spierzwakte
paresthesie	– stoornis in de gevoelswaarneming
poliomyelitis	– kinderverlamming [pooliejoo-miejeelietis]
radiculaire prikkeling	– prikkeling door druk op de radix (zenuwwortel), waardoor pijn in het verloop van de spinale zenuw ontstaat [radiekuulère]
retrograde amnesie	– geheugenverlies voor gebeurtenissen die zich voorafgaand aan het ongeval hebben afgespeeld
rigor	– stijfheid
sclerosering	– verharding
spina bifida	– open rug
status epilepticus	– toestand met aanhoudende epileptische ontladingen zonder dat tussendoor het bewustzijn terugkeert [eepielèptiekus]
subarachnoïdaal hematoom	– bloeding tussen arachnoidea en pia mater als gevolg van een trauma [sup-aragnoowiedaal]
subarachnoïdale bloeding (SAB)	– arteriële bloeding in de subarachnoïdale ruimte door een gebarsten aneurysma [sup-aragnoowiedaale]
subduraal hematoom	– bloeding tussen de dura mater en arachnoidea
syndroom van Guillain-Barré	– voorbijgaand, ontstekingsachtig beeld van motorische ruggenmergwortels met als gevolg onder andere spierverlammingen en andere uitvalverschijnselen [giejèn-barree]
tonische kramp	– heftige spiersamentrekking tijdens een epileptische aanval
transiënte ischemische aanval (TIA)	– voorbijgaande vernauwing van een bloedvat in de hersenen waardoor kortdurend verschijnselen ontstaan als van een licht CVA [transiejènte isgeemiese]
trauma capitis	– hoofdletsel
tremor	– beven
vasovagale collaps	– flauwvallen
ziekte van Alzheimer	– aandoening van de hersenen waarbij door ophopingen van een bepaald eiwit de hersencellen afsterven en de hersenfuncties achteruitgaan
ziekte van Parkinson	– ziektebeeld veroorzaakt door degeneratie van hersencellen met kenmerkende symptomen zoals tremor en bewegings- en evenwichtsproblemen

- **Vragen en opdrachten**
  1. Noem enige aangeboren afwijkingen van het zenuwstelsel. Welke symptomen passen bij elk hiervan?
  2. Welke infecties van het zenuwstelsel kun je noemen? Verklaar de belangrijkste symptomen ervan.
  3. Verklaar een TIA en een CVA.
  4. Welke aandoeningen van het ruggenmerg ken je?
  5. Welke symptomen bestaan bij de ziekte van Parkinson?
  6. Beschrijf een klassiek epileptisch insult.
  7. Waardoor kan een HNP ontstaan en wat zijn de symptomen?
  8. Op welke wijze kan men een ischias onderscheiden van een HNP?
  9. Wat is het gevaar van een subduraal hematoom?
  10. Op welke wijze kan men een commotio cerebri onderscheiden van een contusio cerebri?

Hormoonstelsel

15.1 Inleiding – 184

15.2 Aandoeningen van de hypofyse – 184

15.3 Aandoeningen van de schildklier (glandula thyroidea) – 186
15.3.1 Congenitale hypothyreoïdie – 186
15.3.2 Krop (struma) – 186
15.3.3 Hypo- en hyperfunctie – 187

15.4 Aandoeningen van de bijschildklieren (glandulae parathyreoideae) – 188

15.5 Aandoeningen van de bijnieren (glandulae suprarenales) – 188
15.5.1 Hypo- en hyperfunctie bijnierschors – 189
15.5.2 Hyperfunctie bijniermerg – 190

15.6 Aandoeningen van de alvleesklier (pancreas) – 190
15.6.1 Diabetes mellitus – 191

15.7 Woordenlijst – 194

© Bohn Stafleu van Loghum is een imprint van Springer Media B.V., onderdeel van Springer Nature 2021
G. H. Mellema, *Medische terminologie pathologie*, Basiswerk AG,
https://doi.org/10.1007/978-90-368-2576-4_15

15.1 Inleiding

Het hormoonstelsel bestaat uit hormoonproducerende klieren. Deze klieren oefenen invloed uit op elkaar. In dit hoofdstuk komen aan bod: de hypofyse, schildklier (glandula thyroidea), bijschildklieren (glandulae parathyroideae), bijnieren (glandulae suprarenales) en de alvleesklier (pancreas). Van deze klieren worden eerst kort de bouw en functie besproken, waarna mogelijke aandoeningen worden beschreven.

15.2 Aandoeningen van de hypofyse

De hypofyse (hersenaanhangsel) is een orgaan ter grootte van een erwt, dat in een holte van de schedelbasis (sella turcica) ligt. Deze endocriene klier produceert verschillende hormonen. Onder invloed van het hormonaal regelcentrum in de hersenstam, de hypothalamus, stuurt de hypofyse andere hormoonproducerende klieren aan. Dit gebeurt door middel van een zogenoemd feedbackmechanisme (◘ fig. 15.1).

Binnen het hypofyse-hypothalamussysteem reageert de hypofyse via de hypothalamus op de spiegel van hormonen die door de perifere hormoonproducerende klier worden geproduceerd. Bij een te lage bloedspiegel hiervan geeft de hypofyse met de afgifte van een aanzettend hormoon een sein aan de betreffende klier om meer te gaan produceren. Deze specifieke hormonen uit de hypofysevoorkwab zijn:
- somatotroop hormoon of groeihormoon; bevordert lichaamsgroei door beïnvloeding van het metabolisme;
- adrenocorticotroop hormoon (ACTH); bijnierschorsactiverend hormoon, activeert de bijnierschors tot productie van bijnierschorshormonen;
- thyreotroop hormoon; thyroïdstimulerend hormoon (TSH), activeert de schildklier tot productie van schildklierhormoon;
- gonadotrope hormonen, activeren geslachtsklieren tot aanmaak van geslachtshormonen:
  - follikelstimulerend hormoon (FSH);
  - luteïniserend hormoon (LH);
- mammotroop hormoon (prolactine), stimuleert borstontwikkeling en moedermelkproductie.

De hormonen die door de hypofyseachterkwab worden geproduceerd, hebben geen aanzettende functie maar een directe werking. Het zijn:
- oxytocine, zorgt voor: samentrekken van de baarmoeder (weeën) tijdens de bevalling en afgifte van melk door melkklieren (na de bevalling);
- antidiuretisch hormoon (ADH), zorgt voor vermindering van urine-excretie.

Bij uitval van de hypofyse vervalt ook de regulerende werking ervan. Diverse hormonale feedbacksystemen raken dan verstoord. De uitval kan onder andere worden veroorzaakt door een tumor.

Een afwijking van de hypofyseachterkwab veroorzaakt een vermindering van de productie van ADH (= antidiuretisch hormoon), waardoor diabetes insipidus ontstaat, met als kenmerk een heel grote urineproductie.

15.2 · Aandoeningen van de hypofyse

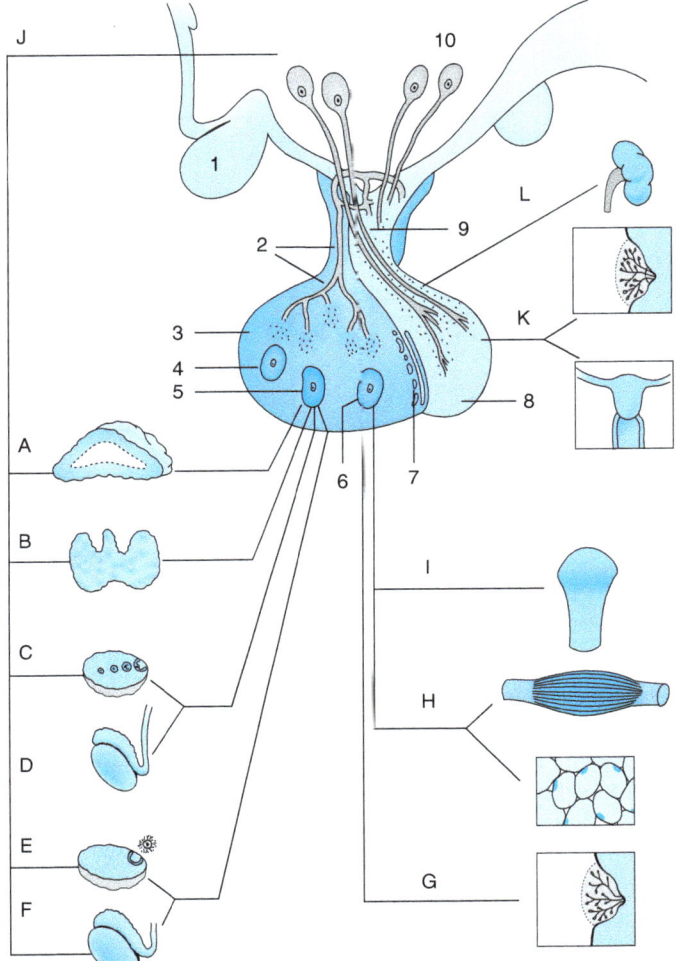

A bijnieren door het ACTH
B schildklier door het TSH
C eierstokken bij de vrouw
D testikels bij de man door FSH
E eierstokken bij de vrouw
F testikels bij de man door LH
G afscheiding van moedermelk door het prolactine
H suikergehalte in de spieren en het vet in de vetcellen door het groeihormoon
I botgroei door het groeihormoon
J terugkoppeling naar de hypothalamus
K uteruscontracties en afgifte van moedermelk door oxytocine
L vermindering urine-excretie door het ADH

1 chiasma opticum (kruising van de oogzenuwen)
2 bloedvaten van het portale systeem van hypofyse-hypothalamus
3 hypofysevoorkwab
4 chromofobe cel
5 basofiele cel
6 acidofiele cel
7 pars intermedia
8 hypofyseachterkwab
9 hypofysesteel met uitlopers van de hypothalamuscellen
10 secretorische cellen van de hypothalamus

◘ **Figuur 15.1** De verschillende organen die direct door het hypofyse-hypothalamussysteem worden beïnvloed

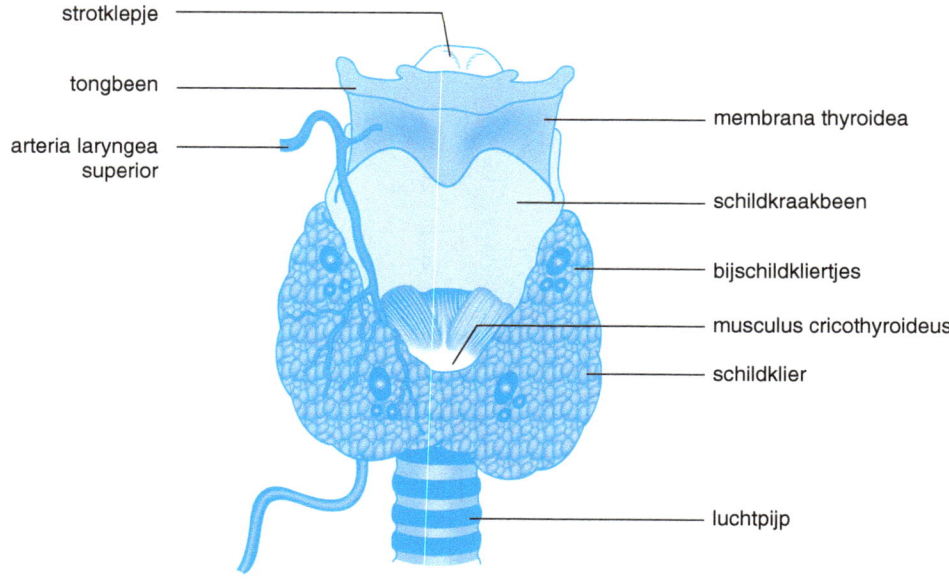

◘ **Figuur 15.2**   Schildklier en bijschildkliertjes

15.3 Aandoeningen van de schildklier (glandula thyroidea)

De schildklier (glandula thyroidea) bevindt zich iets onder de larynx aan beide zijden van de trachea (◘ fig. 15.2) en produceert thyroxine en calcitonine.

Thyroxine is het hormoon dat noodzakelijk is voor een normale groei en ontwikkeling en heeft een groot effect op de stofwisseling. Het hormoon calcitonine remt de afbraak van botweefsel en vermindert de concentratie van calcium in het bloed. Het is een antagonist van parathormoon dat door de bijschildklieren wordt aangemaakt.

15.3.1 Congenitale hypothyreoïdie

Congenitale *hypothyreoïdie* (CHT) is een aangeboren afwijking van de schildklier, waardoor een tekort aan thyroxine ontstaat. Als dit tekort lang duurt, kunnen de hersenen van de pasgeborene zich niet goed ontwikkelen, wat kan leiden tot een verstandelijke en/of een motorische achterstand. De afwijking is eenvoudig in het bloed op te sporen en te behandelen. Daarom wordt de pasgeborene erop gescreend middels de hielprik.

15.3.2 Krop (struma)

Om een goede werking van de schildklier te bewerkstelligen is jodium nodig. Wanneer er te weinig jodium in het voedsel zit, kan de schildklier groter worden. Dit noemt men krop (*struma*). Een vergroting van de schildklier kan in het halsgebied problemen veroorzaken, zoals:

— het (gedeeltelijk) dichtdrukken van de trachea;
— het opzij drukken en beschadigen van bloedvaten en/of zenuwen.

Deze vergroting van de schildklier is goedaardig (*benigne*). Dit in tegenstelling tot het schildkliercarcinoom, waarbij een kwaadaardig (*maligne*) struma ontstaat.

15.3.3 Hypo- en hyperfunctie

De schildklier kan te sterk of te zwak werken. Bij een te sterk werkende schildklier spreekt men van *hyperthyreoïdie*. In het tegengestelde geval spreekt men van een *hypothyreoïdie*.

Bij hyperthyreoïdie probeert men de werking van de schildklier te verminderen door medicijnen te geven, te behandelen met radioactief jodium of te opereren, waarbij een deel van de schildklier wordt verwijderd (partiële strumectomie). Bij hypothyreoïdie zal men het tekort aan thyroxine aanvullen door toediening van het schildklierhormoon.

Bij hyperthyreoïdie wordt dus te veel *thyroxine* (schildklierhormoon) aangemaakt. Omdat thyroxine via het bloed in het hele lichaam komt en het de stofwisseling (metabolisme) stimuleert, zijn de lichaamsfuncties versneld bij hyperthyreoïdie. Dit uit zich in bijvoorbeeld gejaagdheid, tremoren, prikkelbaarheid, onrust, snelle hartslag, snelle ademhaling, warmte-intolerantie en transpireren. Typerend zijn ook de uitpuilende ogen (*exoftalmie*).

Bij hypothyreoïdie is het tegenovergestelde het geval en zijn de lichaamsfuncties vertraagd.

De verschijnselen van een hyper- en hypofunctie van de schildklier zijn weergegeven in ◘ tab. 15.1.

De oorzaken van hyperthyreoïdie zijn niet altijd even duidelijk. Bij de ziekte van Graves is de hyperthyreoïdie het gevolg van een auto-immuunziekte, waarbij het lichaam zelf antistoffen aanmaakt die de schildklier stimuleren om extra schildklierhormonen te produceren. Bij de ziekte van Graves kan er sprake zijn van afwijkingen van de vorm van de schildklier, de ogen (eigenlijk oogkassen) en de huid op de scheenbenen.

De oorzaken van hypothyreoïdie zijn:
— tekort aan jodium in het voedsel (jodium is een essentieel onderdeel van thyroxine);
— een schildklieroperatie;
— een ontsteking van de schildklier (*thyreoïditis*);
— onbekende oorzaken.

Bij een hypofunctie zal de schildklier proberen om toch zoveel mogelijk schildklierhormoon te produceren. Hierdoor wordt de schildklier vergroot en ontstaat krop of struma, met het risico van complicaties, zoals eerder werden beschreven.

Tabel 15.1 Verschijnselen bij hypothyreoïdie en hyperthyreoïdie

	hypofunctie	hyperfunctie
lichaamstemperatuur	kouwelijk	warm
huid	dik, droog	dun en vochtig door transpiratie
hartslag	traag	snel
ademhaling	langzaam	snel
darmwerking	trage stoelgang (obstipatie)	diarree
gewicht	dik	mager
geestesgesteldheid	traag, suffig	nerveus, gespannen
spieren	snel vermoeid, langzaam	trillen (tremor), heel beweeglijk uitpuilende ogen (exoftalmie)

15.4 Aandoeningen van de bijschildklieren (glandulae parathyreoideae)

Op en om de schildklier (glandula thyroidea) liggen de vier bijschildkliertjes: de glandulae parathyreoideae. Ze scheiden het parathyroïdhormoon, kortweg parathormoon, af, dat (samen met het hormoon calcitonine uit de schildklier) de calciumstofwisseling in het lichaam reguleert. Calcium is belangrijk voor de aanmaak van botten en het gebit, maar het speelt ook een belangrijke rol in de werking van zenuw- en spiercellen. Dankzij een feedbackmechanisme blijft het calciumgehalte binnen bepaalde grenzen. Daarbij speelt het parathormoon (PTH) een centrale rol. Als het calciumgehalte te laag is, produceren de bijschildklieren meer PTH. PTH zorgt ervoor dat de botten calcium afstaan aan het bloed. Als het calciumgehalte in het bloed te hoog is, wordt er minder PTH gemaakt om de calciumspiegel te verlagen. Is dit evenwicht verstoord, dan treedt er, bijvoorbeeld bij een te hard werkende bijschildklier (*hyperparathyreoïdie*), botontkalking op. Er kunnen dan spontaan fracturen ontstaan. Ook kunnen zich nierstenen vormen (doordat er veel meer calcium met de urine wordt uitgescheiden), of is er extra botaanmaak in pezen en gewrichten. Dit alles omdat bij deze hyperparathyreoïdie de concentratie van calcium in het bloed te hoog is geworden. Bijna altijd is de hyperparathyreoïdie het gevolg van een adenoom van één van de vier bijschildkliertjes.

Bij een hypoparathyreoïdie is het calciumgehalte in het bloed te laag, waardoor de spieren niet meer goed kunnen functioneren en er tetanie kan ontstaan. Ook kunnen er klachten ontstaan als tintelingen, moeheid, verwardheid, kortademigheid, hartklachten en oogklachten.

15.5 Aandoeningen van de bijnieren (glandulae suprarenales)

De bijnieren (glandulae suprarenales) liggen op de nieren en bestaan uit een schors (cortex) en merg (medulla) (fig. 15.3). De bijnierschorshormonen zijn:
- glucocorticoïden, hebben een ontstekingsremmende werking;
- mineralocorticoïden, bevorderen de resorptie van water en zout in de nefronen;
- steroïde hormonen, hebben eenzelfde werking als geslachtshormonen, zoals androgenen (mannelijke geslachtshormonen).

15.5 · Aandoeningen van de bijnieren (glandulae suprarenales)

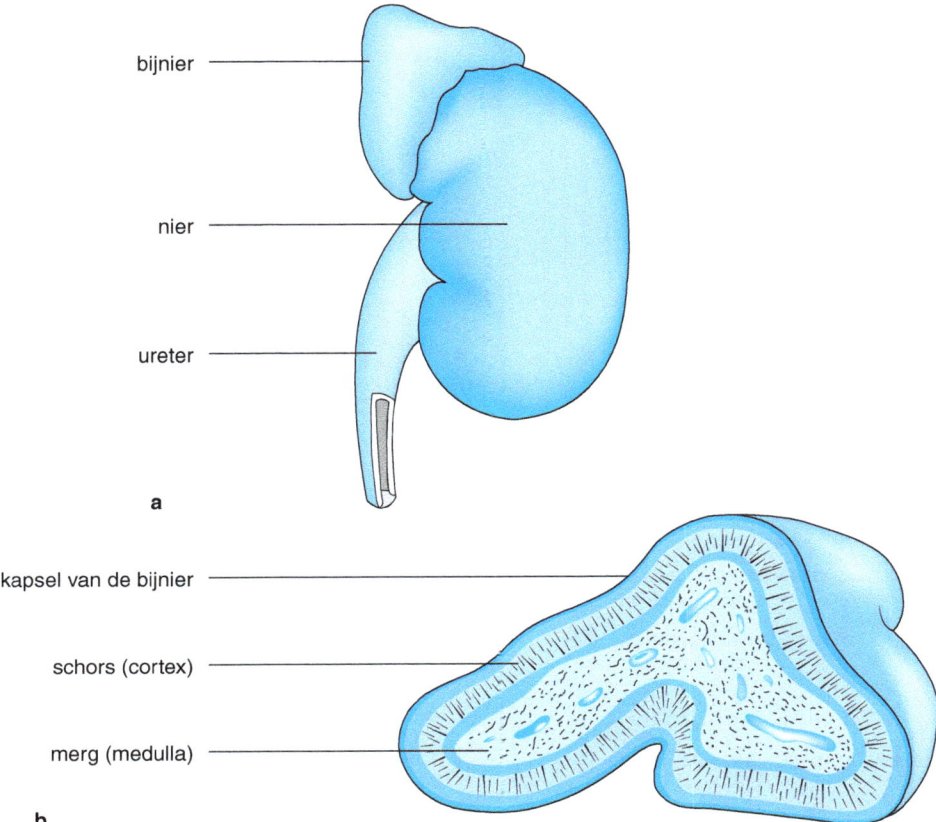

■ **Figuur 15.3** De bijnier: (a) vooraanzicht linkernier en bijnier; (b) doorsnede bijnier

Onder invloed van het door de hypofyse afgegeven adrenocorticotroop hormoon (ACTH) zal de bijnierschors deze hormonen produceren.

15.5.1 Hypo- en hyperfunctie bijnierschors

Ziekte van Addison
Bij een bijnierschorsinsufficiëntie, die meestal acuut ontstaat (infectie, trauma, acuut stoppen van een behandeling met bijnierschorshormonen), spreken we van de ziekte van Addison. Deze aandoening wordt gekenmerkt door vermoeidheid, diarree, braken, vermagering, zouthonger en hypotensie. De huid verkleurt soms bronskleurig.

Ziekte van Cushing
Bij de ziekte van Cushing is er sprake van een overproductie van alle bijnierschorshormonen, waarbij de patiënt onder andere lijdt aan vetzucht. Typisch daarbij is het vollemaansgezicht en een vetophoping ter hoogte van de overgang van de nek naar de rug (buffalo hump). Andere verschijnselen zijn: een verhoogde bloeddruk, impotentie, paarse strepen

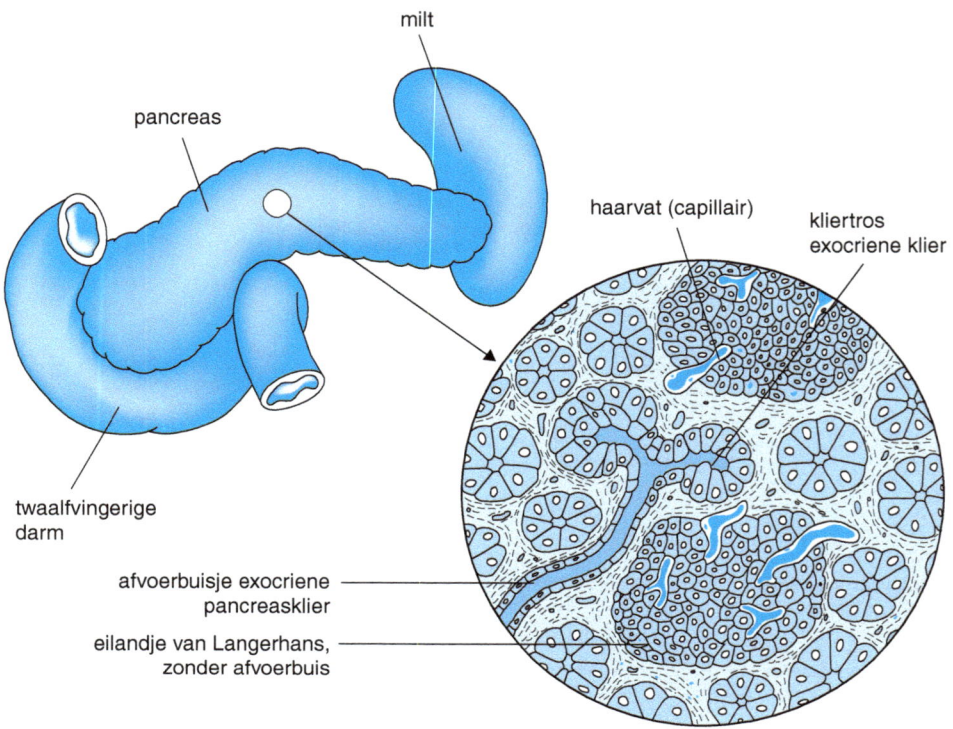

Figuur 15.4 Ligging en histologie van de pancreas

(striae) op de buikhuid en soms vermoeidheid. Het skelet is kalkarm (osteoporose) en er kan (vooral bij vrouwen) overmatige haargroei met mannelijk beharingspatroon (*hirsutisme*) ontstaan. Ook door het erg langdurig toedienen van hoge doses corticosteroiden (zoals *prednison*) kunnen verschijnselen van de ziekte van Cushing ontstaan (het cushingsyndroom). Dit komt bijvoorbeeld voor bij COPD-patiënten.

15.5.2 Hyperfunctie bijniermerg

De medulla van de glandula suprarenalis produceert adrenaline (tegenwoordig ook wel epinefrine genoemd). Dit hormoon ondersteunt de taak van het sympathische zenuwstelsel en veroorzaakt verschijnselen als een snelle pols, verhoogde bloeddruk en verwijding van de bronchiën. Een tumor in deze medulla, het *feochromocytoom,* zal een veel te snelle pols veroorzaken, gepaard gaande met ernstige hypertensie, hevige hoofdpijn en bloedingen in de retina.

15.6 Aandoeningen van de alvleesklier (pancreas)

De alvleesklier (*pancreas*; fig. 15.4) bevat groepen kliercellen die hormonen afscheiden: de eilandjes van Langerhans. De eilandjes liggen als endocriene klierpakketjes in de alvleesklier, die voor het overige uit exocrien klierweefsel bestaat.

In dit kader zullen we uitsluitend de afwijkingen van het endocriene deel van de pancreas noemen. Het betreft hier de eilandjes van Langerhans, die de hormonen insuline en glucagon produceren.

Insuline bewerkstelligt een daling van de bloedsuikerspiegel. Insuline stuurt de glucose uit het bloed de cel in. Cellen hebben glucose nodig voor de energievoorziening.

In de lever vindt de opslag van glucose plaats in de vorm van glycogeen. Direct na de maaltijd is de productie van insuline het hoogst. De glucose wordt verwerkt en opgeslagen in de lever. Wanneer het bloedsuikergehalte daalt en er gedurende lange tijd niet is gegeten, komt het glucagon in actie. Onder invloed van glucagon wordt in de lever glycogeen weer in glucose omgezet, zodat de bloedsuikerspiegel op peil wordt gebracht. Glucagon heeft dus een bloedsuikerverhogende werking.

Insuline en glucagon houden via een feedbackmechanisme het bloedsuikergehalte binnen nauwe grenzen.

We spreken van *hyperglykemie* bij een te hoog bloedsuikergehalte. Een te laag glucosegehalte in het bloed noemen we *hypoglykemie*.

De grafiek van ● fig. 15.5 geeft de schommeling aan van het glucosegehalte in het bloed in de tijd na het innemen van een standaardhoeveelheid glucose. Bij gezonde personen reageert het lichaam met de afscheiding van insuline, waardoor een snelle daling van de bloedsuikerspiegel optreedt.

Glucose komt vrij bij de vertering van koolhydraten. De bloedsuikerwaarde stijgt dan ook pas enige tijd na het eten van voedsel dat koolhydraten bevat. Koolhydraten zitten niet alleen in zoete voedingsmiddelen, zoals suiker en fruit, maar ook in melk, brood en aardappelen en andere zetmeelhoudende voedingsmiddelen, en sommige groenten.

15.6.1 Diabetes mellitus

Diabetes mellitus (DM) of suikerziekte wordt veroorzaakt door een tekort aan natuurlijk geproduceerde insuline. Het lichaam kan de bloedsuikerspiegel daardoor niet meer zelf reguleren. Er ontstaat hyperglykemie. Als dat lang blijft bestaan, ontstaat er weefselschade. Daarom moet diabetes zo snel mogelijk worden behandeld.

Er zijn twee typen diabetes:
- Diabetes mellitus type 1. Bij dit type wordt er te weinig of helemaal geen insuline meer aangemaakt. DM1 ontstaat meestal in korte tijd en over het algemeen bij mensen onder de dertig jaar. Bij DM1 vernietigt het eigen afweersysteem de insulineproducerende cellen in de eilandjes van Langerhans. De behandeling bestaat altijd uit de toediening van insuline.
- Diabetes mellitus type 2. Bij dit type diabetes wordt er wel insuline aangemaakt, maar het lichaam is minder of zelfs ongevoelig geworden voor insuline (insulineresistentie). Het gevolg is dat er te weinig glucose door de cellen wordt opgenomen De behandeling bestaat in eerste instantie uit dieetaanpassingen en leefstijladviezen, vaak aangevuld met medicatie (om de insulinegevoeligheid te verhogen) en soms toch ook insuline. De ziekte heeft een sluipend verloop en blijft lang onopgemerkt.

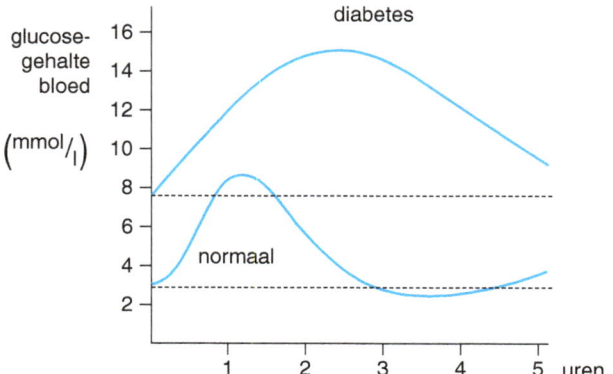

Figuur 15.5 De bloedsuikercurve van een normaal persoon en een lijder aan diabetes

Hyperglykemie

Bij onbehandelde diabetes is er sprake van een te hoge bloedsuikerspiegel in het bloed (hyperglykemie). Er ontstaan de volgende symptomen:
- *glucosurie*: doordat de drempel in de nier voor glucose in het bloed wordt overschreden, verschijnt er glucose in de urine;
- *polyurie*: glucose in de urine houdt water vast, met als gevolg een verhoogde urineproductie;
- de patiënt is vermoeid;
- *polydipsie*: door het verhoogde vochtverlies via de urine ontstaat dorst en gaat de patiënt veel drinken;
- *dehydratie*; door het verlies van veel vocht via de urine kan er uitdroging ontstaan;
- soms vermagering, omdat veel glucose met de urine verloren gaat;
- misselijkheid;
- braken;
- diepe en snelle ademhaling (*tachypneu*), waarbij de adem ruikt naar aceton.

Langdurige hyperglykemie kan leiden tot:
- een verhoogde kans op infecties van met name de huid (steenpuisten, schimmelinfecties). Doordat de weefsels als het ware doordrenkt worden met glucose, kunnen bacteriën (waarvoor glucose een belangrijke brandstof is) zich beter handhaven en zich makkelijker vermenigvuldigen;
- jeuk;
- blijvende nierbeschadiging (*diabetische nefropathie*);
- aantasting van de grote en kleine slagaders (*diabetische angiopathie, arteriosclerose, gangreen*);
- slechter zien, door typische bloedinkjes in de retina (*diabetische retinopathie*);
- beschadiging van zenuwen (*diabetische neuropathie*), met als gevolg stoornissen van het gevoel (sensibiliteitsstoornissen). Ook het autonome zenuwstelsel kan worden aangedaan, met als gevolg bijvoorbeeld erectiestoornissen.

Diabetes moet zo snel en goed mogelijk worden behandeld. Normaal zijn de bloedsuikerwaarden tussen de 4,0 en 6,0 mmol/l. Bij een diabetespatiënt wordt gestreefd naar bloedsuikerwaarden die onder de 8,0 mmol/l liggen. Daarbij wordt uitgegaan van een nuchtere bepaling van glucose in het bloed. Nuchter, omdat een maaltijd de waarden uiteraard op een onvoorspelbare manier kan vertroebelen.

Onbehandelde diabetes kan leiden tot een hyperglykemisch coma. Dit ontstaat door een ernstig insulinetekort, waardoor er geen glucose door de celwand heen wordt getransporteerd, het suikergehalte in het bloed en het interne milieu te hoog wordt, terwijl de stofwisseling in de cel helemaal wordt verstoord door juist een tekort aan glucose. In plaats van suiker gaat de cel meer vetten en eiwitten voor de verbranding gebruiken. Hierbij komen veel zogenaamde ketonlichamen vrij, die een verzurend effect op het interne milieu hebben (*acidose*).

Wordt de patiënt niet met insuline (en vocht) behandeld, dan zal hij/zij overlijden.

Hypoglykemie

Bij een te laag bloedsuikergehalte (hypoglykemie; ook wel hypo) is de bloedglucosespiegel lager dan 3,9 mmol/l. Een hypo kan ontstaan doordat iemand te weinig eet, te veel insuline spuit of te lang een lichamelijke inspanning levert zonder genoeg koolhydraten binnen te krijgen. Dit geeft verschillende klachten:
- honger;
- hoofdpijn;
- angst;
- trillen;
- zweten;
- verwardheid.

In ernstige gevallen kan een hypoglykemisch coma ontstaan.

Ook mensen zonder diabetes kunnen bloedglucosewaardes onder de 3,9 mmol/l hebben, maar hun lichaam is in staat dit zelf op te lossen.

Als de glucosespiegel in het bloed te lang te laag blijft, krijgen de cellen onvoldoende glucose als brandstof en raken ze ontregeld. De cellen kunnen daardoor niet meer goed functioneren. Omdat dit ook voor de hersencellen geldt, raakt de patiënt uiteindelijk comateus. Meestal voelt hij dit aankomen en zal hij snel extra suiker innemen. Veelal krijgt een diabetespatiënt een hypoglykemie wanneer hij onverwachts grote lichamelijke inspanning verricht zonder de insulineopname aan te passen, wanneer hij een infectie onder de leden heeft of wanneer hij te veel insuline heeft gespoten. Wordt de hypoglykemie niet behandeld, dan ontstaat er een hypoglykemisch coma.

HbA1c

Naast controle op de hoogte van het bloedsuiker – het verloop daarvan gedurende de dag (de dagcurve) – wordt er bij diabetespatiënten ook gelet op het HbA1c-gehalte. Glucose in het bloed hecht zich spontaan aan hemoglobine. Is glucose eenmaal aan hemoglobine gebonden, dan laat het niet meer los. Deze verbinding wordt hemoglobine-A1c (HbA1c) genoemd. De mate van glucosebinding hangt af van de hoeveelheid glucose in het bloed. Als een diabetespatiënt de bloedsuikerspiegel niet goed onder controle heeft, is de bloedglucosewaarde gemiddeld hoog, waardoor ook de HbA1c-waarde hoog wordt. Omdat de levensduur van rode bloedcellen (en dus ook van hemoglobine) twee tot drie maanden is, geeft de HbA1c-waarde de gemiddelde glucosewaarde over de laatste paar maanden weer. Deze waarde geeft daarmee een betrouwbaarder beeld dan de momentopname van een glucosemeting. Voor volwassenen is de HbA1c-streefwaarde lager dan 53 mmol/mol. Als de HbA1c-waarde beneden deze streefwaarde ligt, betekent dit dat de diabetes goed onder controle is.

Naast het probleem met de bloedsuiker zijn ook vaak het cholesterol, het vetgehalte, het gewicht en de bloeddruk te hoog. Men spreekt dan van een metabool syndroom. Het is belangrijk om ook de andere afwijkingen te betrekken bij de behandeling. Dit vermindert de kans op complicaties, zoals hart- en vaatziekten.

Diabetische voet

De diabetische voet ontstaat vaak pas als iemand lang diabetes heeft.

Door diabetes kunnen bloedvaatjes (diabetische angiopathie) worden beschadigd. Het bloed stroomt minder goed door benen en voeten. Dit veroorzaakt koude voeten, verkleuringen aan tenen en voet, maar ook een verstoorde wondgenezing. Zo'n slecht genezend wondje kan gaan ontsteken en een zweer worden.

Doordat er een beschadiging van de zenuwen plaatsvindt en er sensibiliteitsstoornissen optreden, komen tintelingen en pijnscheuten in de voet voor (diabetische neuropathie). Vaak is er een verminderd gevoel in de voet. Wondjes worden daardoor minder goed (en dus later) opgemerkt. Ook kan het looppatroon worden verstoord. Hierdoor kunnen de voeten vervormen en kunnen er drukplekken ontstaan met extra eeltvorming. Onder een eeltplek kunnen ontstekingen zitten.

Een kwart van de patiënten met diabetes krijgt voetproblemen. In het ergste geval moeten door deze problemen een teen, voet of zelfs een been geamputeerd worden. Bij de diabetescontrole door huisarts, praktijkondersteuner of doktersassistente moet er daarom speciale aandacht voor de voeten van een diabeet zijn.

15.7 Woordenlijst

In ▶ H. 1 zijn algemene regels voor de uitspraak van Latijnse woorden gegeven. In deze woordenlijst vind je nog extra aanwijzingen voor een juiste uitspraak:
- Een onderstreping betekent dat de klemtoon op de onderstreepte klinker ligt, bijvoorbeeld: erytrocyt.
- Een 'woord' tussen rechte haken geeft (bij benadering) de letterlijke uitspraak van de medische term, bijvoorbeeld: [eerietroosiet].

15.7 · Woordenlijst

acidose	– verzuring van het lichaam, waardoor allerlei processen in de cel ontregeld raken
auto-immuunziekte	– ziekte waarbij het immuunsysteem antistoffen tegen de eigen weefsels vormt
dehydratie	– uitdroging [deehiedraatsie]
diabetische angiopathie	– aandoening van bloedvaten als gevolg van diabetes
diabetische neuropathie	– aandoening van zenuwen als gevolg van diabetes
diabetische retinopathie	– aandoening van het netvlies als gevolg van diabetes
diabetes mellitus	– suikerziekte
exoftalmie	– uitpuilen van de ogen, komt voor bij hyperthyreoïdie [èksoftalmie]
feochromocytoom	– tumor van de medulla suprarenalis met een vergrote productie van adrenaline [feejoo-grocmoosietoom]
glucagon	– pancreashormoon dat bloedglucosespiegel verhoogt [gluukaagon]
glucocorticoïd	– bijnierschorshormoon met een remmende werking op ontstekingen en overgevoeligheidsreacties [gluukookortiekoowiet]
glucosurie	– suiker in de urine [gluukoosuurie]
hirsutisme	– overmatige beharing met mannelijk beharingspatroon bij vrouwen
hypoglykemie	– een te laag bloedsuikergehalte [hiepoogliekeemie]
hypothyreoïdie	– onvoldoende productie van schildklierhormoon [hiepootiereejoowiedie]
hyperglykemie	– een te hoog bloedsuikergehalte [hiepergliekeemie]
hyperemesis	– veelvuldig braken
hyperthyreoïdie	– overmatige productie van schildkierhormoon [hiepertiereejoowiedie]
polydipsie	– veel drinken door overmatige dorst bij bijvoorbeeld diabetes mellitus [pooliedipsie]
polyurie	– veel en vaak plassen [poolie-uurie]
prednison	– synthetisch bijnierschorshormoon
struma	– vergroting van de glandula thyroidea
tachypneu	– diepe en snelle ademhaling [tagiepneu]
thyreoïditis	– ontsteking van de schildklier [tiereejoowiedietis]
ziekte van Addison	– hypofunctie van de cortex glandulae suprarenales
ziekte van Cushing	– hyperfunctie van de cortex glandulae suprarenales [koesjing].

■ **Vragen en opdrachten**
1. Omschrijf het feedbackmechanisme van een hormoonproducerende klier.
2. Wat zijn de symptomen van een hypofunctie, respectievelijk hyperfunctie van de glandula thyroidea?
3. Wat is de functie van de glandula parathyroidea?
4. Geef aan waarom mensen die grote hoeveelheden corticosteroïden gebruiken extra gecontroleerd moeten worden.

5. Wat zijn de symptomen van iemand die lijdt aan de ziekte van Cushing?
6. Bij hevige schrik wordt ons autonome zenuwstelsel geactiveerd, zo ook ons bijniermerg. Wat zijn de gevolgen hiervan?
7. Waardoor kan diabetes mellitus ontstaan?
8. Wat zijn de symptomen van te weinig, respectievelijk van te veel insuline spuiten bij een lijder aan diabetes mellitus? Zouden deze symptomen ook door andere oorzaken kunnen optreden? Zo ja, waardoor?
9. Wat zou de oorzaak kunnen zijn van recidiverende nierstenen?
10. Welke handeling zou het eerst toegepast moeten worden bij een comateuze patiënt, bekend met diabetes mellitus?

Zintuigen

16.1 Inleiding – 198

16.2 Het oog – 198

16.3 Aandoeningen van de ogen – 200
16.3.1 Aangeboren afwijkingen – 200
16.3.2 Stoornissen in de lichtbreking – 200
16.3.3 Ontstekingen – 202
16.3.4 Keratoconus – 203
16.3.5 Groene staar (glaucoom) – 203
16.3.6 Grijze staar (cataract) – 203
16.3.7 Diabetische retinopathie – 204
16.3.8 Maculadegeneratie – 204
16.3.9 Netvliesloslating (ablatio retinae) – 204
16.3.10 Vreemd lichaam (corpus alienum) – 204

16.4 Het oor – 204
16.4.1 Bouw en functie – 204
16.4.2 Aangeboren afwijkingen – 206
16.4.3 Ontstekingen van het oor – 206
16.4.4 Slechthorendheid – 207
16.4.5 Evenwichtsstoornissen – 208
16.4.6 Oorsuizen (tinnitus) – 208
16.4.7 Overgevoelig voor geluid (hyperacusis) – 209
16.4.8 De ziekte van Ménière – 209

16.5 Woordenlijst – 209

© Bohn Stafleu van Loghum is een imprint van Springer Media B.V., onderdeel van Springer Nature 2021
G. H. Mellema, *Medische terminologie pathologie*, Basiswerk AG,
https://doi.org/10.1007/978-90-368-2576-4_16

16.1 Inleiding

Zintuigen zijn zenuwreceptoren of -sensoren die zijn gespecialiseerd in de waarneming van prikkels. Speciale cellen of zenuwuiteinden registreren allerlei prikkels, zoals druk, spierspanning, licht, geluid, smaak of geur. Deze prikkels kunnen van buitenaf komen (geur, smaak, licht, geluid) of uit het lichaam zelf (veranderingen in de spierspanning, stijging van het koolzuurgas- of zuurstofgehalte van het bloed, bewegingen van hoofd of ledematen enzovoort).

In dit hoofdstuk worden twee zintuigen beschreven: het oog en het oor. Eerst worden de bouw en functie van deze organen uiteengezet, vervolgens komen mogelijke aandoeningen aan bod. Het gaat hier om aandoeningen die kunnen leiden tot uitval van het aangetaste orgaan, waardoor de getroffen persoon ernstig belemmerd kan raken in zijn contacten met zijn omgeving.

16.2 Het oog

De lichtstralen dringen door het doorzichtige hoornvlies (cornea) het oog binnen. Via de lens valt het licht door het glasachtig lichaam (corpus vitreum) op het netvlies (retina). Daar bevinden zich de zintuigcellen die de beelden via de gezichtszenuw (nervus opticus) naar de hersenen sturen. In de hersenen worden de beelden omgebogen, herkend, geïnterpreteerd en opgeslagen (◘ fig. 16.1).

Op de retina bevinden zich twee soorten cellen: de kegeltjes, die kleuren onderscheiden, en de staafjes, die zwart-witbeelden ontvangen. De retina wordt gevoed vanuit de achterliggende laag: het vaatvlies (choroidea).

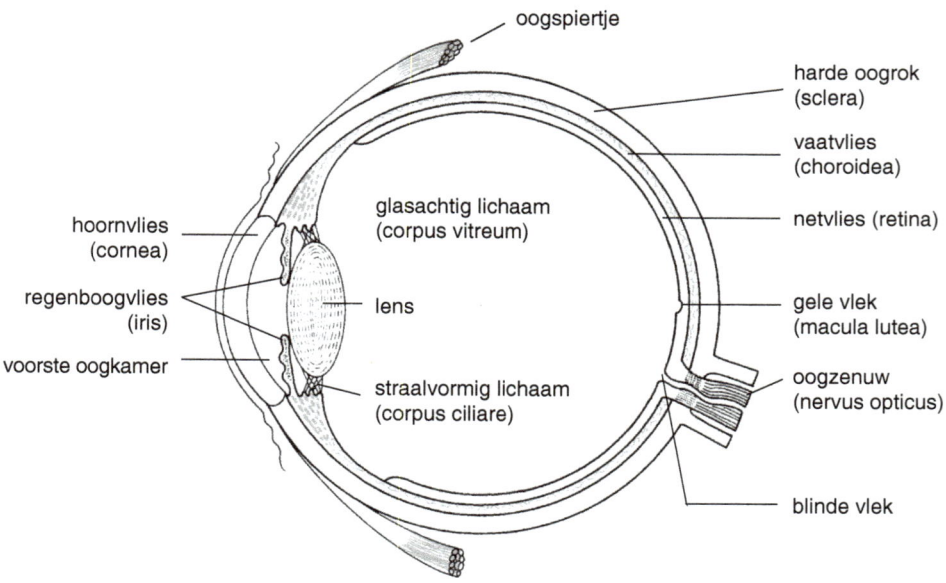

◘ **Figuur 16.1** Schematische doorsnede van het oog

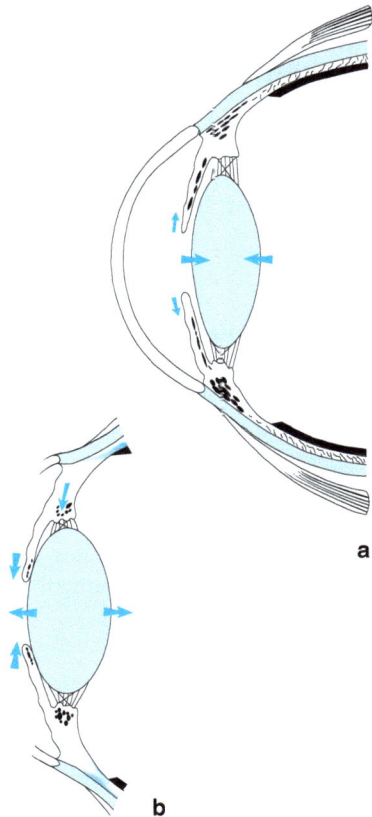

Figuur 16.2 Veranderingen van de bolling van de lens onder invloed van de werking van het corpus ciliare en de pupil. (**a**) Wanneer de musculus ciliaris (een soort kringspier) zich ontspant, wordt het ophangapparaat van de lens uiteengetrokken, waardoor de lens wordt afgeplat. Onder invloed van de spieren in de iris (musculus dilatator pupillae) wordt de pupil verwijd. Zo reageert het oog bijvoorbeeld wanneer we in het duister op afstand moeten kijken. (**b**) Contractie van de musculus ciliaris leidt tot een verminderde spanning van het ophangapparaat van de lens. De lens streeft naar de bolvorm op grond van zijn eigen elasticiteit en wordt dus boller. Onder invloed van de musculus sphincter pupillae wordt de pupil vernauwd. Deze situatie doet zich voor wanneer we met helder licht iets van dichtbij bekijken

De lens wordt samengetrokken en ontspannen door peesjes in het straallichaam (corpus ciliare). Van hieruit lopen ook de spiertjes, waardoor het regenboogvlies (iris) de pupil kan vergroten of vernauwen (fig. 16.2).

Om de choroidea heen ligt de zogenoemde harde oogrok (sclera), die aan de voorzijde overgaat in de cornea. De oogbewegingen worden verzorgd door de oogspieren. Het oog ligt beschermd in de oogkas (orbita). Aan de voorzijde bestaat deze bescherming uit de wenkbrauwen en oogwimpers. Om ervoor te zorgen dat het oog niet uitdroogt, wordt het constant vochtig gehouden vanuit de traanklieren (glandulae lacrimales) aan de voorzijde.

16.3 Aandoeningen van de ogen

16.3.1 Aangeboren afwijkingen

Congenitale blindheid

Congenitale blindheid kan voorkomen doordat er een stoornis in de aanleg van de ogen is ontstaan. Zo kan rodehond of mazelen tijdens de zwangerschap leiden tot blindheid van de pasgeborene.

Kleurenblindheid

Kleurenblindheid is een erfelijke aandoening waarbij bepaalde kleuren niet goed worden onderscheiden door het ontbreken van een bepaald soort kegeltjes in de retina. Er zijn verschillende soorten kleurenblindheid; volledige kleurenblindheid heet *achromatopsie*: iemand ziet dan alleen maar grijstinten.

Scheelzien (strabismus)

Scheelzien (*strabismus*) wil zeggen dat de beide ogen niet op hetzelfde punt gericht staan. Er treedt dubbelzien op. Dit kan het gevolg zijn van een afwijking van de oogspieren, waarbij beide ogen niet goed in dezelfde richting kunnen draaien, zodat niet dezelfde beelden op de retina worden geprojecteerd.

Lui oog (amblyopie)

SScheelkijkende kinderen onderdrukken in hun hersenen het beeld dat afkomstig is uit het oog met de afwijkende stand. Als steeds hetzelfde oog scheel kijkt en het beeld ervan wordt onderdrukt, kan dit oog 'lui' worden (*amblyopie*). Daardoor ontwikkelt het gezichtsvermogen zich niet goed bij het jonge kind. Tijdige opsporing en behandeling door afplakken van het goede oog (waardoor het gebruik van het amblyope oog wordt afgedwongen) kan dit weer herstellen.

16.3.2 Stoornissen in de lichtbreking

Een beeld dat wordt opgevangen, moet helder op de retina worden geprojecteerd. Hiervoor zorgt de accommodatiespier, die de lens de noodzakelijke bolling geeft (◘ fig. 16.2). Functioneert de lens onvoldoende, dan wordt het geprojecteerde en ontvangen beeld wazig. Het beeld kan bijgestuurd worden met een andere lens (brillenglas), zodat het beeld weer goed op de retina wordt geprojecteerd en daarmee helder wordt waargenomen.

Bij de oogbol die te lang is, zullen de lichtbeelden van veraf, die als evenwijdige stralen het oog bereiken, voor het netvlies samenkomen. Er zal dan een holle lens gebruikt moeten worden om dit bij te sturen. Dit heet bijziendheid (*myopie*; ◘ fig. 16.3).

Is de oogbol te kort of de accommodatiekracht van de lens te klein, dan zullen de beelden achter het netvlies samenkomen. Een bol brillenglas zal dan de geaccommodeerde lens moeten ondersteunen (◘ fig. 16.4 en 16.5). Dit verschijnsel heet verziendheid of *hypermetropie*. Is de cornea (of soms de lens) ongelijkmatig gekromd, dan worden de

16.3 · Aandoeningen van de ogen

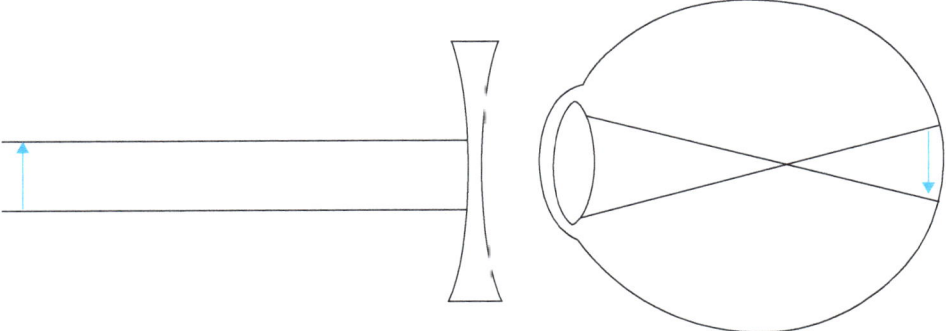

Figuur 16.3 Correctie van het bijziende oog met een holle (negatieve) lens

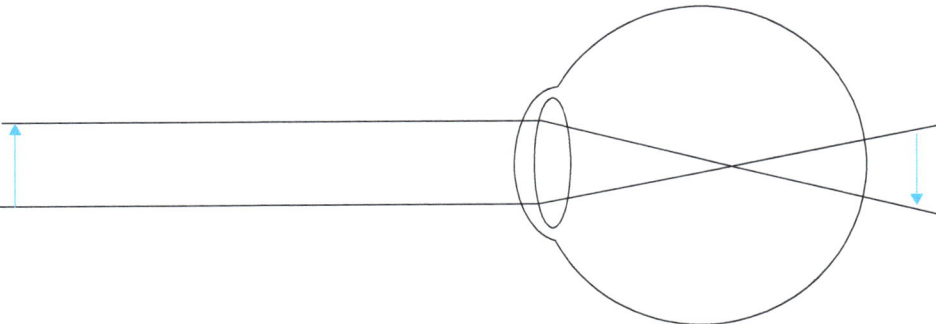

Figuur 16.4 Het verziende oog

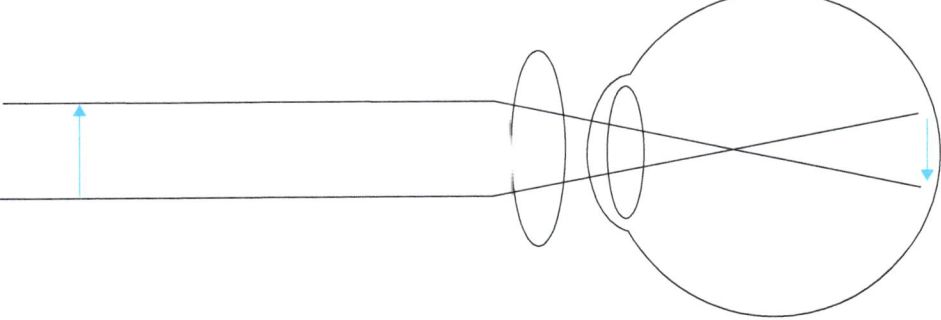

Figuur 16.5 Correctie van het verziende oog met een bolle (positieve) lens

stralen die van één punt uitgaan niet meer als één punt op de retina geprojecteerd, maar als een streepje. Het leidt tot onduidelijke beelden. Men spreekt dan van *astigmatisme*. Dit is vaak te corrigeren met een zogenoemde cilinderlens.

Bij een lens die voldoende kan ontspannen en accommoderen zal vrijwel altijd een helder beeld op de retina verschijnen. Bij dit normale (*emmetrope*) oog zijn geen hulpmiddelen nodig.

Verziendheid bij ouderen (*presbyopie*) is een vermindering van het accommodatievermogen door het stijver worden van de ooglens bij het ouder worden. Een leesbril biedt hier uitkomst.

16.3.3 Ontstekingen

Bindvliesontsteking (conjunctivitis)

Conjunctivitis is de ontsteking van de conjunctiva, het bindvlies van het oog, dat veel fijne bloedvaatjes bevat. Door de ontsteking en de daaraan gekoppelde verschijnselen (*rubor*, *calor*, *dolor*, *tumor* en *functio laesa*) ontstaat er een rood, pijnlijk en dik oog. De meest voorkomende oorzaak van conjunctivitis is een virus of een bacterie. Maar ook een allergie, een vuiltje in het oog en irriterende stoffen in de omgeving kunnen conjunctivitis veroorzaken.

Ooglidrandontsteking (blefaritis)

Blefaritis is een ontsteking van de rand van het ooglid, waarbij de haarzakjes en de talgkliertjes ontstoken zijn. Het gaat vaak gepaard met jeuk, irritatie en soms een rood oog, en wordt gekenmerkt door korstjes die blijven plakken aan de wimpers.

Strontje (hordeolum)

Hordeolum is een plaatselijke, plotseling optredende en pijnlijke zwelling in de rand van een ooglid ten gevolge van een bacteriële ontsteking die geleid heeft tot de vorming van een klein abces in het betreffende ooglid. Meestal is een blefaritis de oorzaak.

Verstopte talgklier (chalazion)

Chalazion is een verstopte talgklier aan de binnenkant van het ooglid. Hierdoor ontstaat een zwelling, net boven of onder de rand van het ooglid, die kan gaan ontsteken. Dit leidt dan tot plaatselijke roodheid en pijn.

Hoornvliesontsteking (keratitis)

Keratitis is een ontsteking van het hoornvlies (cornea), het gaat gepaard met pijn, roodheid van het slijmvlies rond het hoornvlies, lichtschuwheid (*fotofobie*), tranenvloed en vermindering van het gezichtsvermogen. Het oppervlakkige deel van het hoornvlies is dan aangetast door een bacterie of bijvoorbeeld door het lang dragen van een contactlens (zuurstoftekort), een te strak zittende lens of een beschadiging bij het in- en uitdoen van de lens.

Langdurige blootstelling aan UV-licht, kan ook een keratitis veroorzaken. Dit komt voor bij onbeschermd lassen, zonnebankgebruik en reflectie van zonlicht in de sneeuw op grote hoogte (sneeuwblindheid).

Keratitis dendritica is een ontsteking van het hoornvlies door het herpesvirus. Het kan een ernstige beschadiging van de cornea veroorzaken, die erg pijnlijk is en de patiënt ernstige overlast bezorgt. Men spreekt van *dendritica* omdat de beschadiging van de cornea takvormig is (*dendron* = boom). Uiteindelijk kan het leiden tot vertroebeling van de cornea, waardoor iemand niet meer goed kan zien en een hoornvliestransplantatie noodzakelijk wordt.

Iritis

Iritis (ook wel *uveïtis*) is een inwendige ontsteking van het voorste gedeelte van het oog, waarbij het regenboogvlies (iris) ontstoken is. Bepaalde infecties, zoals herpes zoster, herpes simplex en toxoplasmose, kunnen iritis veroorzaken, maar meestal is de oorzaak onbekend. Aangenomen wordt dat er meestal sprake is van een auto-immuunziekte. Deze kan alleen in het oog zelf optreden, maar kan ook voorkomen als symptoom van andere auto-immuunachtige ziekten elders in het lichaam, zoals bij de ziekte van Bechterew, de ziekte van Crohn en sarcoïdose.

Overige ontstekingen

Ook ontstekingen van het netvlies (retina, *retinitis*) en de harde oogrok (sclera, *scleritis*) komen voor.

16.3.4 Keratoconus

Bij een *keratoconus* heeft het hoornvlies een afwijkende vorm: niet bolvormig maar kegelvormig. Daardoor wordt het beeld vervormd en wordt het vergelijkbaar met het beeld dat je in een lachspiegel ziet. De aandoening begint meestal rond de puberteit en is dubbelzijdig.

16.3.5 Groene staar (glaucoom)

Tussen de cornea en de iris ligt de voorste oogkamer. Deze is gevuld met vocht dat ontstaat in het oog en dat door het kanaal van Schlemm langzaam wegstroomt. Wordt er te veel vloeistof aangemaakt, of is er een slechte afvoer, dan wordt de druk in de voorste oogkamer van het oog te hoog en ontstaat er *glaucoom*. Hoe hoger de oogdruk, hoe groter de kans op schade aan de oogzenuw. Wordt glaucoom niet behandeld, dan wordt het gezichtsveld steeds kleiner, alsof er door een koker gekeken wordt. Uiteindelijk kan het leiden tot blindheid.

16.3.6 Grijze staar (cataract)

Door het vertroebelen van de lens kan *cataract* ontstaan. Dit komt vooral bij ouderen voor, maar ook door oogverwondingen. Cataract leidt tot wazig zien en, als het erger wordt, tot een sterk verminderde visus. Het is tegenwoordig goed te behandelen met een verwijdering van de ooglens (*cataractextractie*), waarna er een kunstlens wordt ingebracht.

16.3.7 Diabetische retinopathie

Een van de complicaties van diabetes mellitus is het ontstaan van bloedvatafwijkingen in het oog, waardoor bloedinkjes in het netvlies kunnen ontstaan, ook weer met visusvermindering tot gevolg. We noemen dit *diabetische retinopathie*. Dit komt na vijftien jaar suikerziekte voor bij meer dan 80 % van de patiënten, zeker als ze niet goed zijn ingesteld.

16.3.8 Maculadegeneratie

Bij *maculadegeneratie* sterven de kegeltjes in de gele vlek (macula lutea) af. De achteruitgang van het gezichtsvermogen bij maculadegeneratie is daardoor groot, maar het gaat vaak langzaam. Maculadegeneratie leidt meestal niet tot blindheid. Wel wordt het centrale zien (het zicht in het midden van het blikveld) wazig. Het beeld daaromheen blijft dan goed.

16.3.9 Netvliesloslating (ablatio retinae)

Netvliesloslating (*ablatio retinae*) kan op elke leeftijd optreden, maar ouderen, bijzienden (met een visuscorrectie van meer dan -10), mensen die een staaroperatie hebben ondergaan en mensen met een netvliesloslating in de familie lopen een groter risico. De meeste netvliesloslatingen worden veroorzaakt door veranderingen in het glasvocht. Wanneer dit gaat krimpen, kunnen op de plaatsen waar het is vastgehecht aan het netvlies gaatjes ontstaan. Wanneer er eenmaal zo'n gaatje is ontstaan, kan er glasvocht achter het netvlies komen. Dit noemen we een ablatio retinae. Het gaat gepaard met het zien van zwarte vlekken en soms ook lichtflitsen. Als het niet wordt behandeld, sterft het losgeraakte gedeelte van het netvlies af door onvoldoende toevoer van zuurstof. Dit leidt dan tot slecht zien of blindheid.

16.3.10 Vreemd lichaam (corpus alienum)

Een frequente oorzaak van oogaandoeningen is een vreemd lichaam (*corpus alienum*). De meeste corpora aliena (= meervoud) verdwijnen spontaan. Soms blijven ze steken in het hoornvlies. In die gevallen dient de arts ze te verwijderen. Denk hierbij bijvoorbeeld aan metaalsplinters die bij slijpen in een onbeschermd oog komen. Als een corpus alienum het hoornvlies doorboort, kan een infectie van het oog optreden.

16.4 Het oor

16.4.1 Bouw en functie

Ons gehoororgaan bestaat uit drie delen (fig. 16.6 en 16.7):
- Het gehooropvangende deel bestaat uit oorschelp en gehoorgang. In de gehoorgang bevinden zich kliertjes die oorsmeer (*cerumen*) produceren.
- Het geluidsgeleidende gedeelte, ofwel het middenoor, bestaat uit de trommelholte, die aan de kant van de gehoorgang is afgesloten door het trommelvlies (membrana

16.4 · Het oor

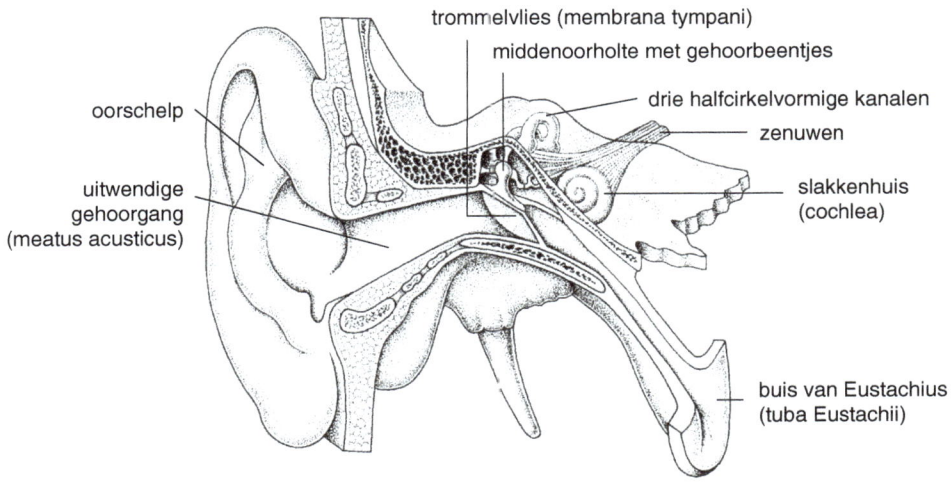

Figuur 16.6 Schematische doorsnede van het gehoor- en evenwichtsorgaan

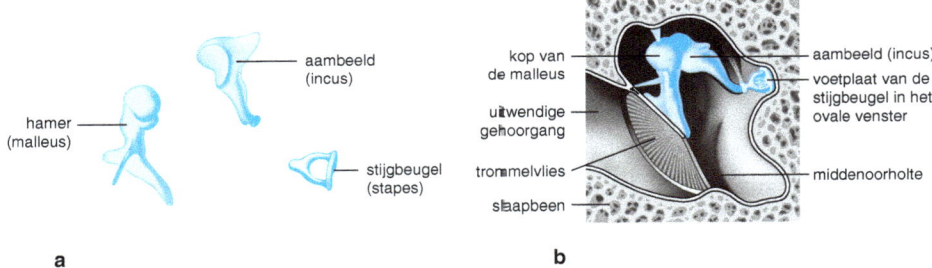

Figuur 16.7 (a) De gehoorbeentjesketen. (b) De onderlinge verhouding, plus de aanhechting aan het trommelvlies en aan het ovale venster

tympani of tympanum). Naar de buitenwereld toe is er een verbinding met de neusholte, de buis (tuba) van Eustachius. De wand met het binnenoor heeft twee openingen, het ovale venster (foramen ovale) en het ronde venster (foramen rotundum). In de trommelholte (cavum tympani) bevinden zich drie gehoorbeentjes: hamer (malleus), aambeeld (incus) en stijgbeugel (stapes). Deze liggen tegen elkaar aan. De malleus ligt ook tegen het trommelvlies aan en de stapes tegen het ovale venster. De gehoorbeentjes geven de geluidstrillingen die via het trommelvlies het oor bereiken, versterkt door aan het ovale venster.

- Het zintuigorgaan, het binnenoor, is een onderdeel van het labyrint. Daarin bevinden zich drie halfcirkelvormige kanalen (voor het evenwichtsorgaan) en het slakkenhuis (voor het gehoor). De geluidstrillingen, die via het foramen ovale het binnenoor bereiken, worden in het slakkenhuis (cochlea) omgezet in geluidssignalen, die via de gehoorzenuw (nervus acusticus) de hersenen bereiken en daar worden geïnterpreteerd als herkenbare geluiden.

16.4.2 Aangeboren afwijkingen

Een veelvoorkomende aangeboren oorafwijking is een zogenoemd bijoortje. Dit is een vlezig knobbeltje net buiten de gehoorgang van het jonge kind. Het kan variëren in grootte en zit meestal aan één kant.

Flaporen zijn bij de geboorte aanwezig en zijn in feite een aanlegstoornis. De afwijkende stand van de oorschelp ontstaat doordat de omslagplooi ontbreekt die halverwege aan de bovenkant van de oorschelp hoort te zitten. De flaporen staan daardoor verder af dan normaal.

Minder vaak komt een aangeboren afwijking van het midden- of binnenoor voor. Deze laatste afwijkingen gaan meestal gepaard met gehoorsvermindering of doofheid.

16.4.3 Ontstekingen van het oor

Ontstekingen van het oor zijn te verdelen in aandoeningen van het uitwendige en het inwendige oor.

Ontstekingen van het uitwendige oor

- *Otitis externa* is een ontsteking van de huid van de gehoorgang en gaat gepaard met pijn, jeuk, afscheiding, schilfering, roodheid of zwelling. Dit leidt soms tot een verminderd gehoor.
- *Perichondritis* is een infectie van de weefsellaag rond het kraakbeen van de oorschelp en het buitenste gedeelte van de gehoorgang. Het komt voor als complicatie van een ooroperatie of het zetten van een oorpiercing (als hiermee door het kraakbeen gegaan wordt). Verder komt het voor bij verwonding (zoals bij boksen), verbranding of insectenbeten.
- *Bloemkooloor* (ook wel een schrompeloor of boksersoor) is het gevolg van een bloeding tussen het kraakbeen en het kraakbeenvlies. Dit is meestal in de bovenste helft en aan de voorzijde van het oor. Na een bloeding bestaat er gevaar voor infectie, waardoor uiteindelijk oorschelpmisvormingen kunnen ontstaan. Een bloemkooloor treedt vaak op na beschadiging, herhaalde verwonding of door beknelling, zoals bij boksers of rugbyspelers.

Ontstekingen van het inwendige oor

- *Otitis media* is een ontsteking in het middenoor. De *otitis media acuta* (OMA) is een acute middenoorontsteking die meestal wordt veroorzaakt door een bacterie. Een *otitis media met effusie* (OME of *glue ear*) begint vaak na een gewone verkoudheid of een bovensteluchtweginfectie waarbij de buis van Eustachius dicht gaat zitten. Het middenoor raakt dan gevuld met ontstekingsvocht. Het trommelvlies gaat daardoor bol staan, waardoor oorpijn ontstaat. Bij inspectie van het trommelvlies is daarachter vocht met luchtbellen te zien. Een middenoorontsteking komt vooral voor bij kinderen, maar ook heel jonge baby's en volwassenen kunnen er last van krijgen.
- Middenoorontstekingen kunnen lang aanhouden en gepaard gaan met het ontstaan van een gaatje in het trommelvlies, waardoor de pus naar buiten loopt (loopoor of *otorroe*). In zeldzamere gevallen kan een otitis uiteindelijk leiden tot een *meningitis* of een *mastoïditis*.

- *Mastoïditis* is een ontsteking van de processus mastoïdeus (deel van het rotsbeen, het deel van de schedel net achter het oor). Het ontstaat meestal doordat bij een middenoorontsteking er pus wordt gevormd, die zich verspreidt naar de benige cellen van het mastoïd. Dit kan gebeuren wanneer een middenoorontsteking na twee tot drie weken nog niet helemaal is genezen. Mastoïditis wordt gekenmerkt door een gezwollen, rode huid, pijn achter het oor en een afstaande oorschelp.
- *Myringitis* is een infectie van het trommelvlies zelf door een virus of bacterie, waarbij op het oppervlak kleine, met vocht gevulde blaasjes ontstaan. Het ontstaat plotseling en gaat gepaard met pijn die 24 tot 48 uur aanhoudt.
- *Cholesteatoom* (parelgezwel) is een goedaardige woekering van huid in het middenoor waarin een ontsteking ontstaat. Deze woekering kan het hele middenoor en/of de mastoïdholte opvullen en het bot van het oor en de gehoorbeentjes aantasten.

16.4.4 Slechthorendheid

De belangrijkste gevolgen van afwijkingen van het gehoororgaan zijn de geleidings- en de perceptieslechthorendheid (bij slechthorendheid is de gehoorfunctie niet optimaal; bij doofheid ontbreekt de gehoorfunctie helemaal).

Geleidingslechthorendheid

Er zijn verschillende oorzaken voor geleidingsslechthorendheid:
- Een grote prop oorsmeer (*cerumen*) kan de gehoorgang afsluiten, waardoor de geluidstrilling het trommelvlies slecht kan bereiken.
- Bij verkoudheid kan een verstopping van de buis van Eustachius ervoor zorgen dat de luchtdruk in de buitenwereld hoger is dan die in de trommelholte (middenoor), waardoor het trommelvlies ingetrokken raakt en de trilling slecht wordt overgebracht op de gehoorbeentjes.
- Ontsteking in het middenoor (*otitis media*).
- *Otosclerose*, een progressieve ziekte die iemand langzaam slechthorend maakt. Het gehoorverlies kan zich bij otosclerose in één of in beide oren voordoen. De oorzaak is botwoekering op en rondom de stijgbeugel in het middenoor, waardoor de beweeglijkheid van de stijgbeugel langzaam afneemt. De stijgbeugel kan daardoor het geluid minder goed voortgeleiden en veroorzaakt doofheid.

Perceptieslechthorendheid

Perceptieslechthorendheid wordt veroorzaakt door stoornissen in het binnenoor, de gehoorzenuw of in het gehoorcentrum van de hersenschors, waar de geluidssignalen worden geïnterpreteerd.

Als deze vorm van slechthorendheid of doofheid bij kinderen voorkomt, is het meestal het gevolg van erfelijke factoren. Infecties kunnen ook de oorzaak zijn: tijdens de zwangerschap (CMV-virus of rodehond) of als complicatie van meningitis.

Lawaaidoofheid

Lawaaidoofheid is een vorm van perceptiedoofheid, die ontstaat als gevolg van blootstelling aan lawaai in de werkomgeving (zoals bij het werken met machines), of door blootstelling aan harde muziek (zoals bij bezoek aan een discotheek of bij een koptelefoon die te hard staat). De beschadiging treedt meestal op in het gebied waar we het meest gevoelig voor geluid zijn. Kortdurende blootstelling aan hard geluid geeft vaak een tijdelijke lawaaidoofheid. Het gehoor herstelt zich dan. Wanneer de blootstelling aan hard geluid te lang duurt of te vaak voorkomt, ontstaat er blijvende lawaaidoofheid. Dit geeft vooral merkbare beperkingen bij het ouder worden.

Presbyacusis

Als mensen ouder worden gaat het gehoor in zijn geheel achteruit: *presbyacusis*. Deze slechthorendheid wordt veroorzaakt door een binnenoordoofheid en treedt geleidelijk op. Meestal worden beide oren in gelijke mate getroffen en worden vooral de hoge tonen minder goed gehoord, bijvoorbeeld het zingen van vogels of het rinkelen van de telefoon.

16.4.5 Evenwichtsstoornissen

Een mens kan zich in vrijwel alle omstandigheden in evenwicht houden dankzij de samenwerking tussen de volgende organen:
- het evenwichtsorgaan, dat bestaat uit drie halfcirkelvormige kanalen, die haaks op elkaar staan;
- het gezichtsorgaan;
- de signalen naar de hersenen over de houding en de stand van spieren en gewrichten (*proprioceptie*).

In de halfcirkelvormige kanalen van het evenwichtsorgaan zit vloeistof. De bewegingen die die vloeistof maakt, worden omgezet in signalen die door receptorcellen via de evenwichtszenuw worden doorgegeven aan de hersenen. Daar wordt het evenwicht gereguleerd. Bij afwijkingen in dit evenwichtsorgaan, de evenwichtszenuw of het hersendeel dat voor het evenwicht verantwoordelijk is, ontstaat duizeligheid (*vertigo*).

16.4.6 Oorsuizen (tinnitus)

Oorsuizen (*tinnitus*) is de gewaarwording van suizen, zoemen, ruisen of fluittonen, zonder dat daar een geluidsprikkel aan ten grondslag ligt. Het is een op zich onschuldige afwijking die meestal wordt veroorzaakt door een overprikkeling van het binnenoor. Tinnitus kan als bijzonder irritant worden ervaren, waardoor mensen niet kunnen slapen, concentratieproblemen krijgen en prikkelbaar worden. Tinnitus is moeilijk te behandelen, maar maskering wordt vaak toegepast. Dit werkt volgens het principe: lawaai met lawaai bestrijden. Met een hoortoestel of een maskeertoestel dat ruis produceert, wordt het oorsuizen door andere geluiden (deels) overstemd. Deze tonen of geluiden (ruis) maskeren zo het oorsuizen.

16.4.7 Overgevoelig voor geluid (hyperacusis)

Bij *hyperacusis* worden gewone geluiden als hinderlijk, irritant of zelfs pijnlijk ervaren. Wie overgevoelig is voor geluid, kan geluid niet onbewust filteren van de achtergrondgeluiden. Dat betekent dat die persoon de hele dag wordt overladen met onaangenaam, storend en onvermijdelijk geluid. Hyperacusis komt voor op alle leeftijden, is meestal chronisch en gaat vaak gepaard met tinnitus en gehoorverlies.

16.4.8 De ziekte van Ménière

De ziekte van Ménière wordt gekenmerkt door een combinatie van drie klachten:
- Aanvallen van draaiduizeligheid die gepaard gaan met valneiging, misselijkheid, braken, bleek zien, ritmisch heen en weer bewegen van de ogen (*nystagmus*) en koud zweet. Tijdens deze aanvallen, die vaak enkele uren duren, kunnen geen normale werkzaamheden worden verricht.
- Slechthorendheid, in het begin vaak eenzijdig en wisselend van ernst. Dit ontwikkelt zich verder tot een echte perceptiedoofheid.
- Oorsuizen (*tinnitus*), vooral in aansluiting op een aanval.

Pas als deze symptomen alle drie aanwezig zijn en er geen andere oorzaak voor deze klachten aanwijsbaar is, wordt de diagnose Ménière gesteld.

16.5 Woordenlijst

In ▶ H. 1 zijn algemene regels voor de uitspraak van Latijnse woorden gegeven. In deze woordenlijst vind je nog extra aanwijzingen voor een juiste uitspraak:
- Een onderstreping betekent dat de klemtoon op de onderstreepte klinker ligt, bijvoorbeeld: erytrocyt.
- Een 'woord' tussen rechte haken geeft (bij benadering) de letterlijke uitspraak van de medische term, bijvoorbeeld: [eerietroosiet].

ablatio retinae	– loslaten van de retina van de onderlaag [ablaatiejoo reetienee]
achromatopsie	– volledige kleurenblindheid
amblyopie	– lui oog [ambliejoopie]
astigmatisme	– onduidelijk zien als gevolg van onregelmatige kromming van cornea of lens
blefaritis	– ontsteking van een ooglid
cataract	– lenstroebeling, staar [kataarakt]
cerumen	– oorsmeer [seeruumèn]
cataractextractie	– staaroperatie
chalazion	– verstopte talgklier aan de binnenkant van het ooglid [galaaziejon]
cholesteatoom	– parelgezwel; woekerend goedaardig gezwel met ontsteking van het middenoor [golèsteejaatoom]

conjunctivitis	– ontsteking van het bindvlies (conjunctiva) [konjunktievietis]
corpus alienum	– vreemd lichaam (meervoud: corpora aliena) [korpus aliejeenum]
diabetische retinopathie	– bloedinkjes in het netvlies als gevolg van bloedvatafwijkingen door diabetes mellitus
emmetroop	– normaal gezichtsvermogen [èmetroop]
fotofobie	– lichtschuwheid
glaucoom	– verhoogde druk in de voorste oogkamer [glaukoom]
hordeolum	– strontje [hordeejoolum]
hyperacusis	– sterk verhoogde gevoeligheid voor geluid [hieperaakoesis]
hypermetropie	– verziendheid
iritis	– ontsteking van de iris
keratitis	– ontsteking van de cornea (hoornvlies)
keratitis dendritica	– ontsteking van de cornea veroorzaakt door het herpesvirus [dèndrietiekaa]
kleurenblind	– verminderd vermogen om kleuren te onderscheiden
maculadegeneratie	– beschadiging van de gele vlek, waardoor het gezichtsvermogen geleidelijk vermindert
mastoïditis	– ontsteking van de processus mastoideus als gevolg van een middenoorontsteking [mastoowiedietis]
myopie	– bijziendheid [miejoopie]
nystagmus	– ritmisch heen-en-weergaande beweging van de oogbol, bijvoorbeeld bij de ziekte van Ménière [nistagmus]
otitis externa	– ontsteking van het uitwendige deel van de gehoorgang [èkstèrnaa]
otitis media	– middenoorontsteking
otorroe	– loopoor [ootooreu]
otosclerose	– progressieve doofheid door botwoekering rond de stijgbeugel [ootooskleeroose]
perichondritis	– ontsteking van het kraakbeen in de oorschelp
presbyacusis	– ouderdomsdoofheid [prèsbiejaakoesis]
presbyopie	– verziendheid bij ouderen [prèsbiejoopie]
proprioceptie	– positiezin; signalen naar de hersenen over de houding en de stand van spieren en gewrichten [proopriejoosèpsie]
refractie	– lichtbreking van het oog [reefraksie]
retinitis	– ontsteking van de retina (netvlies)
strabismus	– scheelzien
tinnitus	– oorsuizen
vertigo	– duizeligheid
visus	– gezichtsvermogen
ziekte van Ménière	– aanvallen van draaiduizeligheid, oorsuizen en doofheid [meenjère]

16.5 · Woordenlijst

■ **Vragen en opdrachten**

1. Wat zijn de oorzaken van een hypermetropie en van een myopie?
2. Wat is kleurenblindheid?
3. Noem enkele ontstekingen in het oog.
4. Welke ernstige afwijkingen van de retina ken je?
5. Wat is de oorzaak van glaucoom?
6. Wat is de oorzaak van strabismus?
7. Welke oorzaken ken je voor vermindering van de gehoorscherpte?
8. Wat is de ziekte van Ménière?
9. Wat verstaat men onder perceptiedoofheid? Noem enkele oorzaken.
10. Wat is het verschil tussen groene en grijze staar?

Voortplanting

17.1 Zwangerschap – 214
17.1.1 Onvruchtbaarheid – 215
17.1.2 Factoren – 216
17.1.3 Complicaties – 216
17.1.4 Duur zwangerschap – 217

17.2 De geboorte – 218
17.2.1 Complicaties tijdens zwangerschap en bevalling – 218

17.3 Aandoeningen van de vrouwelijke geslachtsorganen – 222
17.3.1 Menstruatiestoornissen – 222
17.3.2 Endometriose – 223
17.3.3 Vleesboom – 223
17.3.4 Prolaps – 223
17.3.5 Ontstekingen – 224
17.3.6 Polycysteusovariumsyndroom – 224
17.3.7 Carcinoom – 224

17.4 Aandoeningen van de borsten – 225
17.4.1 Borstontsteking (mastitis) – 225
17.4.2 Mastopathie – 225
17.4.3 Mammacarcinoom – 226

17.5 Woordenlijst – 226

© Bohn Stafleu van Loghum is een imprint van Springer Media B.V., onderdeel van Springer Nature 2021
G. H. Mellema, *Medische terminologie pathologie*, Basiswerk AG,
https://doi.org/10.1007/978-90-368-2576-4_17

17.1 Zwangerschap

Tijdens de eisprong (ovulatie) vindt de uitstoting van een eicel uit de eierstok (ovarium) plaats. Door het samensmelten van een eicel met een zaadcel (spermatozoön) die wordt gevormd in de testes, ontstaat een embryo (◘ fig. 17.1 en 17.2).

De bevruchting (*conceptie*) vindt meestal plaats in de eileider (tuba), vanwaar de bevruchte eicel zich verplaatst naar de baarmoeder (uterus) en zich daar innestelt in de slijmvlieslaag (endometrium) die de binnenzijde van de baarmoeder bekleedt. Dit slijmvlies wordt dik en voedselrijk gemaakt door de werking van de vrouwelijke geslachtshormonen progesteron en oestron. Deze hormonen worden door de eierstok (ovarium) geproduceerd onder invloed van de hypofysehormonen FSH (follikelstimulerend hormoon) en LH (luteïniserend hormoon).

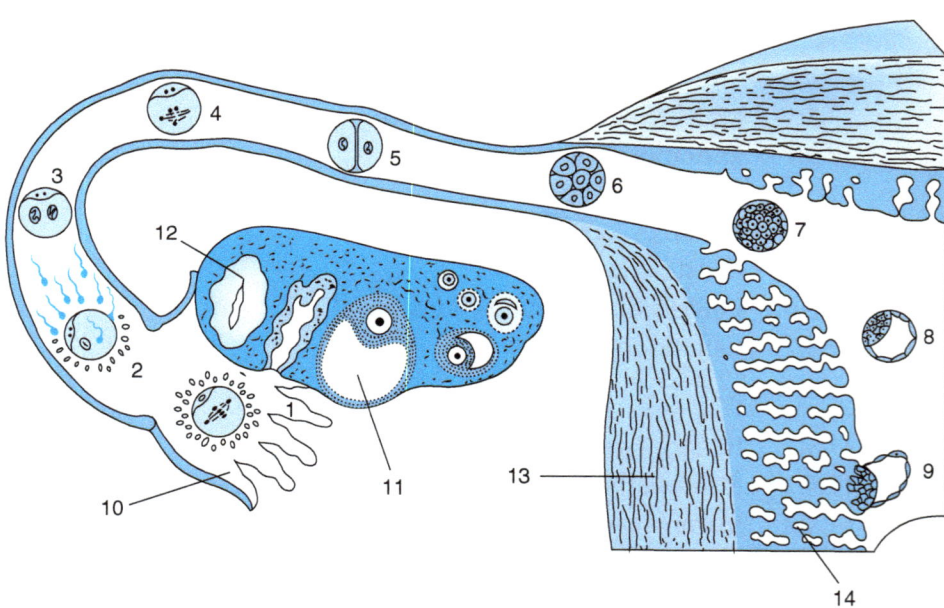

1 eicel onmiddellijk na de ovulatie
2 bevruchting, ongeveer 12 tot 24 uur na de ovulatie
3 verschillende stadia in het delingsproces
4 verschillende stadia in het delingsproces
5 tweecellige stadium is bereikt (na ongeveer 30 uur)
6 zogenaamde moerbeistadium (morula) na ongeveer drie dagen
7 zogenaamde moerbeistadium (morula) na ongeveer drie dagen
8 blaasjesstadium (blastula) na ongeveer 4,5 dagen
9 begin van innestelingsfase; het vruchtje is ongeveer zes dagen oud
10 fimbriae
11 graafse follikel
12 corpus luteum
13 myometrium
14 endometrium

◘ **Figuur 17.1** Overzicht van de ontwikkeling van de (bevruchte) eicel gedurende de eerste week

17.1 · Zwangerschap

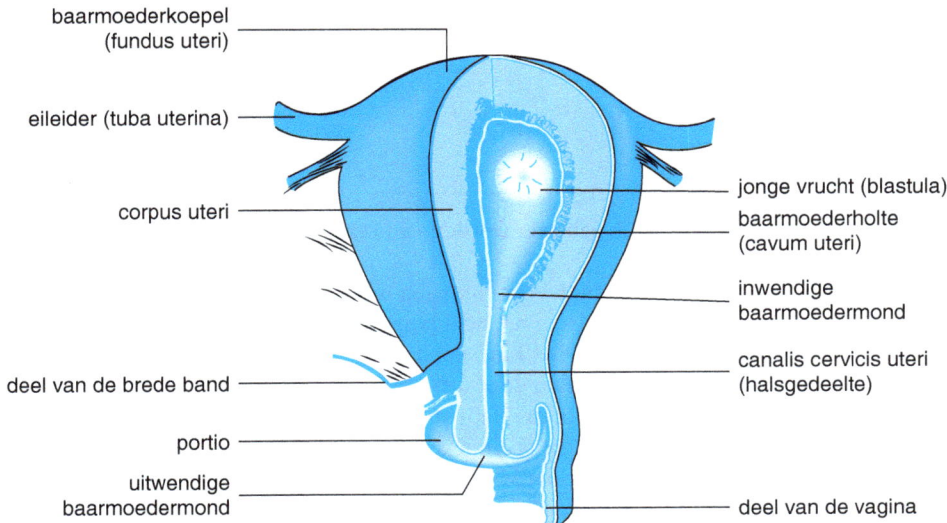

• **Figuur 17.2** Schema van de baarmoeder met vroege bevruchting (innesteling)

Na de innesteling (*nidatie*) groeit de bevruchte eicel erg snel door middel van celdeling. Er vormt zich een moederkoek (*placenta*), die het groeiende embryo voorziet van alle noodzakelijke voeding. Na circa zeven weken gaat het embryo steeds meer lijken op een uitgegroeide baby. We spreken dan niet langer over een embryo, maar over een foetus. Ongeveer negen maanden na de bevruchting vermindert de werking van de placenta en komt de bevalling (*partus*) op gang.

17.1.1 Onvruchtbaarheid

Het komt voor dat er geen bevruchting (*conceptie*) kan plaatsvinden. Hiervoor zijn verschillende oorzaken aan te wijzen.

Bij de man is de oorzaak van onvruchtbaarheid (*infertiliteit*) meestal dat de kwaliteit of hoeveelheid van de zaadcellen (spermatozoa) onvoldoende is. Wanneer er te weinig spermatozoa zijn, spreekt men van een *oligozoöspermie*. Van een *azoöspermie* is sprake als er helemaal geen spermatozoa worden aangemaakt. Men kan proberen de kans op bevruchting zo groot mogelijk te maken door de kwaliteit of hoeveelheid van het sperma zo hoog mogelijk op te voeren. Door dat sperma vervolgens in de uterus in te brengen (intra-uteriene inseminatie; IUD) kan er mogelijk toch een bevruchting plaatsvinden. Lukt dat niet, dan is de enige kans een intracytoplasmatische sperma-injectie (ICSI). Daarbij vindt de bevruchting plaats door een spermatozoön in de eicel te injecteren.

Bij de vrouw is de oorzaak van infertiliteit meestal een afsluiting van de eileiders. De afsluiting kan een gevolg zijn van een sterilisatie, waarbij de eileiders door een ingreep zijn dichtgemaakt. De afsluiting kan ook een gevolg zijn van een doorgemaakte ontsteking van de eileiders (eileiderontsteking; *salpingitis*), waarbij de doorgang 'verbindweefseld' is. Dit kan bijvoorbeeld na een chlamydia- of gonokokkeninfectie. Bij infertiliteit van de vrouw kan de eicel (na hormoonstimulatie) uit het ovarium worden 'geoogst' en buiten het lichaam worden bevrucht. De bevruchte eicel wordt daarna teruggeplaatst in de uterus (*in-vitrofertilisatie*, IVF).

17.1.2 Factoren

Voor het groeien en uiteindelijk geboren worden van een gezonde baby is een aantal factoren van belang:
- Erfelijke factoren: hebben de ouders afwijkingen in de chromosomen, dan kunnen ziekten of gebreken bij het kind aan het licht komen.
- Groei van het kind; de groei van het kind moet evenredig zijn met de zwangerschapsduur. Dit is meestal goed te bepalen door uitwendig de grootte (hoogte) van de uterus te meten. Is de vrucht te groot in relatie tot de zwangerschapsduur, dan spreekt men van een *positieve discongruentie;* omgekeerd van een *negatieve discongruentie*. Met echoscopie kan de groei van het kind nog nauwkeuriger worden bepaald.
- Gezondheid van de moeder; is de moeder ziek, ondervoed of op een andere manier verzwakt, dan bemoeilijkt dat de bevalling door verminderde uitdrijvingskracht.
- Ligging van het kind in de uterus; bij een afwijkende ligging, zoals de stuitligging, is er een verhoogde kans op complicaties gedurende de bevalling (durante partu). Bij een stuitligging ligt de baby niet met zijn hoofd naar beneden, maar met zijn benen of billen. Tot de 36ste week draaien de kinderen alsnog met het hoofd naar beneden. In plaats van de normale achterhoofdsligging is een kruin-, voorhoofds- of aangezichtsligging, of dus een stuitligging mogelijk.
- Eenling of meerling? Bij een meerlingzwangerschap zal in het algemeen de zwangerschapsduur korter zijn. De kans op complicaties tijdens de bevalling is groter.
- Grootte van de bekkenuitgang; is de bekkenuitgang vernauwd, dan kan het kind niet goed indalen en zal de uitdrijving tijdens de bevalling vertraagd zijn of zelfs onmogelijk.
- Bloedgroep en resusfactor van moeder en kind; als een resusnegatieve vrouw in verwachting is van een resuspositief kind, kan dit leiden tot resusantagonisme.

17.1.3 Complicaties

Tijdens de zwangerschap kunnen er zich, buiten de hiervoor genoemde factoren, nog andere complicaties in de gezondheid van moeder of kind voordoen. Complicaties kunnen zijn:
- Misselijkheid en ernstig braken (*hyperemesis gravidarum*).
- Als de bloeddruk van de moeder na de twintigste week van de zwangerschap stijgt tot een diastolische waarde van meer dan 90–95 mmHg spreekt men van zwangerschapshypertensie. Dit is een risicofactor voor het ontwikkelen van zwangerschapsvergiftiging of -toxicose. Als er vervolgens eiwit in de urine wordt aangetroffen (*albuminurie*), is dit een uiting van nierbeschadiging. Ook zal de moeder vocht vasthouden. Er ontstaat oedeem en het lichaamsgewicht zal heel snel toenemen. Wanneer er geen behandeling plaatsvindt, kunnen de verschijnselen snel verergeren, waarbij

de moeder ook hoofdpijn, maagklachten en visusstoornissen (zwarte vlekken, lichtflitsen of sterretjes zien, of vaag zien) krijgt. Deze toestand heet *pre-eclampsie*. Zwangerschapstoxicose kan verder verergeren en overgaan in het HELLP-syndroom. Hierbij is er niet alleen sprake van verlies van eiwit via de urine, en dus van nierschade, maar ook van schade aan de lever en veranderingen in het bloed die bedreigend zijn voor moeder en kind. HELLP staat voor: hemolysis (verhoogde bloedafbraak) elevated-liver-enzymes (verhoogde leverenzymen) low-platelet-count (laag aantal bloedplaatjes). Hoewel het HELLP-syndroom bijna altijd gerelateerd wordt aan hypertensie, heeft 15 % van de vrouwen met het HELLP-syndroom geen hoge bloeddruk. Pre-eclampsie, en ook het HELLP-syndroom, kunnen (gelukkig zelden) overgaan in eclampsie. Bij *eclampsie* is er sprake van toevallen (insulten) die lijken op een epileptische aanval. Eclampsie en HELLP dienen met spoed in het ziekenhuis te worden behandeld. Het zijn levensbedreigende situaties voor zowel moeder als kind.
- Vrouwen met aanleg voor diabetes mellitus kunnen in de zwangerschap een zwangerschapsdiabetes vertonen. Vaak verdwijnen de symptomen hierna weer.
- Bij diabetici, maar ook bij vrouwen die zwanger zijn van een (eeneiige) tweeling (*gemelli*) kan er een (te) grote hoeveelheid vruchtwater ontstaan. Deze toestand heet (*poly*)*hydramnion*.
- Het vruchtje kan zich buiten de uterus innestelen. Er ontstaat dan een buitenbaarmoederlijke zwangerschap (*extra-uteriene graviditeit*; EUG). Door de groei van de vrucht op plaatsen die daarvoor niet bedoeld zijn, bijvoorbeeld op of in de eileiders en de buitenkant van darmen, kunnen allerlei weefsels en bloedvaten worden aangetast. Er kunnen heftige bloedingen in de buikholte optreden, waardoor er een levensbedreigende toestand ontstaat.

17.1.4 Duur zwangerschap

De duur van de zwangerschap (*graviditeit*) kan afwijken van de normale zwangerschapsduur:
- Men spreekt van een miskraam of (spontane) abortus wanneer de vrucht wordt afgestoten voordat er levensvatbaarheid bestaat. Gebeurt dit vóór de twaalfde week, dan heet dit een vroege miskraam, daarna (tot 24 weken) een late miskraam. Abortus kan tot 24 weken ook op medische of sociale indicatie tot stand worden gebracht. Dit is een zwangerschapsafbreking of *abortus provocatus*.
- Tussen de 24ste en de 28ste week van de zwangerschap heet een geboorte een *partus immaturus*. Dit is de geboorte van een nog niet levensvatbaar (onrijp) kind.
- Tussen de 28ste en 38ste week van de zwangerschap heet een geboorte een *partus prematurus*: een voortijdige bevalling. Het kind is onvoldragen, maar wel levensvatbaar.
- Vanaf de 38ste tot de 42ste week is de geboorte op tijd, ofwel *à terme*.
- We spreken van een *partus serotinus* als de geboorte over tijd is, dus na de 42ste zwangerschapsweek.

We spreken van *dysmaturiteit* als het kind bij de geboorte, na een volledige zwangerschap, onderontwikkeld is. De oorzaak is veelal een onderontwikkelde of een onvoldoende functionerende moederkoek (placenta), waardoor de *foetus* te weinig voeding heeft ontvangen.

17.2 De geboorte

Aan het einde van de zwangerschap scheidt de hypofyse oxytocine uit. Onder invloed van dit hormoon trekt de uterus zich samen (contraheert). Het doel van deze weeën (contracties) is het openen van de baarmoedermond (ontsluiting). De weeën zijn aanvankelijk licht en met lange tussenpozen (voorspellende weeën). Langzamerhand worden de weeën steeds sterker en vermindert de tijd ertussen. Tijdens de weeën daalt het kinderhoofd. Dit bevordert de ontsluiting van de baarmoederhals (cervix uteri). Als de ontsluiting is voltooid (opening van minimaal 10 cm), volgt de uitdrijving. De weeën verhevigen zich tot persweeën. Hierdoor wordt het kind de uterus uitgedreven. Een vrouw die voor het eerst bevalt wordt *primapara* genoemd. Een vrouw die meer dan eens is bevallen wordt *multipara* genoemd.

Bij een normale bevalling ligt het achterhoofd van het kind in de richting van de buik van de moeder (bij de uitdrijving). Om goed door het baringskanaal te komen, zal het hoofdje daarvóór een draaiende beweging moeten maken, de spildraai. Na enkele persweeën wordt het kind via de vulva uit het moederlichaam gedreven (○ fig. 17.3).

Meestal komt het kind ter wereld met een oedemateuze zwelling op het achterhoofd (*caput succedaneum*) (○ fig. 17.4). Dit verdwijnt binnen een dag.

Direct na de geboorte van het kind trekt de baarmoeder zich krachtig samen en wordt kleiner, waardoor de placenta van de wand loskomt. Na ongeveer tien minuten vindt de geboorte plaats van de placenta met de navelstreng en de vliezen (nageboorte).

Na de partus zal de baarmoeder verder samentrekken (naweeën) en verliest de moeder nog stolsels en bloederig vochtweefsel. Dit zijn de zogenoemde *lochia*.

Tijdens het kraambed of postnatale fase (*puerperium*) komt de melkproductie (*lactatie*) bij de moeder op gang. Na zes weken is het puerperium afgesloten.

17.2.1 Complicaties tijdens zwangerschap en bevalling

Vaginaal bloedverlies

In het begin van de zwangerschap kan bloedverlies duiden op:
- een buitenbaarmoederlijke zwangerschap (*extra-uteriene graviditeit*, ○ fig. 17.5);
- een beginnende miskraam (*abortus*).

Aan het einde van de zwangerschap of tijdens de partus kan bloedverlies betekenen:
- een voorliggende placenta (*placenta previa*), die de baarmoedermond geheel of gedeeltelijk bedekt (○ fig. 17.6);
- een placenta die van de uteruswand is losgescheurd (*solutio placentae*) voordat het kind geboren is, waardoor een heel ernstige toestand voor het kind ontstaat (○ fig. 17.7).

Complicaties tijdens de partus

- Tijdens de partus kunnen er complicaties ontstaan waarbij de bloedvoorziening van het kind in gevaar komt en er ernstig zuurstofgebrek bij het kind optreedt: foetale nood. Kenmerkend hiervoor is dat de harttonen veranderen en het vruchtwater door ontlasting van het ongeboren kind (*meconium*) groen gekleurd wordt. Dit kan (o.a.) de volgende oorzaken hebben:

17.2 · De geboorte

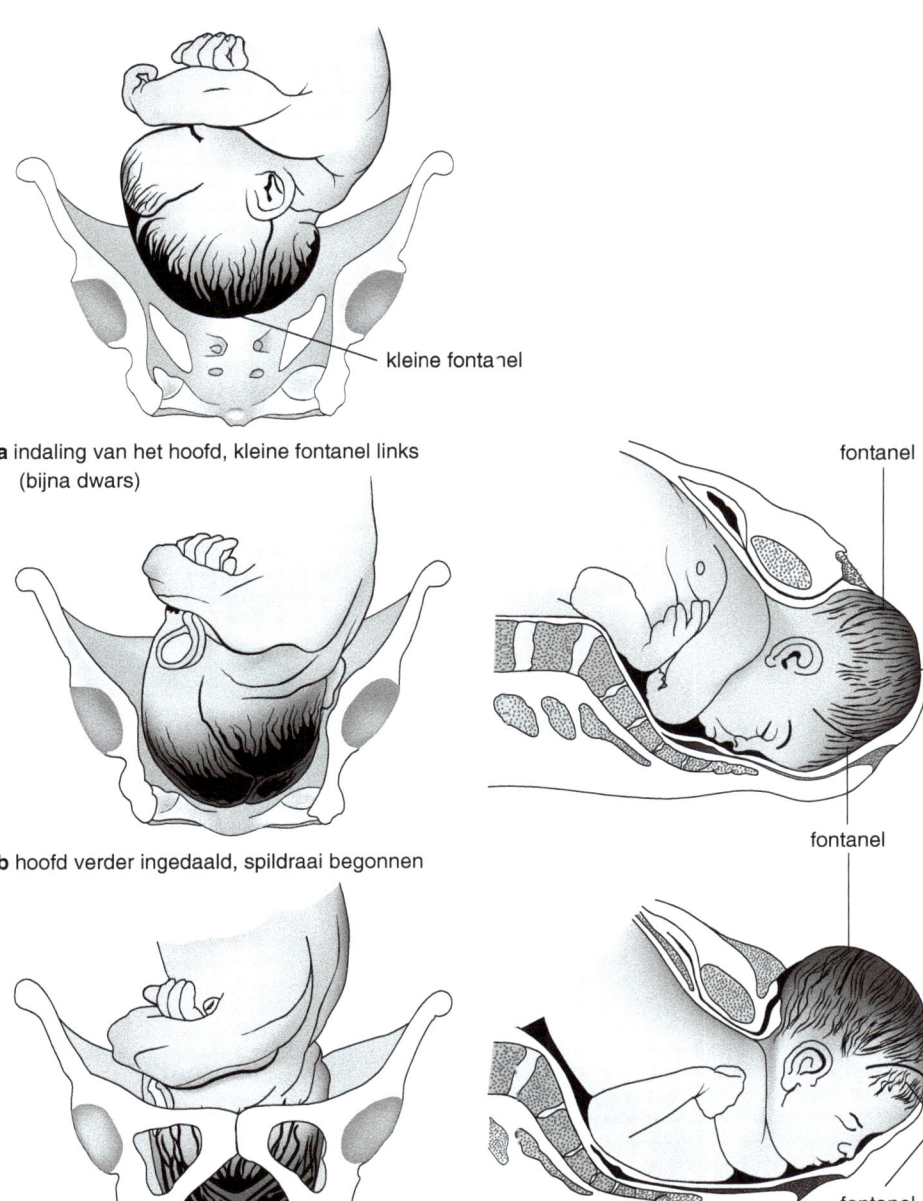

a indaling van het hoofd, kleine fontanel links (bijna dwars)

b hoofd verder ingedaald, spildraai begonnen

c hoofd geheel ingedaald, spildraai voltooid

d geboorte van het kind (na volbrachte spildraai)

Figuur 17.3 Stadia van ontsluiting en uitdrijving bij een achterhoofdsligging (naar Davis)

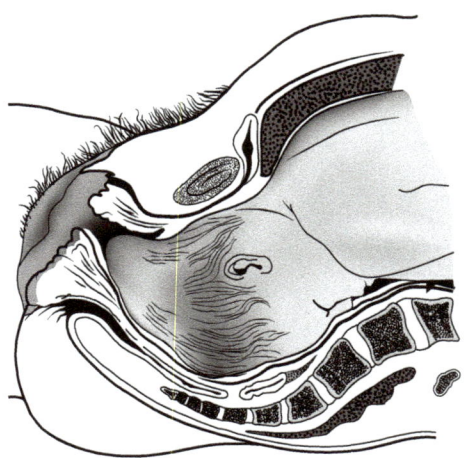

◘ **Figuur 17.4** Ontstaan van het caput succedaneum

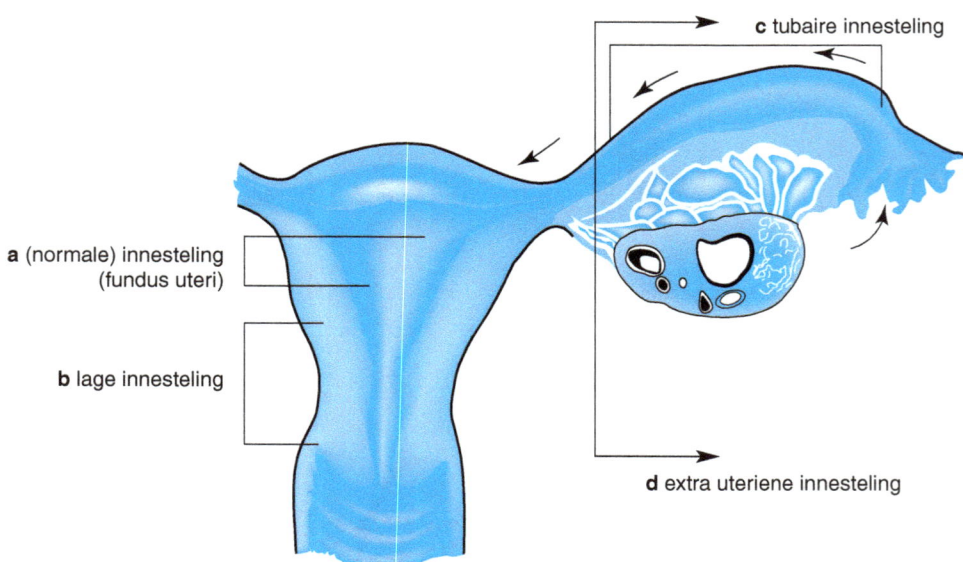

◘ **Figuur 17.5** Plaatsen waar de inplanting van de bevruchte eicel mogelijk is: (**a**) (normale) innesteling (fundus uteri); (**b**) lage innesteling; (**c**) tubaire innesteling; (**d**) extra-uteriene innesteling

- De navelstreng kan uitzakken en klem komen te zitten tussen het kinderhoofd en het bekken. Dit belemmert de toevoer van zuurstof naar het kind.
- De placenta kan loslaten, waardoor er geen zuurstoftransport meer mogelijk is van moeder naar kind.
– De navelstreng kan om de hals van het kind een strop vormen. Het kind is dan omstrengeld. Dit kan leiden tot ademnood bij de geboorte.

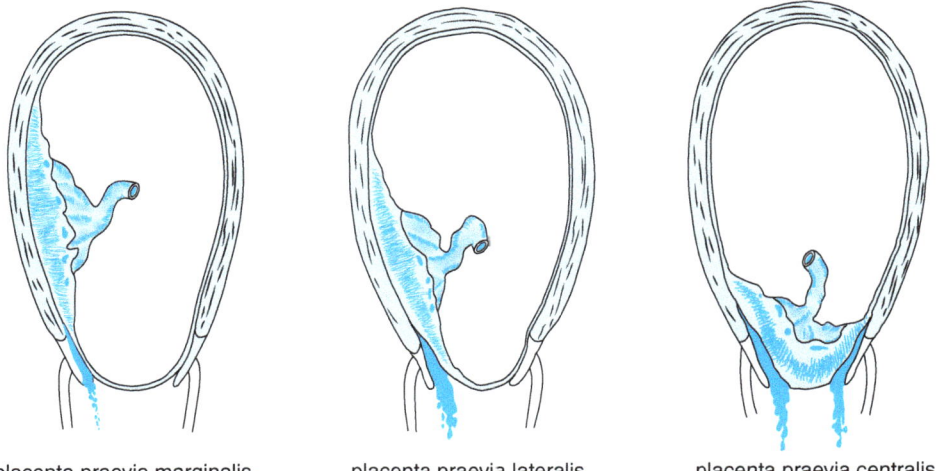

placenta praevia marginalis   placenta praevia lateralis   placenta praevia centralis

Figuur 17.6 Placenta praevia

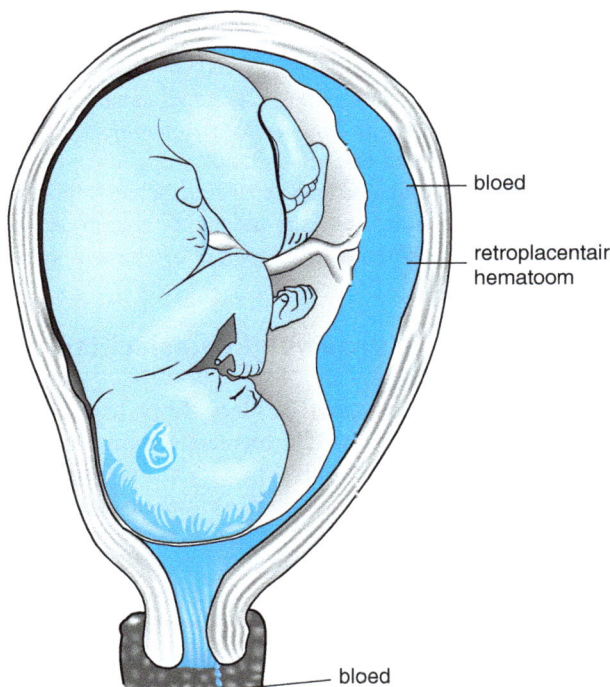

Figuur 17.7 Solutio placentae

- Door de grootte en de druk van het kinderhoofd op het gebied tussen anus en vulva (perineum) van de moeder kan deze inscheuren. Een *perineumruptuur* kan doorlopen tot in de sfincter van de anus. Om dat te voorkomen, kan men het perineum tijdens de uitdrijving inknippen, een *episiotomie*.

- Een vertraagde uitdrijving als gevolg van onder andere:
  - een verkeerde stand van het voorliggende deel;
  - een vernauwd bekken;
  - onvoldoende weeën.

In geval van foetale nood moet het kind snel ter wereld komen. In dergelijke gevallen kan met een tangverlossing (*forcipale extractie*) of een *vacuümextractie* de uitdrijving worden versneld. Een vacuümextractie is een kunstverlossing waarbij de uitdrijving plaatsvindt met behulp van een zuignap op het hoofd van het kind. De zuignap wordt vacuüm gezogen, waardoor eraan getrokken kan worden.

Bij een indicatie om de bevalling snel te beëindigen, of wanneer er door bijvoorbeeld een sterk vernauwd bekken geen mogelijkheid bestaat voor een normale bevalling, moet het kind operatief ter wereld worden gebracht. Deze operatie heet een keizersnede (*sectio caesarea*).

Complicaties na de partus

- Als de naweeën uitblijven, wordt de uterus niet samengeknepen en blijft het wondbed, dat ontstaan is op de plaats van de placenta, bloeden. Door deze 'verslapping' (*atonie*) van de uterus worden de bloedvaten die door de uteruswand lopen niet dichtgeknepen en kunnen er voor de kraamvrouw levensgevaarlijke bloedingen optreden (*fluxus*).
- Als er stukjes placenta of vliezen achterblijven, kan een ontsteking van de binnenwand van de uterus optreden (kraamvrouwenkoorts of *endometritis*). De nageboorte wordt daarom altijd gecontroleerd op volledigheid.
- Bekkeninstabiliteit kan voorkomen tijdens de zwangerschap of kort na de bevalling. Klachten bestaan onder andere uit pijn onderin de rug, in de liezen of aan het schaambeen. Er zijn vooral klachten bij traplopen of omdraaien in bed.

17.3 Aandoeningen van de vrouwelijke geslachtsorganen

De vrouwelijke geslachtsorganen omvatten de eierstokken (ovaria), eileiders (tubae), baarmoeder (uterus) en schede (vagina). De hieraan verbonden steunweefsels heten *adnexa*. Het uitwendige geslachtsorgaan (vulva) bestaat uit de schaamlippen (labia), kittelaar (clitoris), voorhof (vestibulum vaginae) en de venusheuvel (mons pubis).

17.3.1 Menstruatiestoornissen

De menstruatiecyclus begint tussen het elfde en zestiende levensjaar en duurt ongeveer tot het vijftigste levensjaar. De eerste menstruatie heet *menarche*. Elke periode van ongeveer vier weken zal de menstruatie terugkomen, totdat de eisprong (*ovulatie*) uit het ovarium langzamerhand stopt en de vrouw niet meer menstrueert. Deze fase noemt men de *menopauze* of het *climacterium*.

De menstruatie kan verschillende afwijkingen vertonen:
- Een onregelmatige menstruatie noemt men *irregulair*.
- Bij veel of langdurig vloeien spreekt men van *menorragie* of *hypermenorroe*.

- Bij een abnormaal pijnlijke menstruatie spreekt men van *dysmenorroe*.
- Een te geringe menstruatie noemt men *hypomenorroe*.
- Het uitblijven van een menstruatie noemt men *amenorroe*.
- Bij bloedverlies uit de uterus dat niet met de menstruatie samenhangt, spreekt men van *metrorragie*.

Al deze verschijnselen kunnen een onschuldige oorzaak hebben, maar ook kan *endometriose*, een vleesboom (*myoma uteri*) of een carcinoom de oorzaak zijn.

17.3.2 Endometriose

Endometriose is een goedaardige woekering van functionerend baarmoederslijmvlies (endometrium) op plaatsen waar het normaal gesproken niet voorkomt, zoals op of in de eierstokken, de eileiders, het buikvlies, de blaas of de darmen. Onder invloed van de hormonale maandelijkse cyclus die het endometrium steeds weer doet groeien en afstoten, verandert ook dit endometriumweefsel steeds mee. Zo kunnen kleine bloedingen in de buikholte ontstaan. Dit bloed kan niet – zoals het menstruatiebloed – via de vagina wegstromen, maar komt in de buikholte terecht en prikkelt het buikvlies (peritoneum). Dit veroorzaakt de kenmerkende, aan de menstruatie gekoppelde, cyclische buikpijn. De endometriose en de bloedinkjes in de buikholte kunnen verklevingen veroorzaken en kunnen leiden tot onvruchtbaarheid.

17.3.3 Vleesboom

Een vleesboom (*myoma uteri*) is een benigne tumor in de spierlaag van de uterus. De groei ervan staat onder invloed van oestrogene hormonen. Daarom ontstaan ze alleen in de vruchtbare periode van de vrouw. Ze kunnen van kersgroot tot mandarijngroot worden. Vaak zijn ze symptoomloos aanwezig, maar ze kunnen ook de oorzaak zijn van verminderde vruchtbaarheid, omdat ze de innesteling van de bevruchte eicel (*nidatie*) kunnen belemmeren.

17.3.4 Prolaps

Bij een verzakking (*prolaps*) is de uterus en/of de vaginawand uitgezakt doordat de ophangbanden ervan, evenals de bekkenbodemspieren, verslapt zijn. De prolaps kan ontstaan tijdens een bevalling, of op hogere leeftijd. De verschijnselen zijn een drukkend gevoel 'van onderen', incontinentie voor urine en recidiverende urineweginfecties. Soms is er geen andere oplossing dan een operatieve verwijdering van de baarmoeder (*uterusextirpatie*).

17.3.5 Ontstekingen

Een veelvoorkomende ontsteking is de witte vloed (*fluor albus*), een op zichzelf onschuldige ontsteking van de vagina, die meestal wordt veroorzaakt door een schimmel of gist (Candida albicans). De normale licht gekleurde en reukloze afscheiding uit de vagina wordt dan vaak troebel en soms stinkend.

Chlamydia-infectie is een seksueel overdraagbare aandoening die veel voorkomt. Chlamydia wordt veroorzaakt door een bacterie die zich nestelt in de slijmvliezen van de geslachtsdelen. Hierdoor kan een ontsteking ontstaan van de urinebuis, van de anus en van de baarmoedermond. Er zijn vaak geen of alleen vage klachten, waardoor een vrouw lang kan blijven doorlopen met chlamydia, soms wel jaren. Ondertussen kan de ziekte ongemerkt worden doorgeven bij seksueel verkeer. Chlamydia kan opstijgen naar de eileiders. Er ontstaat dan een eileiderontsteking (*salpingitis*), die gepaard kan gaan met koorts. Als de ontsteking niet of te laat wordt behandeld, kan ze littekens in de eileiders veroorzaken. Hierdoor kan de eileider verstopt raken. Dit kan leiden tot onvruchtbaarheid of een buitenbaarmoederlijke zwangerschap.

Een salpingitis kan zich ook uitbreiden naar de buikholte. Dit heet PID: *pelvic inflammatory disease*: een ontsteking in het bekkengebied als gevolg van verspreiding van bacteriën vanuit de vagina naar de inwendige vrouwelijke geslachtsorganen, ovaria en buikholte. PID kan ook voorkomen na een abortus, in het kraambed of na een ingreep aan de uterus. Het kan leiden tot sepsis en onvruchtbaarheid.

17.3.6 Polycysteusovariumsyndroom

Bij het polycysteusovariumsyndroom (PCOS) werken de ovaria minder goed. Zo is het natuurlijke evenwicht tussen vrouwelijke en mannelijke hormonen verdwenen. Daardoor verloopt de rijping van de eicel niet goed en vormen zich meerdere kleine follikels, die moeilijk tot groei en ovulatie komen. Dit leidt tot een onregelmatige menstruatiecyclus en verminderde vruchtbaarheid.

Typisch voor PCOS is ook dat er meer mannelijke hormonen worden aangemaakt. Dit kan leiden tot symptomen als acné vulgaris en een vorm van overbeharing volgens een mannelijk patroon (*hirsutisme*).

Vrouwen met PCOS hebben vaak iets vergrote ovaria door de talrijke goedaardige cysten. Bij PCOS worden bij een echo vaak meer dan twaalf follikels per eierstok gezien (normaal drie tot maximaal acht).

Naar schatting heeft 5 tot 10 % van de vrouwen een meer of minder ernstige vorm van PCOS.

17.3.7 Carcinoom

De carcinomen worden, zoals altijd, afhankelijk van de graad van maligniteit ingedeeld in verschillende klassen. Op basis daarvan wordt uiteindelijk een keuze voor de behandeling gemaakt.

Ovariumcarcinoom

Een *ovariumcarcinoom* geeft vaak pas klachten als er al metastasen zijn, en dan nog zijn de klachten vaak vaag: dikker wordende buik en vage maag-darmklachten. Het wordt daarom ook wel de silent ladykiller genoemd. Er zijn erfelijke vormen van ovariumcarcinoom bekend. Dit vaak in combinatie met borstkanker. (BRCA1-genmutatie, zie ▶ H. 5).

Uteruscarcinoom

Uteruscarcinomen kunnen worden onderverdeeld in:
- *corpuscarcinoom*, dat uitgaat van de baarmoeder en meestal ontstaat bij vrouwen na de menopauze;
- *cervixcarcinoom*, dat uitgaat van het slijmvlies van de baarmoederhals. In het begin kan het vaginaal bloedverlies veroorzaken, soms na seksueel contact (contactbloeding). Het humaan papillomavirus (HPV), dat via seksueel verkeer wordt overgedragen, is de oorzaak. Voorstadia van dit carcinoom zijn op te sporen met een zelftest (waarbij getest wordt of het virus in de vagina aanwezig is) of een uitstrijkje (waarbij onderzocht wordt of er afwijkende cellen op de cervixmond zitten).

17.4 Aandoeningen van de borsten

In de westerse cultuur krijgen de borsten (*mammae*) veel aandacht, waarbij een bepaalde norm voor grootte en vorm van belang is. Afwijkingen hierin geven vrouwen vaak een minderwaardig gevoel. Dit komt vooral voor bij niet-aangelegde of te kleine (*aplasie of hypoplasie*) borsten en hangende (*ptosis*) borsten. Te grote borsten (*mammahyperplasie*) kunnen problemen geven, bijvoorbeeld bij de kledingkeuze of bij sporten, maar ook in de vorm van een houdingsafwijking en schouderklachten.

17.4.1 Borstontsteking (mastitis)

Mastitis is een ontsteking van de borstklier en komt het meest voor bij vrouwen die borstvoeding geven (*lactatie*). De aandoening is het gevolg van een infectie via een kleine verwonding of kloof in de tepel.

17.4.2 Mastopathie

Mastopathie is een aandoening waarbij goedaardige knobbels voorkomen, die bestaan uit met vocht gevulde holtes (cystes) of uit bindweefsel en klierweefsel (fibroadenomen). Deze cystes veroorzaken veel pijn en ongemak bij de patiënt, vooral enige dagen voorafgaand aan de menstruatie. Bij onderzoek zal de differentiatie tussen mastopathie en carcinoom moeten worden gemaakt.

17.4.3 Mammacarcinoom

De belangrijkste ziekte van de borsten is het *mammacarcinoom*. Deze vorm van carcinoom is – overigens net zoals mastopathie – te voelen als een knobbeltje in de borsten. Mammacarcinoom is de meest voorkomende vorm van kanker in de westerse wereld: één op de acht vrouwen krijgt deze soort kanker. Het komt het meest voor bij vrouwen boven de vijftig jaar. Ook bij mannen kan borstkanker voorkomen: naar schatting één op de honderd borstkankerpatiënten is een man. Voor het ontstaan van borstkanker is geen duidelijke oorzaak aan te wijzen. Waarschijnlijk spelen diverse factoren een rol, zoals de hormonale huishouding, erfelijke aanleg en afwijkingen in het afweersysteem. Wanneer men de borst in kwadranten verdeelt (kwart gedeelte van de borst; linksboven, rechtsboven, linksonder en rechtsonder), blijkt de tumor zich bij de meeste vrouwen (circa 50 %) in het bovenste buitenste kwadrant te ontwikkelen (dus linksboven in de linkerborst of rechtsboven in de rechterborst). Er zijn sterk verschillende vormen van mammacarcinoom, die het verloop van de ziekte, de behandelvorm en de uiteindelijke prognose bepalen.

Mammacarcinoom kan uitzaaien via de lymfebanen. Dit is de lymfogene metastasering en veroorzaakt meestal metastasen in de okselklieren. Verwijdering hiervan zorgt vaak voor een vervelende complicatie: *lymfoedeem* (ophoping van lymfe) in de arm, doordat de lymfebanen door het verwijderen van de okselklieren zijn onderbroken.

Mammacarcinoom kan zich ook via de bloedbaan uitzaaien; hematogene metastasering vindt plaats naar onder andere botten, longen, lever en/of hersenen.

17.5 Woordenlijst

In ▶ H. 1 zijn algemene regels voor de uitspraak van Latijnse woorden gegeven. In deze woordenlijst vind je nog extra aanwijzingen voor een juiste uitspraak:
- Een onderstreping betekent dat de klemtoon op de onderstreepte klinker ligt, bijvoorbeeld: erytrocyt.
- Een 'woord' tussen rechte haken geeft (bij benadering) de letterlijke uitspraak van de medische term, bijvoorbeeld: [eerietroosiet].

à terme	– op tijd; de uitgerekende datum van de bevalling, ook wel de benaming voor een bevalling die plaats vindt na een zwangerschap van 38 tot 42 weken (ook wel: aterme)
abortus	– miskraam
abortus provocatus	– zwangerschapsafbreking tot 24 weken op medische of sociale indicatie [proovookaatus]
albuminurie	– eiwit (alumen) in de urine
amenorroe	– het uitblijven van de menstruatie [ameenoreu]
amnion	– binnenste vruchtvlies
azoöspermie	– afwezigheid van spermatozoa in het ejaculaat [azoo-oospèrmie]
caput succedaneum	– oedemateuze zwelling op het hoofd van het pasgeboren kind als gevolg van de bevalling [kaaput suksedaaneejum]

17.5 · Woordenlijst

cardiotocogram	– CTG; hartfilmpje van het ongeboren kind
cervix uteri	– baarmoederhals [sè-viks uuterie]
chorion	– buitenste vruchtvlies [gooriejon]
coïtus	– geslachtsgemeenschap [koowietus]
conceptie	– bevruchting [konsèpsie]
discongruentie	– de grootte van de uterus stemt niet overeen met de duur van de zwangerschap [diskongruuwèntsie]
dysmaturiteit	– onderontwikkeling van de pasgeborene; het geboortegewicht stemt niet overeen met de duur van de zwangerschap [dismatuurieteit]
dysmenorroe	– abnormaal pijnlijke menstruatie
eclampsie	– zwangerschapsstuipen, aanval van tonische en clonische spierkrampen (ernstige vorm van toxicose) [eeklampsie]
ejaculaat	– mengsel van zaad en prostaatvocht dat vrijkomt bij een orgasme van de man [eejakuulaat]
embryo	– groep cellen die ontstaat na bevruchting van een eicel, met het vermogen uit te groeien tot een mens [èmbriejoo]
endometriose	– ziektebeeld als gevolg van een goedaardige woekering van functionerend baarmoederslijmvlies op plaatsen waar het normaal gesproken niet voorkomt [èndoomeetriejoose]
endometritis	– kraamvrouwenkoorts; ontsteking van het baarmoederslijmvlies
episiotomie	– inknippen van de vagina, ter voorkoming van inscheuring van het perineum en een anusruptuur
extra-uteriene graviditeit	– buitenbaarmoederlijke zwangerschap
fluor albus	– witte vloed; afvloed van een abnormale hoeveelheid wit vocht uit de vagina
fluxus	– hevige bloeding na de bevalling [fluksus]
foetus	– embryo met een echoscopisch vastgestelde hartactiviteit en kruin-staartlengte van meer dan 10 mm, passend bij een zwangerschapsduur van circa 7 weken of langer [feutus]
forcipale extractie	– tangverlossing [forsiepaale ekstraksie]
gemelli	– tweeling [djeemèllie]
gravida	– zwangere vrouw
graviditeit	– zwangerschap
hydramnion	– overmatige hoeveelheid vruchtwater binnen het vruchtvlies
hyperemesis gravidarum	– overmatig zwangerschapsbraken
Hypomenorroe	– Regelmatige menstruatie, maar met gering bloedverlies
hypoplasie	– onderontwikkeling
infertiliteit	– onvruchtbaarheid
In vitro fertilisatie	– Reageerbuisbevruchting
lactatie	– borstvoeding geven [laktaatsie]

lochia	– wondafscheiding uit de baarmoeder na de partus [loogiejaa]
lymfoedeem	– stuwing van lymfe door onvoldoende afvoer [limfeudeem]
mammacarcinoom	– borstkanker [mammaakarsienoom]
mastitis	– borstklierontsteking
mastopathie	– aandoening waarbij goedaardige knobbels in het borstklierweefsel voorkomen
meconium	– groen- of bruinzwarte, kleverige ontlasting, die zich in de darmen van de ongeborene bevindt [meekooniejum]
menarche	– de eerste menstruatie [meenarge]
menopauze	– de periode waarin een vrouw niet meer menstrueert
menorragie	– heftige menstruele bloeding
metrorragie	– bloeding uit de baarmoeder die niet is gekoppeld aan de menstruatie
multipara	– vrouw die meer dan eens is bevallen
myoma uteri	– vleesboom [miejoomaa uuterie]
nidatie	– innesteling van een bevruchte eicel
oligospermie	– aanwezigheid van slechts enkele spermatozoa in het ejaculaat
ovulatie	– eisprong
partus	– bevalling, baring, geboorte
partus immaturus	– geboorte van een nog niet levensvatbaar kind
partus praematurus	– voortijdige bevalling van een onvoldragen, maar wel levensvatbaar kind [preematuurus]
partus serotinus	– geboorte na de 42ste zwangerschapsweek
pelvic inflammatory disease	– ontsteking als gevolg van verspreiding van bacteriën, vanuit de vagina naar de inwendige vrouwelijke geslachtsorganen
perineumruptuur	– inscheuring tijdens de bevalling van het gebied tussen anus en vulva [peerieneejumruptuur]
placenta praevia	– vóórliggende placenta [plasèntaa preeviejaa]
(poly)hydramnion	– overmatige hoeveelheid vruchtwater in het amnion
primipara	– vrouw die voor het eerst is bevallen
prolapsus uteri	– verzakking van de baarmoeder
ptosis	– afzakking (bijvoorbeeld van ooglid, borsten of buikwand)
puerperium	– kraambedperiode [puuwèrpeeriejum]
salpingitis	– eileiderontsteking
sectio caesarea	– bevalling door een operatieve ingreep (keizersnede) [sèksiejoo seesaarejaa]
serotiniteit	– te lange duur van een zwangerschap
solutio placentae	– loslating van de placenta [soluutsiejoo placèntee]
spildraai	– draai van de kinderschedel na de indaling waarbij de kleine fontanel voor komt te liggen

17.5 · Woordenlijst

toxicose	– zwangerschapsvergiftiging [toksiekoose]
uterusatonie	– uitblijven van contracties van de uterusspier tijdens de bevalling
uterusextirpatie	– operatieve verwijdering van de baarmoeder [uuterusèkstirpaatsie]
vacuümextractie	– verlossing door middel van de vacuümextractor [vaakuuwumekstraksie]

■ Vragen en opdrachten

1. Noem enkele oorzaken van infertiliteit bij de vrouw.
2. Noem enkele belangrijke voorwaarden voor het krijgen van een gezonde baby.
3. Welke zwangerschapsziekten kunnen zowel de moeder als het kind beïnvloeden?
4. Hoe noemt men een bevalling die niet na de gebruikelijke duur (± 9 maanden) inzet?
5. Geef kort weer hoe het verloop van een normale baring is.
6. Welk hypofysehormoon speelt een belangrijke rol bij het op gang komen van de bevalling?
7. Welke afwijkingen kunnen zich voordoen in het postnatale tijdperk (kraambed)?
8. Noem enkele menstruatiestoornissen.
9. Welke tumoren van de uterus ken je?
10. Wat is de oorzaak van witte vloed?
11. Noem enkele afwijkingen van de mammae.
12. Wat is het gevaar bij een placenta praevia en op welke wijze kan men deze situatie op het spoor komen?
13. Op welke manier probeert men een perineumruptuur tijdens de bevalling te voorkomen?
14. Wat is veelal de oorzaak van een uterusprolaps en wat zijn meestal de daarbij behorende klachten?
15. Hoe kan men een mastopathie van een mammacarcinoom onderscheiden?
16. Wat zijn predisponerende factoren voor het ontstaan van een extra-uteriene graviditeit en wat is het gevaar van deze vorm van zwangerschap?

Psychisch functioneren

18.1 Inleiding – 233

18.2 DSM-classificatie – 233
18.2.1 DSM-IV – 234
18.2.2 DSM-5 – 235

18.3 De hoofdcategorieën uit de DSM-5 – 235
18.3.1 Neurobiologische ontwikkelingsstoornissen – 235
18.3.2 Schizofreniespectrum- en andere psychotische stoornissen – 236
18.3.3 Bipolaire stemmingsstoornissen – 237
18.3.4 Depressieve stemmingsstoornissen – 238
18.3.5 Angststoornissen – 239
18.3.6 Obsessief-compulsieve en verwante stoornissen – 239
18.3.7 Psychotrauma en stressgerelateerde stoornissen – 239
18.3.8 Dissociatieve stoornissen – 240
18.3.9 Somatische-symptoomstoornis en aanverwante stoornissen – 240
18.3.10 Voedings- en eetstoornissen – 240
18.3.11 Stoornissen in de zindelijkheid – 241
18.3.12 Slaap-/waakstoornissen – 241
18.3.13 Seksuele disfuncties – 241
18.3.14 Genderdysforie – 242
18.3.15 Disruptieve, impulsbeheersings- en andere gedragsstoornissen – 242
18.3.16 Middelgerelateerde en verslavingsstoornissen – 242
18.3.17 Neurocognitieve stoornissen – 243
18.3.18 Persoonlijkheidsstoornissen – 244
18.3.19 Parafiele stoornissen – 247

© Bohn Stafleu van Loghum is een imprint van Springer Media B.V., onderdeel van Springer Nature 2021
G. H. Mellema, *Medische terminologie pathologie*, Basiswerk AG,
https://doi.org/10.1007/978-90-368-2576-4_18

18.3.20 Overige psychische stoornissen – 247
18.3.21 Bewegingsstoornissen en andere onprettige effecten van medicatie – 247
18.3.22 Andere problemen die een reden voor zorg kunnen zijn – 248

18.4 Woordenlijst – 248

18.1 Inleiding

Psychiatrie is het medisch specialisme dat zich bezighoudt met de diagnostisering en behandeling van geestesziekten, of anders gezegd: stoornissen in het psychisch functioneren. Ziekten van de geest (in het Grieks: *psyche*) zijn vaak moeilijk te begrijpen. Als we een lichamelijke ziekte als voorbeeld nemen, dan weten we dat een blindedarmontsteking pijn in de buik geeft. Iemand maakt een zieke indruk, hij heeft koorts en is misselijk. Bij een ziekte van de geest zijn de symptomen vaak veel moeilijker te duiden. Van belang is te weten dat psychische problemen vaak duidelijk worden in het gedrag dat iemand vertoont.

18.2 DSM-classificatie

De psychiatrie is erin geslaagd om de psychische stoornissen en de factoren die (mede) het beeld bepalen systematisch in kaart te brengen. Dit gebeurt aan de hand van de *Diagnostic and Statistical Manual of Mental Disorders* (kortweg DSM). Deze is ontwikkeld door de American Psychiatric Association. Dankzij internationale criteria voor psychiatrische aandoeningen wordt berichtgeving, onderzoek en communicatie rondom ziekten van de geest duidelijker en betrouwbaarder.

Bij het stellen van de diagnose wordt informatie verzameld door een anamnese, een *heteroanamnese* (anamnese afgenomen bij iemand anders dan de patiënt zelf, bijvoorbeeld de partner of een familielid) en het eigenlijke psychiatrische onderzoek. Volgens DSM-5 is een psychische stoornis een ziektebeeld dat wordt gekenmerkt door duidelijke afwijkingen op het gebied van:
- de cognitieve functies (dit zijn de denkprocessen die betrokken zijn bij het opnemen en verwerken van informatie);
- het uiten en beheersen van gevoelens;
- het gedrag van een persoon.

Deze afwijkingen zijn een uiting van een *disfunctie* (verstoring van de normale werking) in de psychologische, biologische, of ontwikkelingsprocessen. Ze maken normaal psychisch functioneren moeilijk. Psychische stoornissen gaan vaak samen met een duidelijke lijdensdruk en/of beperkingen in het functioneren op sociaal of beroepsmatig gebied, of bij andere belangrijke bezigheden. Een reactie op een stressvolle situatie of op verlies van een dierbare hoort bij het leven en wordt cultureel geaccepteerd. Dit is dan ook geen psychische stoornis. Sociaal afwijkend gedrag (bijvoorbeeld politiek, religieus of seksueel) en conflicten die zich vooral afspelen tussen een individu en de maatschappij zijn ook geen psychische stoornissen. Alleen wanneer het afwijkende gedrag (of het conflict) het gevolg is van het disfunctioneren van het individu, kan van een psychische stoornis worden gesproken.

Uiteraard is en blijft de DSM-classificatie schematisch: niet alle psychiatrische beelden laten zich vertalen naar de DSM. Ook kan er overlap zijn tussen verschillende classificaties. De DSM maakt het echter wel mogelijk om een moeilijk te omschrijven beeld als een psychische stoornis toch goed in kaart te brengen.

Tabel 18.1 De assen uit de DSM-IV waarmee psychische stoornissen worden gediagnosticeerd

as I: klinische syndromen, c.q. de psychiatrische ziekte	hierbij gaat het om omschreven symptomen die in een bepaalde ernst en duur aanwezig moeten zijn, zoals cognitieve stoornissen (dementie), stemmingsstoornissen (depressie) en angst- en paniekstoornissen. Deze psychiatrische ziekten zijn in principe te behandelen
as II: persoonlijkheidsstoornissen	zoals een dwangmatig karakter, een narcistische persoonlijkheid enzovoort. Bij een persoonlijkheidsstoornis is de behandeling gericht op het leren omgaan met de gevolgen van de persoonlijkheidsstoornis, omdat deze zelf altijd aanwezig zal zijn. De persoonlijkheid van iemand is immers niet te veranderen
as III: lichamelijke toestand	hier worden lichamelijke ziekten, aandoeningen of handicaps beschreven die van belang kunnen zijn voor de psychische stoornis en de behandeling, bijvoorbeeld de ziekte van Parkinson of diabetes mellitus. De aanwezigheid van deze ziektebeelden kan bepalend zijn voor de oorzaak van het ziektebeeld, maar ook voor de keuze van de medicatie
as IV: psychosociale problemen	hier gaat het om negatieve levensgebeurtenissen, zoals huisvestingsproblemen, economische problemen (faillissement), studie- of werkproblemen (arbeidsconflicten of werkeloosheid), problemen in gezin of familie (echtscheiding, verlies van een kind). Behandeling van de psychische klachten zal alleen zinvol zijn als er ook aan de oplossing van dit soort problemen wordt gewerkt
as V: globale beoordeling van het functioneren (*global assesment of functioning*, GAF)	het functioneren van de door de psychiater onderzochte persoon wordt uitgedrukt op een schaal van 0 tot 100. 'Normale' mensen, met gewone 'alledaagse' problemen, scoren in de buurt van de 100. Mensen met psychische en/of sociale problemen scoren lager

18.2.1 DSM-IV

Er zijn verschillende versies van de DSM. In 2014 is de DSM-5 ingevoerd, maar de DSM-IV wordt nog veel gebruikt, vooral vanwege de overzichtelijke verdeling van de klachten over de zogenaamde assen (tab. 18.1). Daarbij worden de psychische stoornissen schematisch in kaart gebracht en gesplitst over vijf assen.

18.2.2 DSM-5

De DSM-5 heeft niet langer deze verdeling in assen, maar gaat uit van drie secties:
- Sectie 1 geeft uitleg over de gebruikte indeling.
- Sectie 2 omvat twintig hoofdcategorieën met diagnoses.
- Sectie 3 bevat classificaties die (nog) niet zijn opgenomen in sectie 2 – bijvoorbeeld internetverslaving – omdat meer onderzoek nodig is, voordat ze zijn te kwalificeren als aparte psychische stoornissen.

Bij elke diagnose moet worden nagegaan welke instandhoudende factoren aanwezig zijn:
- Heeft de patiënt ziekte-inzicht en staat hij open voor behandeling?
- Is er sprake van *comorbiditeit* (meerdere ziektebeelden bij dezelfde patiënt) en *suïcidaliteit* (zelfmoordneiging)?
- Wat is de invloed van leeftijd, geslacht en cultuur?
- Hoe hoog is de lijdensdruk, te scoren op een schaal van 0–3 volgens de severity index of impairment? Onder lijdensdruk wordt verstaan de mate waarin iemand gebukt gaat onder de gevolgen van zijn psychiatrische aandoening. De lijdensdruk is een belangrijke factor bij de wens en de noodzaak om te worden behandeld.

18.3 De hoofdcategorieën uit de DSM-5

In dit hoofdstuk wordt verder alleen ingegaan op de systematiek en sectie 2 van de DSM-5. Per hoofdcategorie worden enkele psychische stoornissen genoemd.

18.3.1 Neurobiologische ontwikkelingsstoornissen

Een baby groeit op tot volwassene. Daarbij is er niet alleen een lichamelijke ontwikkeling, maar ook een ontwikkeling van het verstand, het gevoel, de spraak, het zien en het horen. Iemand met bijvoorbeeld een verstandelijke handicap zal zich maar beperkt kunnen ontwikkelen. Dat geldt ook voor iemand die nooit heeft kunnen horen, nooit iets heeft gezien of niet kan communiceren. Deze mensen hebben een neurobiologische ontwikkelingsstoornis. De eerste verschijnselen doen zich al voor in de vroege jeugd, vaak voordat een kind naar school gaat. Door de psychische stoornis ontstaan er verstoringen van het persoonlijk functioneren, zoals leerstoornissen, stoornissen in sociale vaardigheden, de ontwikkeling van de intelligentie of een combinatie hiervan.

Autismespectrumstoornis

Mensen met een autismespectrumstoornis (ASS) vallen ook in deze hoofdcategorie. Zij hebben vaak niet alleen een stoornis in hun algemene intellectuele ontwikkeling, maar ook een leerstoornis, waardoor bijvoorbeeld de taalontwikkeling niet of vertraagd op gang komt. De diagnose autismespectrumstoornis wordt gesteld op basis van een combinatie van kenmerken:
- De karakteristieke verstoring van sociale communicatie (zoals het ontbreken en vermijden van oogcontact, als kind niet lachen naar de ouders, geen troost of genegenheid zoeken enzovoort).

- Constant herhalen van bewegingen (zoals op-en-neer bewegen, fladderen met de handen of armen).
- Een beperkte maar specifieke interesse.
- Strikt volgen van bepaalde vaste, starre patronen.
- Verstoorde communicatie (achterstand in de taalontwikkeling, geen gesprek met anderen kunnen beginnen of onderhouden, stereotiep en herhaald taalgebruik of eigenaardig woordgebruik).

ADHD

ADHD is een ander voorbeeld van een neurobiologische ontwikkelingsstoornis. De afkorting staat voor *attention deficit hyperactivity disorder*. ADHD wordt gekenmerkt door:
- aandachtsstoornissen, bijvoorbeeld het gauw afgeleid zijn, moeite met de aandacht op één ding gericht houden, niet lijken te luisteren;
- hyperactiviteit, bijvoorbeeld niet kunnen stilzitten, aan één stuk door praten, rondrennen;
- impulsiviteit, bijvoorbeeld antwoorden terwijl de vraag nog wordt gesteld, moeite hebben om op de beurt te wachten en activiteiten van anderen verstoren.

Bij ADHD staat het verstorende effect van het gedrag op de omgeving centraal. De aandachtsstoornis bemoeilijkt ook de leervaardigheden, waardoor er een leerstoornis kan optreden. En die versterkt dan weer de ontwikkelingsverstoring.

Ticstoornissen

Ook ticstoornissen horen tot de categorie van neurobiologische ontwikkelingsstoornissen. Een tic is een plotselinge, snelle, herhaalde, niet-ritmische beweging of een ongecontroleerd stemgebruik (vocale tic). Als er sprake is van een combinatie van verschillende motorische tics met een vocale tic, wordt gesproken van het syndroom van Gilles de la Tourette.

18.3.2 Schizofreniespectrum- en andere psychotische stoornissen

Schizofreniespectrumstoornissen en andere psychotische stoornissen omvatten schizofrenie, psychotische stoornissen in het algemeen en de schizotypische persoonlijkheidsstoornis. De diagnose wordt gesteld aan de hand van symptomen uit de volgende zes domeinen, die overigens in wisselende combinaties kunnen voorkomen:
- hallucinaties;
- wanen;
- gestoord denken, praten en doen;
- onsamenhangend of abnormaal bewegingspatroon;
- onsamenhangende spraak (bijvoorbeeld door frequent de draad kwijt te raken);
- negatieve symptomen (vervlakking van gevoelens, het ontbreken van energie, weinig initiatief nemen, terugtrekken uit sociale contacten en minder concentratievermogen).

Kenmerk van een psychotische stoornis is dat het contact met de realiteit is verloren. De betrokkene heeft hallucinaties en wanen. Een *hallucinatie* is een waarneming die niet berust op een zintuiglijke prikkel, maar die door de patiënt zonder meer als werkelijkheid wordt aangenomen. Een *waan* is een niet door de werkelijkheid te corrigeren, ziekelijke overtuiging. Door hallucinaties en wanen raakt het denken verstoord, omdat de realiteit zoals de patiënt die beleeft, niet overeenkomt met de realiteit zoals de omgeving die waarneemt. De innerlijke en de uiterlijke realiteit kunnen niet van elkaar worden onderscheiden. Er ontstaat daardoor vaak een overweldigende, verlammende angst.

Een psychotische stoornis kan worden veroorzaakt door een lichamelijke ziekte (hyperthyreoïdie) of door medicijnen en drugs (LSD), maar kan ook voorkomen als een op zichzelf staande psychische ziekte.

Een mildere vorm van psychische stoornis binnen deze categorie is de waanstoornis. De waanstoornis wordt gekenmerkt door de aanwezigheid van een of meer niet op waarheid berustende denkbeelden die langere tijd aanhouden. Bij deze stoornis gaat het vaak om situaties die in de werkelijkheid zouden kunnen voorkomen. Voorbeelden zijn het idee te worden achtervolgd, vergiftigd of besmet, of het idee te worden bedrogen door partner of minnaar. Een waanstoornis kan ook gaan om het idee dat iemand verliefd is op betrokkene. De patiënt kan daarbij allerlei pogingen ondernemen om contact op te nemen met degene die verliefd op hem zou zijn. Dat kan zijn door telefoontjes, brieven of zelfs door schaduwen en stalking.

18.3.3 Bipolaire stemmingsstoornissen

Bij een vermoeden van een depressieve episode moeten voor het bepalen van de juiste behandeling bipolaire en aanverwante stoornissen worden uitgesloten. Bipolaire en aanverwante stoornissen worden onderscheiden van de depressieve stoornissen op basis van de symptomen, de ziektegeschiedenis, de familiegeschiedenis en de erfelijkheid.

Een bipolaire stoornis is een ziekte waarbij iemands stemming voor een langere periode verstoord raakt. Periodes met depressie worden afgewisseld met periodes met (milde of ernstige) manie (zie hieronder). De ziekte staat daarom ook bekend als een manisch-depressieve stoornis.

Er is van een *depressie* sprake als iemand voor een periode van minstens twee weken zich het grootste deel van de dag somber voelt of lijdt aan gevoels- en interesseverlies. Andere verschijnselen kunnen zich daarbij ook voordoen, bijvoorbeeld:
— verstoord slaappatroon, wat zich uit in slapeloosheid of juist meer slapen dan normaal;
— verandering in eetlust en smaak, die gepaard kan gaan met gewichtsverandering;
— piekeren, al dan niet in combinatie met concentratieproblemen, vertraagd denken, niets kunnen opnemen of besluiteloosheid;
— een gevoel van vermoeidheid of energieverlies;
— verandering in het doen en laten, rusteloosheid of zich veel langzamer bewegen dan normaal;
— schuldgevoelens of het gevoel niets waard te zijn;
— geen perspectief zien of een gevoel van wanhoop, terugkerende gedachten aan zelfmoord (suïcide), fantasieën over suïcide, al dan niet met specifieke plannen.

Van een *manie* is sprake als iemand voor een periode van minstens een week:
- in een abnormaal goede stemming is;
- weinig slaap nodig heeft;
- overloopt van energie;
- en/of een prikkelbare stemming heeft.

Mensen in een manische periode denken sneller, zijn spraakzamer, hebben allerlei plannen en ideeën, zijn vaak seksueel ontremd en kunnen grenzeloos veel geld uitgeven, wat ook weer andere problemen kan veroorzaken.

Tijdens de depressieve periode is er sprake van een sombere of vlakke stemming. Tijdens de manische periode is de stemming juist overdreven vrolijk of prikkelbaar (*eufoor*). Hypomanie komt ook voor; dit is een toestand waarin mensen duidelijk anders zijn en meestal beter gestemd en energieker zijn dan normaal. Het lijkt op een manie, maar is minder erg.

18.3.4 Depressieve stemmingsstoornissen

Een sombere, depressieve stemming als een reactie op teleurstelling of verlies is normaal en gaat vanzelf voorbij.

Depressie

Er is sprake van een depressieve stoornis als de depressieve stemming langdurig (in ieder geval meer dan twee weken) aanhoudt en bijna de hele dag aanwezig is. Niet iedere depressieve, sombere of verdrietige stemming verwijst dus naar een depressie. Er is pas sprake van een depressie als er ten minste één van de volgende kenmerkende symptomen aanwezig is:
- een sombere stemming;
- verlies van interesse en plezier.

Verder kunnen de eerdergenoemde symptomen optreden. Een depressie heeft tot gevolg dat er een duidelijk merkbare lijdensdruk is en dat er forse beperkingen zijn in het dagelijks functioneren.

Dysthyme stoornis

Een dysthyme stoornis is milder dan een depressieve stoornis. Bij een dysthyme stoornis moet er ten minste twee jaar een (lichte) depressieve stemming hebben bestaan en daarnaast moeten twee of meer van de depressieve symptomen (met uitzondering van psychomotorische gejaagdheid of geremdheid) aanwezig zijn geweest. De symptomen zijn doorgaans milder dan bij een depressie, maar toch wordt de dysthyme stoornis als zwaarder ervaren. Dit komt door de langdurigheid ervan.

Post-partumdepressie

Een post-partumdepressie kan voorkomen bij vrouwen die net zijn bevallen. Deze depressie heeft symptomen die vergelijkbaar zijn met die van de 'gewone' depressie en treedt op in de eerste vier maanden na de bevalling. De meest kenmerkende symptomen zijn depressieve gevoelens en het niet kunnen genieten van de baby.

18.3.5 Angststoornissen

Angststoornissen worden gekenmerkt door gedragsstoornissen veroorzaakt door paniek en angstaanvallen. Angst is de emotionele reactie op een werkelijke of als zodanig ervaren plotselinge dreiging. Een paniekaanval is een periode van hevige, plotselinge angst, die gepaard gaat met hartkloppingen, transpireren, opvliegers en koude rillingen, beven, trillen en duizeligheid. Dit is de zogenoemde *fight or flight*-reactie. Bij een angststoornis treden paniekaanvallen op zonder duidelijke aanleiding en is er een voortdurende ongerustheid over het krijgen van een volgende aanval en de eventuele gevolgen daarvan. Dit leidt tot gedrag dat erop is gericht angstvolle situaties te vermijden.

Bij een *fobie* is er een ziekelijke angst voor een of meer dingen, dieren of situaties ontstaan. Van pleinvrees (*agorafobie*) is sprake als personen plaatsen of situaties vermijden uit angst er een paniekaanval te krijgen. Vaak worden grote ruimtes met veel mensen vermeden, maar dat kunnen ook winkels en dergelijke zijn. Bij engtevrees (*claustrofobie*) bestaat er angst voor kleine, afgesloten ruimtes, zoals de lift of het MRI-apparaat, waarbij de patiënt (liggend) door een kleine tunnel wordt geleid.

18.3.6 Obsessief-compulsieve en verwante stoornissen

Als iemand dwanggedachten (*obsessies*) heeft of dwanghandelingen of dwangrituelen (*compulsies*) verricht, terwijl hij weet dat ze dwangmatig, overdreven of onredelijk zijn en alleen uit zijn eigen psyche voortkomen, spreekt men van een obsessief-compulsieve stoornis. Door dit vaak hardnekkige gedrag en de effecten daarvan op de omgeving ontstaat er een verstoring van het dagelijkse leven. Inhoudelijk hebben obsessies vaak te maken met angst om fouten te maken die rampzalige gevolgen hebben, of met angst voor besmetting, eigen agressief gedrag, ongewenste seksuele gedachten of godslastering. Compulsies treden op als reactie op de obsessie. Ze bestaan bijvoorbeeld uit extreem vaak handen wassen, voortdurend controleren of het gas uit is, bidden, tellen, handhaven van de symmetrie enzovoort. Compulsies zijn bedoeld om situaties waarvoor angst bestaat, te voorkomen of te bezweren.

18.3.7 Psychotrauma en stressgerelateerde stoornissen

Een voorbeeld hiervan is de posttraumatische stressstoornis (PTSS). PTSS kan het gevolg zijn van de beleving van een schokkende gebeurtenis (*psychisch trauma*), zoals een oorlog, een natuurramp, een vliegtuigongeluk, een terroristische aanslag, een verkrachting, een beroving met geweld enzovoort. Ook de confrontatie met iemand die ernstig is gewond of is gedood, kan PTSS veroorzaken. Het leidt ertoe dat mensen hun greep op het dagelijkse leven kwijt zijn en zich realiseren dat zij de dingen in hun omgeving en in de wereld niet kunnen beheersen. Ze hebben er geen greep op. Dit geeft een gevoel van machteloosheid. Door het psychische trauma zijn opeens de normale verwachtingen en veronderstellingen niet meer vanzelfsprekend. Het vertrouwen in zichzelf, in andere mensen, de omgeving en de zekerheid van het dagelijkse bestaan zijn plotseling verdwenen. Een psychisch trauma kan een ernstige verstoring van het psychobiologische evenwicht veroorzaken, waardoor mensen als het ware ingesteld blijven op gevaar (dat niet meer aanwezig is): de angst (en daarmee de *flight or fight*-reactie) blijft permanent bestaan en leidt tot chronische stress, overmatige waakzaamheid en allerlei lichamelijke klachten.

18.3.8 Dissociatieve stoornissen

Dissociatieve stoornissen worden gekenmerkt door een verstoring in de samenhang tussen functies als bewustzijn, geheugen, identiteit en waarneming van de omgeving. Een ander kenmerk kan zijn dat de continuïteit van de persoonlijke ervaringen en gedragingen is verminderd of verbroken. Bekende voorbeelden van dissociatie zijn: dagdromen, ergens mee bezig zijn zonder er met de gedachten bij te zijn. Zo is het direct na het overlijden van een dierbare of direct na een verkeersongeval heel gewoon dat iemand in een toestand van verdoving passend reageert, zonder daarbij een emotie te voelen. Ook dat is een vorm van dissociatie: het is een tijdelijke ontsnapping aan de werkelijkheid. Achteraf komen dan de emoties los en weet de persoon soms niet meer precies wat hij gedaan heeft of wat er is gebeurd. Bij een dissociatieve stoornis raakt door deze reactie het dagelijks functioneren ernstig verstoord.

18.3.9 Somatische-symptoomstoornis en aanverwante stoornissen

Bij een somatische-symptoomstoornis en de daaraan verwante stoornissen staan lichamelijke (*somatische*) klachten die leiden tot een aanwijsbare lijdensdruk en verslechtering van het dagelijkse functioneren voorop. Er worden lichamelijke klachten (bijvoorbeeld pijn) ervaren, zonder dat lichamelijk onderzoek iets oplevert. De patiënt blijft desondanks medische hulp zoeken, omdat hij is gefixeerd op zijn klachten en bang is dat hij een (ernstige) ziekte heeft. Alles staat in het teken van de bezorgdheid iets te hebben, waardoor er erg veel tijd en energie wordt besteed aan de ervaren klachten of aan het behouden van de eigen gezondheid.

18.3.10 Voedings- en eetstoornissen

Voedings- en eetstoornissen worden gekenmerkt door een aanhoudende verstoring van het eetpatroon en het eetgedrag, waardoor er een afwijkende consumptie of opname van voedsel optreedt. Dit leidt tot een verslechtering van de lichamelijke gezondheid en het psychosociaal functioneren.

Anorexia nervosa

Mensen met anorexia nervosa hebben wel honger, maar onderdrukken het hongergevoel en geven er niet aan toe. Over de oorzaken van anorexia is nog weinig bekend. De termen *anorexia nervosa* en *anorexia* worden vaak door elkaar gebruikt. Dit is strikt genomen onjuist. *Anorexia* betekent letterlijk: gebrek aan eetlust. Het kan als symptoom optreden bij andere psychische problemen, als bijwerking van medicijnen en bij allerlei lichamelijke ziekten (iemand in de terminale fase van kanker heeft vaak ook geen eetlust). *Anorexia nervosa* wordt gekenmerkt door een intense angst om aan te komen, terwijl er in werkelijkheid sprake is van (vaak fors) ondergewicht, waarvan de patiënt de ernst niet inziet. Er wordt voor het gehele zelfbeeld een onevenredig groot belang gehecht aan het gewicht of de lichaamsvorm.

Boulimia nervosa

Een ander voorbeeld van een eetstoornis is boulimia nervosa (letterlijk: honger als een rund door psychische oorzaak). Dit ziektebeeld wordt gekenmerkt door eetbuien in combinatie met terugkerende pogingen het eenmaal ingeslikte voedsel op onnatuurlijke wijze snel weer kwijt te raken, om zo gewichtstoename te voorkomen. Dit wordt dan gedaan door bijvoorbeeld een vinger in de keel te steken, te vasten, laxeer- of plasmiddelen te slikken, klysma's en overmatige lichaamsbeweging. Er is sprake van een eetbuistoornis (vraatzucht of *binge-eating*) als er steeds terugkomende episodes zijn van vreetbuien, maar er geen onnatuurlijk gedrag is om het voedsel weer kwijt te raken, zoals bij boulimia.

18.3.11 Stoornissen in de zindelijkheid

Stoornissen in de zindelijkheid omvatten het op ongepaste wijze of op vreemde plaatsen ontlasten van urine en/of feces. Bed- en broekplassen (*enuresis*) en het laten lopen van de feces op ongepaste wijze of plaatsen (*encopresis*) zijn stoornissen die zowel bewust als onbewust kunnen voorkomen. Er is pas sprake van een psychische stoornis als dit zich voordoet ná de kinderleeftijd, of als het na een periode zindelijk te zijn geweest zich opnieuw (langdurig) voordoet.

18.3.12 Slaap-/waakstoornissen

Mensen met een slaap-/waakstoornis hebben een verstoorde slaap, waardoor er klachten ontstaan die daarmee samenhangen. Dit kan komen door kwalitatief slecht slapen, te weinig (of te veel) slapen, of op de verkeerde momenten slapen. Dergelijke stoornissen hebben een negatieve invloed op het dagelijks functioneren. Slaap-/waakstoornissen kunnen voorkomen als symptoom van een psychische stoornis (zoals een depressie), maar ook als verschijnsel van een lichamelijke ziekte, zoals het obstructieveslaapapnoesyndroom (OSAS).

18.3.13 Seksuele disfuncties

Seksuele disfuncties omvatten onder andere ejaculatie- en erectiestoornissen bij de man, orgasmestoornissen en verlies of sterke vermindering van de natuurlijke seksuele lustgevoelens (*libido*). De seksuele stoornissen worden gekenmerkt door een verstoring van iemands mogelijkheid om te reageren op seksuele prikkels, of om plezier aan seks te beleven, zonder dat daar een lichamelijke oorzaak aan ten grondslag ligt. Bij het stellen van de diagnose moet wel rekening gehouden worden met de leeftijd en de levenswijze van de persoon. Bij een ouder iemand is vermindering van het seksuele verlangen bijvoorbeeld normaal. Het is alleen een psychische stoornis als het afwijkende vormen aanneemt.

Tot de seksuele stoornissen behoort ook de seksuele afkeer of walging (*aversie*), waarbij er sprake is van een aanhoudende of steeds weerkerende extreme aversie voor en vermijding van geslachtverkeer.

18.3.14 Genderdysforie

Bij transseksualiteit (*genderdysforie*) ervaart iemand een ander geslacht/sekse (*gender*) dan hij/zij in werkelijkheid bij de geboorte heeft gekregen. Genderdysforie kenmerkt zich door het sterke verlangen om behandeld te worden als iemand van het andere geslacht en (meestal) een afkeer van alle eigen lichamelijke geslachtskenmerken. Men heeft de sterke overtuiging dat de eigen gevoelens en reacties typerend zijn voor en behoren bij het andere geslacht. Bij genderdysforie zegt de persoon vaak dat hij/zij zich opgesloten voelt in een vreemd, niet-passend lichaam.

18.3.15 Disruptieve, impulsbeheersings- en andere gedragsstoornissen

Disruptieve, impulsbeheersings- en andere gedragsstoornissen zijn zodanige stoornissen in de zelfbeheersing van gevoelens en gedrag, dat dit leidt tot asociaal gedrag met een direct gevolg voor een ander. Deze gedragsstoornissen worden gekenmerkt door een patroon van asociaal, normoverschrijdend gedrag, zoals gebrek aan respect voor anderen, overtreden van de wet, oneerlijkheid, impulsiviteit, prikkelbaarheid, agressiviteit, roekeloos gedrag, niet in staat zijn geregeld werk te behouden enzovoort. Hoe anderen erover denken, of welke gevolgen hun gedrag heeft voor anderen, is voor de mensen met deze stoornis niet interessant. Een dergelijke gedragsstoornis kan makkelijk leiden tot conflicten met anderen (met name met autoritaire figuren en autoriteiten, zoals de politie). Dergelijke conflicten worden vaak nog versterkt door wederzijds onbegrip.

Naast de antisociale persoonlijkheidsstoornis behoren ook *pyromanie* en *kleptomanie* tot deze categorie psychische stoornissen. Pyromanie is de ziekelijke neiging om herhaaldelijk en opzettelijk brand te stichten. Vuur heeft op een pyromaan een enorme aantrekkingskracht. Kleptomanie is de ziekelijke neiging om niet-noodzakelijke dingen te stelen, met als doel spanningsreductie en lustbevrediging.

18.3.16 Middelgerelateerde en verslavingsstoornissen

Mensen kunnen verslaafd zijn aan bepaalde stoffen, zoals alcohol, tabak, drugs en medicijnen, maar ook aan bepaalde activiteiten, zoals seks, gokken of gamen. Het gemeenschappelijke in deze verschillende soorten verslaving is, dat mensen zich er lekker bij voelen. Het bezorgt hen een kick en doet hen sterk verlangen naar herbeleving van dat positieve gevoel (*craving*). Dat verlangen wordt zo sterk, dat er een afhankelijkheid ontstaat, waarbij iemand koste wat het kost aan dat verlangen wil toegegeven. Andere activiteiten (werk, sociaal leven) worden verwaarloosd, omdat alle inspanningen gericht zijn op het verkrijgen van het middel en het gebruik ervan, dan wel op het verrichten van de activiteit. Kenmerkend voor verslaving is dat iemand het gebruik niet kan stoppen of beheersen.

Verslavingen kunnen ook verschillende lichamelijke effecten hebben. In zijn algemeenheid doordat de verslaving veel energie vraagt en kan leiden tot lichamelijke uitputting, maar ook omdat bijvoorbeeld het eetpatroon ernstig wordt aangetast. Er wordt eenzijdig, zo goedkoop mogelijk of ongezond gegeten waardoor er anorexie optreedt en er tekorten aan eiwitten en vitamines kunnen ontstaan. Bij een langdurige alcoholverslaving worden levercellen beschadigd en sterven af. Hierdoor treden er stoornissen op in de functie van de lever (levercirrose). Ook kunnen zenuwen worden aangetast (alcoholische polyneuropathie) en kunnen hersencellen ernstig worden beschadigd, waardoor het *syndroom van Korsakov* ontstaat. Dit syndroom wordt veroorzaakt door vitamine B1-tekort, meestal het gevolg van te weinig gevarieerd eten bij chronisch alcoholmisbruik. Korsakov wordt gekenmerkt door een blijvende geheugenstoornis, desoriëntatie, apathie en verzinsels om gaten in het geheugen op te vullen (*confabulaties*) en behoort tot de neurocognitieve stoornissen.

Een heel ander lichamelijk effect van verslaving is dat door het gebruik van besmette naalden bij verslaving aan drugs er verschillende infectieziekten (hiv, hepatitis B) kunnen worden overgedragen.

18.3.17 Neurocognitieve stoornissen

Neurocognitieve stoornissen zijn afwijkingen waarbij een cognitieve stoornis voorop staat die niet tijdens de ontwikkeling, maar later is ontstaan. Kenmerkend is dan ook een duidelijke afname van de cognitieve functies en daarmee het niveau van functioneren.

De term 'dementie' is in de DSM-5 vervangen door de aanduiding 'neurocognitieve stoornissen'. Het is een complex van symptomen waaraan verschillende oorzaken ten grondslag kunnen liggen. Neurocognitieve stoornissen worden gekenmerkt door geheugenproblemen, stoornissen in het denkvermogen en veranderingen in het gedrag. Ook kan het moeilijker worden om allerlei dagelijkse handelingen uit te voeren (*apraxie*), terwijl ook het praten verstoord kan raken (*dysartrie*). Desoriëntatie in plaats, tijd en persoon en verlies van gevoel voor fatsoen (*decorumverlies*) komt ook veel voor bij neurocognitieve stoornissen.

De meest voorkomende vorm van een ziekte met een neurocognitieve stoornis is de ziekte van Alzheimer. Het exacte ziekteproces van de ziekte van Alzheimer is niet helemaal duidelijk. De ziekte wordt veroorzaakt door het afsterven van hersencellen. De hersencellen kunnen daardoor niet meer goed functioneren. Doordat dit proces begint in het hersengebied dat belangrijk is voor het geheugen (hippocampus), begint deze ziekte vaak met geheugenproblemen. Bij sommige mensen neemt het besef van tijd af en treden er karakterveranderingen op. Naast cognitieve beperkingen kunnen ook stemmings- en/of gedragsveranderingen optreden, zoals depressie en/of angstklachten, apathie, hyperactiviteit, rusteloos gedrag en agitatie, wanen en hallucinaties. De ziekteverschijnselen verschillen van persoon tot persoon.

Enkele voorbeelden van neurocognitieve stoornissen zijn verder:
- *Delirium* (ook wel *delier* genoemd). Hierbij is er een ontregeling van de stofwisseling van de hersenen, meestal als gevolg van een vergiftiging (*intoxicatie*) of onthouding van een middel waaraan iemand verslaafd is. Bij een delier is er sprake van een plotselinge aandachts- en bewustzijnsstoornis en motorische onrust. Het is een gevolg van een ontregeling van de stofwisseling van de hersencellen. Een delier wordt onder andere gekenmerkt door motorische onrust, onsamenhangende spraak, angst, hallucinaties, verwardheid en desoriëntatie. De verschijnselen ontwikkelen zich in enkele uren tot dagen, kunnen sterk wisselen en zijn vaak 's avonds en 's nachts duidelijker dan overdag.

Factoren die een delier kunnen uitlokken zijn onder meer:
- koortsende ziekten (vooral bij ouderen), zoals een urineweginfectie en pneumonie;
- ontregeling van de stofwisseling, door bijvoorbeeld plastabletten, ondervoeding of uitdroging;
- alcoholmisbruik of na stoppen met alcohol of drugs;
- medicijnen of verandering van de dosering daarvan;
- aandoeningen van de hersenen, zoals een CVA;
- omgevingsverandering (bijvoorbeeld ziekenhuis- of dagopname).

- *Vasculaire dementie*, maar ook CVA als gevolg van vaatproblemen. Bij een vasculaire neurocognitieve stoornis is er een beperkte doorbloeding van de hersenen. Dit leidt tot beschadiging en afsterven van hersencellen met als gevolg problemen in het cognitieve functioneren. Het klachtenpatroon is afhankelijk van de plaats en de uitgebreidheid van de doorbloedingsproblemen (herseninfarcten, hersenbloedingen en/of witte-stofafwijkingen).
- *Niet-aangeboren hersenletsel* (NAH). Door een trauma, een operatie of bijvoorbeeld een CVA kan een hersenbeschadiging optreden waardoor de cognitieve functies verstoord worden. De mate waarin dat gebeurt, is sterk afhankelijk van de plaats en de omvang van de hersenbeschadiging.
- *Ziekte van Huntington*. Dit is een langzaam progressieve, neurodegeneratieve aandoening die dominant erfelijk is en wordt gekenmerkt door motorische afwijkingen (ongewilde bewegingen en stoornissen in de gewilde motoriek), achteruitgang in het cognitieve functioneren en psychiatrische verschijnselen (met name depressie en gedragsveranderingen).

18.3.18 Persoonlijkheidsstoornissen

Iedereen heeft een bepaald karakter waardoor zijn persoonlijkheid wordt gevormd. Het maakt hoe iemand is, zich voelt en zich gedraagt. Bij een normale persoonlijkheid wordt het gedrag aangepast aan de omstandigheden.

Bij persoonlijkheidsstoornissen is er sprake van een vast en aanhoudend patroon van ervaringen en van gedrag dat duidelijk afwijkend is en dat sinds de vroege jeugd al heeft bestaan. Dit patroon wordt gekenmerkt door een verstoorde waarneming en interpretatie van gebeurtenissen. Ook gevoelens, emotionele reacties en de impulsbeheersing kunnen zijn verstoord. Bij een persoonlijkheidsstoornis zijn gevoel en gedrag onaangepast, star en niet flexibel, waardoor aanpassing aan de omgeving niet (of niet goed) mogelijk is. Daar hebben de persoon zelf en/of zijn omgeving last van. Er ontstaat lijdensdruk.

Een persoonlijkheidsstoornis is een psychiatrische aandoening, maar geen psychiatrische ziekte die door behandeling is te genezen. De persoonlijkheid van iemand is immers niet te veranderen.

De behandeling is daarom gericht op het leren om anders om te gaan met bepaalde eigenschappen.

Er worden drie clusters persoonlijkheidsstoornissen onderscheiden.

Cluster A

Cluster A wordt het vreemde, excentrieke cluster genoemd. Personen met deze stoornis hebben weinig contact met anderen en leven vaak geïsoleerd. Zij zijn niet snel geneigd om psychische hulp te zoeken. Cluster A omvat onder andere de volgende stoornissen:

- De paranoïde persoonlijkheidsstoornis. Personen die hieraan lijden, zijn uitermate wantrouwend en achterdochtig (*paranoïde*). Ze hebben een vastomlijnde manier van denken en handelen en zijn ervan overtuigd dat hun mening en beleving juist is en kunnen niet begrijpen dat anderen het anders zien. Zij voelen zich vaak constant bedreigd, kwetsbaar en angstig.
- De schizoïde persoonlijkheidsstoornis. Mensen met een schizoïde persoonlijkheidsstoornis zijn afstandelijk en hebben moeite om hun gevoelens te uiten. Zij leggen moeilijk contact. Zij zijn vaak verlegen, teruggetrokken en stil. Zij wonen vaak alleen, doen veel dingen alleen. Weinig activiteiten geven hen plezier. Soms compenseren ze een gebrek aan contact met de buitenwereld door een eigen, rijke fantasiewereld te scheppen. Overigens is er in het algemeen geen sprake van verlies van contact met de werkelijkheid.
- Schizotypische persoonlijkheidsstoornis. Mensen met een schizotypische persoonlijkheidsstoornis gedragen zich in de ogen van anderen vaak vreemd en bizar. Zij hebben merkwaardige ideeën en overtuigingen en voelen zich ongemakkelijk in aanwezigheid van anderen. Abnormale oogbewegingen en motorisch disfunctioneren zijn kenmerkend.

Cluster B

Cluster B wordt het dramatische, emotionele, impulsieve cluster genoemd. Mensen met een stoornis uit cluster B hebben vaak moeite met de beheersing van hun impulsen en emoties. Dit cluster omvat onder andere de volgende stoornissen:

- De theatrale of histrionische persoonlijkheidsstoornis. Mensen met een theatrale persoonlijkheidsstoornis worden gekenmerkt door hun kleurrijk, opvallend en dramatisch gedrag. Het zijn emotionele types, maar ze hebben grote moeite om lange diepgaande relaties aan te gaan, want zij willen graag alleen in het centrum van de belangstelling staan. Zij koesteren zich in de aandacht van anderen. Als zij die niet krijgen, hebben ze de neiging met (vaak overdreven) uiterlijk vertoon die aandacht alsnog op te eisen.
- De narcistische persoonlijkheidsstoornis. Personen met een narcistische persoonlijkheidsstoornis vinden zichzelf geweldig, speciaal en uniek. Zij overdrijven vaak hun eigen prestaties en fantaseren over succes, macht of schoonheid. Zij verwachten dat anderen hen ook geweldig vinden, eisen bewondering en vinden een voorkeursbehandeling vanzelfsprekend. Zij houden geen rekening met anderen, zijn vaak arrogant, afgunstig en jaloers.

- De antisociale persoonlijkheidsstoornis. Deze wordt gekenmerkt door een patroon van asociaal gedrag, zoals gebrek aan respect voor anderen, wetsovertreding, oneerlijkheid, impulsiviteit, prikkelbaarheid, agressiviteit, roekeloos gedrag, niet in staat zijn geregeld werk te behouden en dergelijke. Hoe anderen over het gedrag denken, of welke gevolgen hun gedrag heeft voor anderen, is voor iemand met een antisociale persoonlijkheidsstoornis niet interessant.
- De borderlinepersoonlijkheidsstoornis. Deze wordt gekenmerkt door een diepgaand patroon van instabiliteit in relaties met andere mensen, een sterk wisselend zelfbeeld en sterk wisselende, onvoorspelbare emoties. Er is ook sprake van een duidelijke, ongeremde impulsiviteit. Dit maakt het samenleven met anderen voor iemand met een borderlinepersoonlijkheidsstoornis uitermate moeizaam.

Cluster C

Cluster C wordt ook wel het angstige cluster genoemd. Mensen met deze stoornissen hebben last van sociale vermijding, dwangmatigheid en onzelfstandigheid, maar zij zijn beter in staat dan mensen met stoornissen uit cluster A en B om zich aan te passen aan de eisen van het dagelijkse leven. Stoornissen die tot cluster C behoren zijn onder andere:
- De vermijdende persoonlijkheidsstoornis. Dit is een persoonlijkheidsstoornis die zich kenmerkt door geremdheid en het gevoel minderwaardig te zijn. Mensen met deze aandoening beschouwen zichzelf als sociaal ondergeschikt of onaantrekkelijk. Ze hebben behoefte aan sociaal contact, maar vermijden het uit angst om afgewezen te worden, omdat ze meer dan normaal gevoelig zijn voor kritiek of een negatief oordeel van anderen.
- De afhankelijke persoonlijkheidsstoornis. Mensen die hieraan lijden, hebben veel behoefte aan bevestiging of goedkeuring van anderen. Ze doen daarom enorm hun best om het anderen naar de zin te maken. Ze kunnen gefrustreerd raken omdat ze zich gedwongen voelen om dingen te doen die ze eigenlijk niet willen. Frustratie kan ook ontstaan omdat ze geen uiting aan hun gevoelens kunnen geven. Hun overmatig afhankelijke gedrag kan relaties moeilijk of instabiel maken. Ze hebben vaak een erg laag gevoel van eigenwaarde en zijn vatbaar voor andere psychische aandoeningen, met name depressie en angststoornissen.
- De dwangmatige persoonlijkheidsstoornis. Personen die hieraan lijden, hebben een aanhoudende, alles overheersende aandacht voor ordelijkheid, regels, en dergelijke. Alles moet tot in de puntjes geregeld zijn (perfectionisme). Mensen met deze stoornis zijn overdreven gewetensvol, onbuigzaam en koppig. Alles moet op hun manier, anders is het niet goed. Dat maakt samenwerking met anderen en het aangaan van relaties erg moeilijk. Een obsessief-compulsieve persoonlijkheidsstoornis wordt vaak verward met de obsessief-compulsieve stoornis. Deze laatste aandoening is een angststoornis. De namen lijken weliswaar op elkaar, maar het zijn twee verschillende aandoeningen. Mensen die lijden aan een obsessief-compulsieve persoonlijkheidsstoornis streven vooral naar perfectionisme en voelen zich gespannen als dingen in hun ogen niet goed of ordelijk zijn. Ze hebben over het algemeen niet de neiging om rituele handelingen uit te voeren, terwijl dit juist een specifiek kenmerk van de obsessief-compulsieve stoornis is.

18.3.19 Parafiele stoornissen

Parafiele stoornissen omvat de seksuele gedragingen of fantasieën die als sterk afwijkend van de heersende normen worden beschouwd. Hieronder vallen de seksuele opwinding door voorwerpen, agressief of vernederend gedrag, seksuele handelingen met kinderen en seksueel gedrag zonder instemming van de ander. Normaal worden mensen opgewonden door personen. Mensen met een vorm van parafilie hebben seksuele gevoelens bij dingen die normaal niet als seksueel getint worden ervaren. Afhankelijk van de mate waarin bepaalde verlangens door de omgeving worden getolereerd, gaat de parafiele stoornis ook gepaard met min of meer sterke gevoelens van onvrede, angst, boosheid, depressie, sociale onhandigheid enzovoort. In deze categorie vallen onder andere de volgende stoornissen:

- Voyeurisme: sterke seksuele drang en fantasie bij het bekijken van nietsvermoedende naakte of seksueel actieve mensen.
- Exhibitionisme: sterke seksuele drang en fantasie bij het tonen van de eigen geslachtsorganen aan een nietsvermoedende vreemde.
- Sadisme: seksuele opwinding en bevrediging bij het veroorzaken van lichamelijke en/of geestelijke pijn.
- Masochisme: seksuele opwinding en bevrediging door te worden vernederd, vastgebonden of gepijnigd.
- Pedofilie: vorm van seksuele opwinding en bevrediging van een volwassene, die eenzijdig gericht is op seksuele activiteiten met kinderen.
- Travestie: sterke seksuele drang en fantasie van een heteroseksuele man met betrekking tot het dragen van vrouwenkleding.

18.3.20 Overige psychische stoornissen

In deze categorie vallen die ziektebeelden waarin de karakteristieken van een psychische stoornis met een duidelijke verstoring of verslechtering van het psychosociale functioneren aanwezig zijn, maar waarbij er niet helemaal wordt voldaan aan de gestelde diagnosecriteria voor een psychische stoornis.

18.3.21 Bewegingsstoornissen en andere onprettige effecten van medicatie

In deze categorie vallen de psychische effecten van medicijnen, Hoewel vaak gelabeld als 'veroorzaakt door medicijnen' is het meestal moeilijk de oorzakelijke relatie tussen het medicijngebruik en de afwijkingen, zoals bewegingsstoornissen, aan te tonen, vooral ook omdat de bewegingsstoornissen ook zonder de medicatie kunnen voorkomen. De afwijkingen die opgenomen zijn in deze categorie, zijn niet psychisch.

18.3.22 Andere problemen die een reden voor zorg kunnen zijn

Hieronder vallen de relatieproblemen, de psychische gevolgen van misbruik, verwaarlozing, (kinder)mishandeling, onderwijs- en werkproblemen, huisvestings- en economische problemen enzovoort. Deze psychische klachten worden vaak in eerste instantie behandeld door de huisarts, het maatschappelijk werk en de psycholoog. Soms wordt dan alsnog een psychische stoornis gediagnosticeerd.

18.4 Woordenlijst

In ▶ H. 1 zijn algemene regels voor de uitspraak van Latijnse woorden gegeven. In deze woordenlijst vind je nog extra aanwijzingen voor een juiste uitspraak:
- Een onderstreping betekent dat de klemtoon op de onderstreepte klinker ligt, bijvoorbeeld: erytrocyt.
- Een 'woord' tussen rechte haken geeft (bij benadering) de letterlijke uitspraak van de medische term, bijvoorbeeld: [eerietroosiet].

ADHD	– attention deficit-hyperactivity disorder; gekenmerkt door aandachtstoornissen, hyperactiviteit en impulsiviteit
agorafobie	– pleinvrees
anorexia	– gebrek aan eetlust [anoorèksiejaa]
aversie	– afkeer, walging
autisme	– ontwikkelingsstoornis waarbij de persoon in zijn eigen wereld leeft en geen contact maakt met de wereld om hem heen
claustrofobie	– engtevrees [klaustroofoobie]
cognitieve functie	– denkproces dat betrokken is bij het opnemen en verwerken van informatie
comorbiditeit	– als er meer ziekten tegelijk bij dezelfde persoon voorkomen [koomorbiedieteit]
compulsie	– dwanghandeling [kompulsie]
confabulatie	– verzinsel om gaten in het geheugen op te vullen [konfaabuulaatsie]
decorumverlies	– verlies van gevoel voor fatsoen [deekoorum]
delier	– plotselinge aandachts- en bewustzijnsstoornis als gevolg van een ontregeling van de stofwisseling van de hersencellen, gekenmerkt door onder meer motorische onrust onsamenhangende spraak, verwardheid en desoriëntatie
dementie	– verlies van hersenfuncties, zich uitend in onder meer geheugenstoornissen en degeneratie van de persoonlijkheid [dementsie]
depressie	– een periode van minstens twee weken waarin iemand zich het grootste deel van de dag somber voelt of lijdt aan gevoelsverlies en interesseverlies
disfunctie	– verstoring van de normale werking [disfunksie]
encopresis	– het laten lopen van de feces op daarvoor ongepaste plaatsen [ènkoopreesis]

18.4 · Woordenlijst

enuresis	– bed- en broekplassen
euforie	– overdreven goede stemming, vaak in combinatie met een niet reëel optimisme [uifoorie, ook eufoorie]
fight-or-flightreactie	– verdedigingsmechanisme dat optreedt als er acuut gevaar dreigt
fobie	– een steeds aanwezige, ziekelijke angst voor bepaalde situaties of dingen die op zichzelf niet gevaarlijk zijn
gender	– geslacht, sekse
genderdysforie	– transseksualiteit
hallucinatie	– waarneming die niet berust op een zintuiglijke prikkel maar die wel als werkelijkheid wordt ervaren [haluusienaatsie]
heteroanamnese	– anamnese opgenomen bij iemand anders dan de patiënt zelf, bijvoorbeeld een partner of familielid [heeteroo-anamneese]
intoxicatie	– vergiftiging [intoksiekaatsie]
kleptomanie	– ziekelijke neiging om niet-noodzakelijke dingen te stelen, met als doel spanningsreductie en lustbevrediging
libido	– natuurlijke seksuele lustgevoelens; geslachtsdrift
lijdensdruk	– de mate waarin iemand gebukt gaat onder de gevolgen van zijn psychiatrische aandoening
manie	– stoornis van de geest die zich uit in onder andere een ontremming van geest en lichaam, zelfoverschatting en grote opgewektheid
obsessie	– dwanggedachte
paranoïde	– uitermate wantrouwend en achterdochtig [paraanoowiede]
persoonlijkheidsstoornis	– zodanige verstoring van de persoonlijkheid, dat de persoon of zijn omgeving er erg veel last van heeft en er lijdensdruk ontstaat
psyche	– geest [psiege]
psychisch trauma	– beleving van een schokkende gebeurtenis [psiegies traumaa]
psychosomatose	– lichamelijke ziekte die (mede) onder invloed van psychische factoren is ontstaan
pyromanie	– ziekelijke neiging om herhaaldelijk en opzettelijk brand te stichten; komt voort uit een fascinatie voor vuur
schizofrenie	– psychotische stoornis gekenmerkt door hallucinaties, wanen, gebrek aan energie en motivatie, vervlakking van het gevoelsleven, gestoord denken, praten en doen, onsamenhangende spraak en chaotisch gedrag [sgietsoofreenie]
somatische klacht	– lichamelijke klacht
suïcide	– zelfmoord [suuwiesiede]
suïcidaliteit	– zelfmoordneiging [suuwiesiedaalieteit]
syndroom van Korsakov	– blijvende geheugenstoornis, voornamelijk veroorzaakt door vitamine B1-tekort als gevolg van weinig gevarieerd eten bij chronisch alcoholmisbruik
tic	– plotselinge, snelle, herhaalde, niet-ritmische beweging [tik]
waan	– een niet door de werkelijkheid te corrigeren, ziekelijke overtuiging

- **Vragen en opdrachten**
1. Noem enkele klinische beelden van psychische stoornissen.
2. Noem enkele persoonlijkheidsstoornissen.
3. Noem de twee belangrijkste kenmerken van een psychotische stoornis.
4. Noem enige kenmerken van een depressie.
5. Geef aan waar in je eigen beleving de grens ligt tussen afwijkend en psychisch gestoord.

GPSR Compliance

The European Union's (EU) General Product Safety Regulation (GPSR) is a set of rules that requires consumer products to be safe and our obligations to ensure this.

If you have any concerns about our products, you can contact us on

ProductSafety@springernature.com

In case Publisher is established outside the EU, the EU authorized representative is:

Springer Nature Customer Service Center GmbH
Europaplatz 3
69115 Heidelberg, Germany

www.ingramcontent.com/pod-product-compliance
Ingram Content Group UK Ltd.
Pitfield, Milton Keynes, MK11 3LW, UK
UKHW050417240426